JN293897

試料分析講座

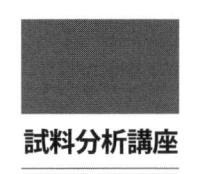

食品分析

日本分析化学会 編

丸善出版

発刊の辞

　社団法人 日本分析化学会は，2011年に創立60周年を迎えるが，それを記念して2009年度理事会において60周年記念事業委員会を発足させ各種事業を企画・実行した．この度発刊する社団法人 日本分析化学会創立60周年記念出版『試料分析講座』もその一環であり，会長・副会長の全員が編集幹事となり企画・編集に当たったものである．

　社団法人 日本分析化学会は創立以来，基本的には理・工・農・医・歯・薬の各学部および業界に所属する個人会員と団体から構成されている．この分野横断的な会員構成こそが，本会の本質と社会的な使命を端的に表している．すなわち，社会のあらゆる分野・産業に実務としての"分析"とそれを支える学問としての"分析化学"が必須なのである．本会の60年の歩みを振り返ってみると，時代の要請あるいは現場のニーズに応える形で研究成果が生まれ，研究で生まれたシーズが現場に活かされるという，良好な相補関係の反復が化学分析と分析化学の双方にスパイラルな進歩を齎してきた．学会創設期から前半の30年はスペクトロスコピーをはじめとする検出科学が時代をリードし，1980年代以降の後半の30年はクロマトグラフィーや電気泳動などの分離科学が台頭し検出科学と拮抗・融合する時代となった．検出法は分析化学の歴史において常に主役であったが，検出法の高感度化が進むにつれ試料マトリックスの妨害が無視し得なくなり，前処理や分離の重要性が高まってきたのである．事実，実試料を分析する場合，サンプリング，前処理，（分離），検出という分析操作の流れの中で，上流に位置するサンプリングと前処理は殊の外分析信頼性を損なう恐れのある操作で不確かさが大きい．先端的な機器分析法が万能と思われる今日にあっても，実試料分析の多くの場合に何らかの前処理が不可欠なのである．

　大略，以上の背景を踏まえ，社団法人 日本分析化学会60年の集大成としての本講座10巻余に現代を代表する分析対象試料を選別し，その分野の第一人者を結集して試料前処理から測定に至るプロセスを記載して世に残すこととした．その結果，本講

座は日本を代表する200名以上の執筆者の協力を得て，試料分析に関する最高水準の内容を盛り込むことができた．2011年，日本は東日本大震災に見舞われ東北地方と関東地方は大きな被害を蒙り国際学会なども中止や延期を余儀なくされたが，幸い本講座の先陣をほぼ予定通りの時期に発刊できる運びとなった．関係各位のご協力に感謝申し上げる次第である．読者諸氏におかれては業務や研究に本講座を活用戴き，延いてはその成果が1日も早い震災復興に繋がることを祈念している．

　最後に，膨大な原稿と格闘し面倒な編集の労を取って下さった丸善出版株式会社の小野栄美子さんと石川祐子さんに心より御礼申し上げる．

　　2011年7月4日 記

　　　　　　　　　　　　　　　　　　　　編集委員長　　中　村　　　洋

はじめに

　本巻は「試料分析講座」のシリーズの一環として「食品分析」に関わる内容を取り扱った．「食品分析」と一口にいっても，その内容は広く，単純に考えても食品の一般成分分析から始まり，炭水化物（糖質を含む），脂質，タンパク質（アミノ酸，ペプチドを含む），ビタミン，ミネラルなど食品を構成する成分の分析がある．さらに，特殊成分分析として，食品添加物，残留農薬分析，偽和物分析，食物アレルゲン検出，遺伝子組換え食品の解析など多岐にわたる．これらの中で，本シリーズでは糖質，脂質，タンパク質（アミノ酸，ペプチドを含む），ビタミンおよびミネラルについては，それぞれのテーマで独立の巻が企画されているのでそれらを参照していただくこととした．食品の一般成分分析は近似成分（proximate component）の約束分析に基づいているので，本書では扱わなかった．食品分析法を直接扱っている成書を参照していただきたい．偽和物分析はある食品について偽和が疑われる場合に行われる分析であり，物質の特定がきわめて困難である．したがって，個別の化学物質について分析法を設定せざるを得ないので割愛した．食物アレルゲン検出，遺伝子組換え食品の解析などは食品分析分野において重要であるが，その分析法は生化学的特異反応（抗原・抗体反応，DNA/DNA あるは DNA/RNA ハイブリダイゼーション）に基づくものが多いため，本書では割愛した．

　食品分野全体に目を転ずると，近年，食品に関する研究は大きな発展を遂げ，従来の栄養特性（一次機能），嗜好特性（二次機能）に加え，生体調節機能（三次機能）に関する研究が活発に行われている．このような食品研究の発展は，最近の分析技術や分析機器の進歩に負うところが多く，微量成分の分離や定量法，精度の高い構造解析技術などの知識は不可欠となっている．一方で，食の安心・安全を取り巻く状況は依然として厳しく，食品添加物，残留農薬などの規制の問題のほか環境問題から派生する食への影響などの計測も必要とされている．このような状況を考慮して，本書では"食の嗜好特性（二次機能）"の観点から呈味成分と香気成分を，"食の安心・安全"の観点から食品添加物，農薬を，また"生体調節機能（三次機能）"の観点から機能性評価法をとりあげた．

はじめに

　本書の執筆者はいずれも各分野の第一線で活躍している方々で実務に精通されている．したがって，本シリーズ企画の基本方針である"研究者にとって必須のスキル・ノウハウを詳細に記述する"には最適任の方々である．全体を通じての用語の統一性については配慮したつもりであるが，十分でないところもあるかもしれない．また，食品添加物，農薬については公定法とのからみで若干固い表現になったかもしれない．しかし，若手の研究者・技術者など初心者向け技術書として「本書を読めば，試料の分析が確実にできる実務書」としての役割は十二分に果たせるものと確信している．

　本書の出版にあたり，丸善出版株式会社の関係者に多大のご支援を頂いた．ここに記して感謝申し上げる．

　　　2011年7月

編集委員　松本　清

編 集 委 員 会

編集委員長

中 村　　洋　東京理科大学

編集幹事

今 坂 藤太郎　九州大学
加 藤 信 子　株式会社ブリヂストン
● 酒 井 忠 雄　愛知工業大学
升 島　　努　広島大学・理化学研究所
宮 村 一 夫　東京理科大学

（●は担当幹事）

編集委員

松 本　　清　崇城大学

（2011年7月現在，五十音順，敬称略）

執筆者一覧

受田　浩之	高知大学
小林　千種	東京都健康安全研究センター
島村　智子	高知大学
下田　満哉	九州大学
新藤　哲也	東京都健康安全研究センター
中里　光男	財団法人 東京顕微鏡院 食と環境の科学センター
中村　宗知	財団法人 日本食品分析センター
松井　利郎	九州大学
松本　　清	崇城大学
松本　ひろ子	東京都健康安全研究センター

(2011年7月現在，五十音順，敬称略)

目　次

1　呈味成分　　　　　　　　　　　　　　　　　　　　　　　　　　　　［松本　清］……1

1.1　甘味成分　1
- 1.1.1　高速液体クロマトグラフィー　1
- 1.1.2　キャピラリー電気泳動法　6

1.2　酸味成分　9
- 1.2.1　ガスクロマトグラフィー　10
- 1.2.2　高速液体クロマトグラフィー　12
- 1.2.3　キャピラリー電気泳動法　15

1.3　うま味・苦味成分　16
- 1.3.1　グルタミン酸　17
- 1.3.2　5′-モノヌクレオチド　19
- 1.3.3　カテキン類　22
- 1.3.4　フラバノン配糖体　24
- 1.3.5　リモノイド　25
- 参考文献　28

2　香気成分　　　　　　　　　　　　　　　　　　　　　　　　　　　　　［下田満哉］……29

2.1　食品中の香気成分　29
2.2　香気成分の分離濃縮法　32
- 2.2.1　溶媒抽出法　33
- 2.2.2　固相抽出法（直接カラム濃縮法）　35
- 2.2.3　減圧水蒸気蒸留法　37
- 2.2.4　減圧連続蒸留抽出法　38
- 2.2.5　ヘッドスペースガス分析法　39
- 2.2.6　固相マイクロ抽出法　41
- 2.2.7　香気成分濃縮法の比較　44

2.3 匂い濃縮物の分画　45
　　2.3.1 匂い濃縮物の分画の実際　45
2.4 香気成分の機器分析　47
　　2.4.1 ガスクロマトグラフィー　47
　参　考　文　献　62

3 食品添加物　……………［中里光男・小林千種・松本ひろ子・新藤哲也］……65

3.1 食品添加物の概要と食品添加物分析の意義　65
3.2 保　存　料　67
　　3.2.1 安息香酸，ソルビン酸，デヒドロ酢酸の分析法　68
　　3.2.2 パラオキシ安息香酸エステル類，パラオキシ安息香酸メチルの分析法　72
　　3.2.3 プロピオン酸の分析法　77
3.3 甘　味　料　80
　　3.3.1 サッカリン，サッカリンナトリウムおよびアセスルファムカリウム
　　　　　の分析法　81
　　3.3.2 アスパルテームの分析法　86
　　3.3.3 スクラロースの分析法　89
　　3.3.4 サイクラミン酸の分析法　91
3.4 着　色　料　94
　　3.4.1 酸性タール色素の分析法　95
3.5 酸 化 防 止 剤　103
　　3.5.1 ブチルヒドロキシアニソール，ジブチルヒドロキシトルエン，没食子酸
　　　　　プロピルおよび t-ブチルヒドロキノンの分析法　105
　　3.5.2 エリソルビン酸およびアスコルビン酸の分析法　108
　　3.5.3 エチレンジアミン四酢酸（EDTA）の分析法　112
3.6 漂　白　剤　116
　　3.6.1 亜硫酸，次亜硫酸およびこれらの塩類の分析法　116
3.7 発　色　剤　120
　　3.7.1 亜硝酸の分析法　120
3.8 防 か び 剤　124
　　3.8.1 ジフェニル，オルトフェニルフェノールおよびチアベンダゾール
　　　　　の分析法　125
　　3.8.2 イマザリルの分析法　129

3.9 品質保持剤　*131*
　　3.9.1 プロピレングリコールの分析法　*131*
　　参　考　文　献　*134*

4 農　薬　……………………………………………［中村宗知］……*137*

4.1 農薬分析概要　*137*
　　4.1.1 はじめに　*137*
　　4.1.2 試料採取および試料調製法　*137*
　　4.1.3 抽　出　*139*
　　4.1.4 精　製　*140*
　　4.1.5 測　定　*141*
4.2 一斉分析法　*147*
　　4.2.1 はじめに　*147*
　　4.2.2 GC/MSによる農薬等の一斉試験法（農産物）　*147*
　　4.2.3 LC/MSによる農薬等の一斉試験法Ⅰ（農産物）　*159*
　　4.2.4 LC/MSによる農薬等の一斉試験法Ⅱ（農産物）　*161*
4.3 同時分析法　*172*
　　4.3.1 はじめに　*172*
　　4.3.2 有機塩素系農薬　*173*
　　4.3.3 有機リン系農薬（その1）　*176*
　　4.3.4 有機リン系農薬（その2）　*180*
　　4.3.5 ピレスロイド系農薬　*182*
　　4.3.6 アラクロール等　*185*
　　4.3.7 カルバメート系農薬（その1）　*189*
　　4.3.8 カルバメート系農薬（その2）　*192*
　　4.3.9 カルバメート系農薬（その3）　*195*
　　4.3.10 スルホニル尿素系農薬　*202*
　　4.3.11 フェノキシ酸系農薬　*206*
4.4 個別分析法　*210*
　　4.4.1 はじめに　*210*
　　4.4.2 アミトロール　*211*
　　4.4.3 カプタホール　*214*
　　4.4.4 アゾシクロチンおよびシヘキサチン　*217*
　　4.4.5 ダミノジッド　*221*
　　4.4.6 グリホサート　*224*

目　次

　　参　考　文　献　*227*

5　機能性評価法
　　　　　　　　　　　［受田浩之・島村智子（5.1&5.4）・松井利郎（5.2&5.3）］……*229*

5.1　抗　酸　化　能　*229*
　　5.1.1　概　　要　*229*
　　5.1.2　ORAC法　*231*
　　5.1.3　ABTS法　*233*
　　5.1.4　DPPH法　*235*
　　5.1.5　SOSA法　*236*
　　5.1.6　ESR法　*238*

5.2　アンジオテンシンI変換酵素阻害　*240*
　　5.2.1　分光分析法　*240*
　　5.2.2　高速液体クロマトグラフィー　*244*

5.3　糖　吸　収　阻　害　*245*
　　5.3.1　遊離アッセイ系　*245*
　　5.3.2　固定化アッセイ系　*248*

5.4　ポリフェノール　*249*
　　5.4.1　分光分析法　*250*
　　5.4.2　高速液体クロマトグラフィー　*252*
　　参　考　文　献　*254*

索　引　*257*

第1章

呈味成分

　食品の味は，栄養性とならんで食品の価値を決めるうえで重要な特性である．口腔内に摂取された食品成分のうち，呈味成分はイオンや分子の形で舌面や口蓋などにある味覚受容器に作用し，味細胞を興奮させ，その刺激が三叉神経を介して脳に伝達されることによって味刺激として識別されている．味覚は，古くから，甘味，酸味，塩味，苦味の四原味があるとされてきたが，現在では，これにうま味を加えて，五原味として取り扱われるのが一般的となっている．呈味物質はきわめて多種類の天然化合物に分類されるが，ここでは代表的な呈味物質について取り上げる．なお，塩味の基本は塩化ナトリウムであるので省略する．

1.1 甘味成分

　甘味は，単糖類，二糖類をはじめとする糖類によってもたらされる味が主体であるが，近年低カロリー化の観点からアスパルテーム（甘味ペプチド），ステビオシド（植物性甘味料）などが加工食品に利用されている．さらに，オリゴ糖のビフィズス菌増殖活性（整腸作用）や抗う蝕性（虫歯予防）などの機能が注目され，オリゴ糖を利用した多数の機能性食品の開発が行われており，それらの組成を知る重要性はますます高まっている．しかしながら，通常の食品における甘味の主体は糖類であるので，ここでは糖類に絞って取り上げる．

1.1.1 高速液体クロマトグラフィー

a. 試料調製法

　高速液体クロマトグラフィー（HPLC：high performance liquid chromatography）の被検液の調製は，おもに食品試料から糖を抽出する工程と糖以外の共存成分を除去

する工程からなる．糖は極性が高いので，抽出溶媒としては水が最適である．抽出効率を上げるには，加温するか超音波処理を用いる．タンパク質，多糖類やオリゴ糖画分から単糖，少糖類を分離抽出するには，80%（v v^{-1}）エタノール・水が有効である．この方法は酪農食品（乳・乳製品）の分析のさいの除タンパクの効果もある．液状食品以外の試料は細かく切り，あらかじめ凍結乾燥させたのち粉砕しておく．高濃度の脂質，タンパク質，有機酸，塩などを含む試料では，その性状および分析目的に合わせて以下の具体的操作を組み合わせ試料調製する．また，糖タンパク質やオリゴ糖中の糖組成を分析する場合には，加水分解して単糖にする必要がある．

（ⅰ）**脱　脂**　試料を粉砕したのち，n-ヘキサンまたは石油エーテルで一晩抽出し，濾過する．残査を還流フラスコに移して80%（v v^{-1}）エタノールによって十分還流抽出（約1 h）を行ったのち，遠心分離し上澄みを濃縮乾燥する．

（ⅱ）**除タンパク**　トリクロロ酢酸を試料に対して5～10%濃度になるよう加え混合する．しばらく放置したのち，遠心分離によって沈殿を除去する．エーテルを加えて振とうし，水層を分取する．この操作を3回繰り返し，トリクロロ酢酸を除き水層を分析試料とする．

（ⅲ）**有機酸除去**　炭酸カリウム水溶液を加え，沈殿を遠心分離によって除去し上澄みを試料とする．

（ⅳ）**脱　塩**　陽イオン交換樹脂を加えてかくはんし，約2 h後濾過する．さらに，陰イオン交換樹脂処理を行う．

（ⅴ）**オリゴ糖の加水分解**　アミノ糖および中性糖の場合，試料1 mgを脱塩後よく乾燥させ，ねじ口試験管にとる．2.5 mol L^{-1} トリフルオロ酢酸 0.5 mLを加え溶解する．蓋をして100℃，3 h加温する．減圧下で酸を除去する．2-プロパノール40 μLを加えかくはんする．2-プロパノールを蒸発により除去し乾固する．シアル酸を遊離させる場合，同様に処理した試料をねじ口試験管にとり，終濃度 0.1 mol L^{-1}になるようにトリフルオロ酢酸溶液を加える．蓋をして80℃，1 h加温する．減圧下で酸を除去する．

上記の処理を適宜行ったのち，HPLC装置に注入する前に0.2～0.45 μmのメンブランフィルターで濾過する．

b．分離モードと検出法

食品の糖組成分析では，単一のHPLC条件ですべての糖類を分離することは困難であるので，表1.1に示す分離モードと分離条件を目的に合わせて選択し分析法を組み立てる．検出法としては，示差屈折計による方法，誘導体化したのち紫外可視分光

表 1.1 糖類の分離モードと分離条件

分離モード		分離条件など
分配モード	カラム	アミノシリカ系：TSKgel Amide-80（東ソー社製），MCI GEL（三菱化学社製），Carbohydrate Analysis Column（Waters 社製），Shodex Asahipak NH2P-50 4E（昭和電工社製）
	移動相	アセトニトリル・水
	適応（対象）	単糖・二糖類・オリゴ糖
	検出器	示差屈折計，その他の検出器も可能
ホウ酸型陰イオン交換モード	カラム	TSKgel Sugar AXI（東ソー社製）
	移動相	$0.5\,\mathrm{mol\,L^{-1}}$ ホウ酸緩衝液（pH 8.7）
	適応（対象）	単糖・二糖類
	検出器	カラム溶出液，蛍光誘導体化検出が多い
サイズ排除・配位子交換モード（陽イオン交換）	カラム	Shodex Sugar KS（昭和電工社製），μSpherogel Carbohydrate N（Beckman 社製），Aminex HPX-42A（Bio-Rad 社製）
	移動相	水
	適応（対象）	単糖〜オリゴ糖，糖アルコール
	検出器	示差屈折計，パルス電気化学検出器
陰イオン交換モード	カラム	第四級アミン型：CarboPac PA1（日本ダイオネクス社製），Wakosil 5NH2（和光純薬工業社製）
	移動相	$500\,\mathrm{mmol\,L^{-1}}$ NaOH
	適応（対象）	単糖〜オリゴ糖
	検出器	パルス電気化学検出器

(UV) 検出する方法，誘導体化したのち蛍光検出する方法，パルス電気化学検出による方法，さらに，最近では示差屈折計検出に替わる検出器として，蒸発型光散乱検出器が使われつつある．

（ⅰ）**分配モード** 単糖，二糖，オリゴ糖の分離・定量に適しており，現在食品分野でもっともよく用いられている分離モードである．移動相の水の割合を増加させると溶出が早くなる．還元糖と対応する糖アルコールは近似する場所に溶出する．

（ⅱ）**ホウ酸型陰イオン交換モード** 糖類をホウ酸錯体とし陰イオン性をもたせ陰イオン交換として分離する．移動相の pH で分離パターンが変化するので注意する．

（ⅲ）**サイズ排除・配位子交換モード** 糖類はポリスチレンゲルのポアサイズによる分離効果とスルホン化ポリスチレンゲル（陽イオン交換体）の対イオンに配位して生成する錯体の安定性の差による分離効果との両方によって分離される．対イオンが Na 型あるいは Ag 型の場合，サイズ排除効果が優勢であり水で溶出すると中性糖

類は重合度の大きいものから順に，同じ重合度の成分がまとまって溶出する．単糖とオリゴ糖の分離に適し，検出器としては糖類の種類による感度差が小さい示差屈折計の使用が適当である．対イオンが Pb 型あるいは Ca 型の場合には，配位子交換効果が優勢で還元糖に比較して糖アルコール類は遅れて溶出し糖アルコールの分離に適している．また，Pb 型は，とくにヘキソースとペントースの分離に適している．

（iv）陰イオン交換モード　　糖類のヒドロキシル基が pH 13 の強アルカリ性条件下でイオン化することを利用して，陰イオン交換樹脂に糖類を保持し，強アルカリ性溶液で溶出することにより分離するものである．グラジエント溶出を行うと多くの糖類を同時に分離定量できる．

c. 分離の実際

（i）分配モード・示差屈折計検出　　分析実例を図 1.1 に示す．この例では，カラム：Shodex Asahipak NH2P-50G 4A＋NH2P-50 4E；溶離液（移動相）：アセトニトリル・水（75：25）；流量：1.0 mL min^{-1}；検出器：示差屈折計；カラム温度：約 25℃ で分析している．

（ii）ホウ酸型陰イオン交換モード・ポストカラム蛍光誘導体化検出　　ポストカラム蛍光誘導体化を行う HPLC 装置の構成の基本は図 1.2 に示すとおりである．分析実例を図 1.3 に示す．この系では，イソクラティック（単一溶離液）溶出であるが，分離後非腐食性試薬のベンズアミジン溶液を用いてポストカラム蛍光誘導体化を行っている．カラム：TSKgel Sugar AXG（4.6 mm i.d.×15 cm）；溶離液（移動相）：0.5 mol L^{-1} ホウ酸緩衝液（pH 8.7）；反応試薬：100 mmol L^{-1} ベンズアミジン溶液；反応チューブ：0.4 mm i.d.×10 cm；流量：0.4 mL min^{-1}；温度：カラム 60℃，反応槽 110℃；検出：蛍光検出（ポストカラム法）励起波長 287.5 nm，蛍光

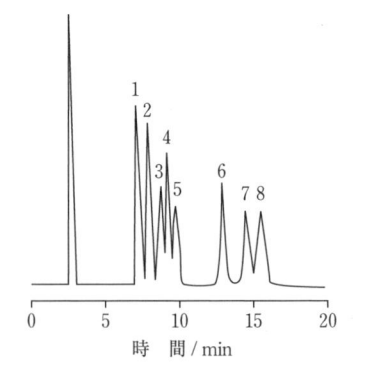

図 1.1　分配モードによる単糖類・二糖類の分離
1：フルクトース，2：ソルボース，3：ガラクトース，4：グルコース，5：キシロビオース，6：スクロース，7：ラクトース，8：マルトース

［Shodex Chromato News No. 72］

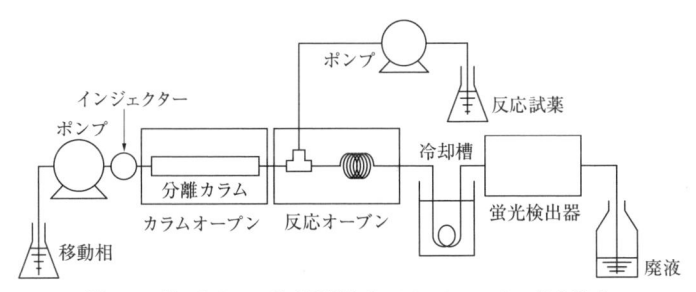

図 1.2 ポストカラム蛍光誘導体化 HPLC システムの基本構成

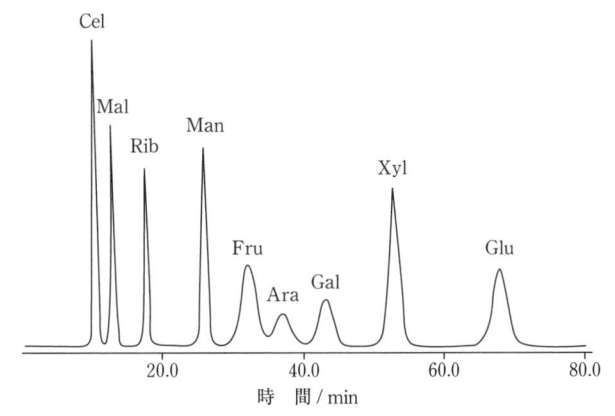

図 1.3 ベンズアミジン誘導体化法による糖類の分離
Cel：セロビオース，Mal：マルトース，Rib：リボース，Man：マンノース，
Fru：フルクトース，Ara：アラビノース，Gal：ガラクトース，
Xyl：キシリトース，Glu：グルコース
［Tosoh Separation Report No. 042（Fig. 10）］

波長 470 nm；試料濃度：各物質 1 mmol L^{-1}；注入量：20 μL．

（ⅲ）**陰イオン交換モード・パルス電気化学検出** 分析実例を図 1.4 に示す．カラム：CarboPac MA1（Dionex 社製，4 mm i.d.×250 mm，粒径 8.5 μm）；ガードカラム：CarboPac MA1（4 mm i.d.×5 mm，粒径 8.5 μm）；溶離液（移動相）：0.58 mol L^{-1} NaOH＋2 mmol L^{-1} Ba(CH$_3$COO)$_2$（イソクラティック溶離）；流量：0.5 mL min^{-1}，温度：室温；検出：パルス電気化学検出（金電極および Ag/AgCl 参照電極）．検出印加電圧および印加時間：E_{ox} = +650 mV（t_{ox} = 190 ms），E_{DET} = +50 mV（t_{DET} = 150 ms，t_{INT} = 300 ms），E_{RED} = −150 mV（t_{RED} = 340 ms）．ここで，E_{ox} および E_{RED} は，それぞれ吸着物質の酸化的除去および形成された金酸化物

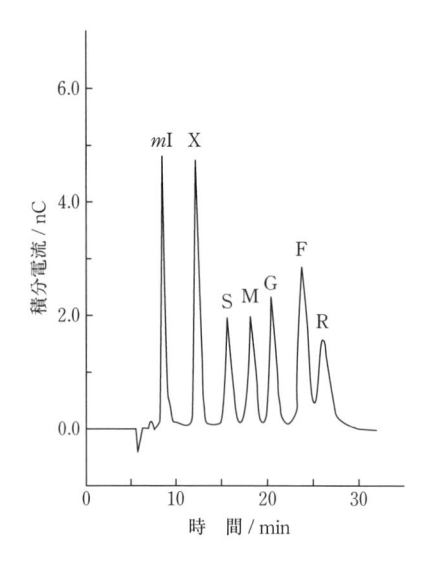

図 1.4 陰イオン交換 HPLC によるアルジトール類および炭水化物の分離
mI：ミオ・イノシトール，X：キシリトール，S：D-ソルビトール，M：D-マンニトール，G：D-グルコース，F：D-フルクトース，R：D-リボース
[T.R.I. Cataldi, G. Margiotta, C.G. Zambonin ; *Food Chem.*, **62**, 109 (1998)]

の還元電圧である．E_{DET} は検出電圧である．

d. 計 算

定量にあたっては，既知量の糖標準液をそれぞれの方法で分析し，その面積から検量線を作成して含有量を計算する．

1.1.2 キャピラリー電気泳動法

キャピラリー電気泳動（CE：capillary electrophoresis）法は毛管内に緩衝液を満たし，陽極側から試料を注入し，両端から強い電場を掛けて電気泳動する分離法である．CE 法には内径 10～100 μm の溶融シリカキャピラリー（60～120 cm）が用いられ，内壁に存在するシラノール基（陰イオン）の存在のため電場がかかると内壁近傍に緩衝液中の陽イオンが増加し，全体として陰極に向かって流れ（電気浸透流）が生じる．試料中の各成分はそれぞれの荷電に応じて，正に荷電した成分は陰極方向に，負に荷電した成分は陽極方向に移動する挙動を示すが，この電気浸透流の比較的強い流れにより，正電荷成分は加算された速度で，中性成分は電気浸透流そのものの速度で，また負荷電成分は減算された速度で陰極方向に移動し分離される．この基本的分離法はキャピラリーゾーン電気泳動（CZE：capillary zone electrophoresis）法とよばれる．図 1.5 に CZE 法の分離メカニズムを示す．また，図 1.6 に CE 装置の概略を示す．電源は出力電圧 20～30 kV，電流 1 mA 以下の安定化高電圧直流電源を用い

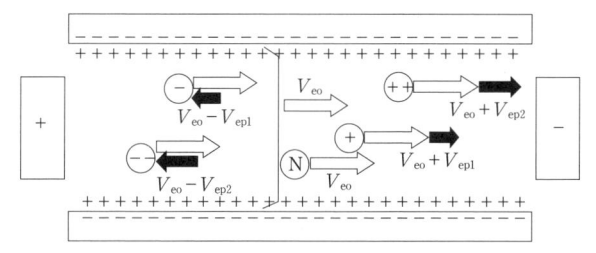

図 1.5 キャピラリーゾーン電気泳動法の分離メカニズム
　　N：中性分子，V_{eo}：電気浸透流速度，V_{ep1}：1価イオン移動速度，
　　V_{ep2}：2価イオン移動速度

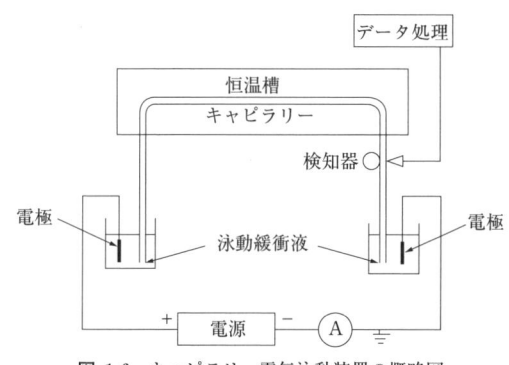

図 1.6 キャピラリー電気泳動装置の概略図

る．分離用キャピラリーは内径 5～100 μm，全長 50～100 cm 程度の溶融シリカキャピラリーである．全長 L が 100 cm のとき，有効長は 80～95 cm 程度に短くなる．そのほか，電流計，電極，検出器，データ処理装置などから構成されている．

　糖は発色団や発蛍光団をもたないため，CE 装置において汎用性のある紫外吸収や蛍光などによる検出が直接適用できない．また一般に電荷をもたないため，直接分析による糖の CE 法には限界がある．そこで，あらかじめ糖を誘導体化して，イオン性基を導入することが一般的になっている．得られる誘導体はイオン性をもつと同時に，検出可能な物質でなければならない．種々のアミン類を用いる還元アミノ化法が開発されているが，それらの中から，2-アミノピリジン（AP）誘導体化による例を示す．

a. 試料調製法

　試料の前処理は，HPLC の場合とほぼ同様である．

b. 試薬調製と誘導体化法

(ⅰ) ホウ酸緩衝液　200 mmol L^{-1} ホウ酸溶液中に水酸化カリウムのペレットを溶解し，pH 10.5に調整する．

(ⅱ) 誘導体化　誘導体化用反応液は使用直前に調製する．水素化シアノホウ素ナトリウム 10 mg を 10%(w v^{-1}) AP および 10%(w v^{-1}) 酢酸を含むメタノール溶液 1 mL に溶解する［1%(w v^{-1}) 溶液になる］．糖濃度が 10〜100 mmol L^{-1} 程度になるように還元糖（または還元糖混合物）を試料管にとり，穏やかにかくはんしながら反応溶液に溶解する．そのさい，内標準としてケイ皮酸を用いる．溶解した試料管を密栓して 50℃，2 h 加熱し，冷却後 CZE 装置のキャピラリーに導入する．試料導入は陽極端を試料溶液に浸し陰極端より 5 cm 高くして 5 s 保持（サイフォン法）して行う（導入量：数 nL）．想定される糖のアミノピリジン化反応を図1.7に示す．

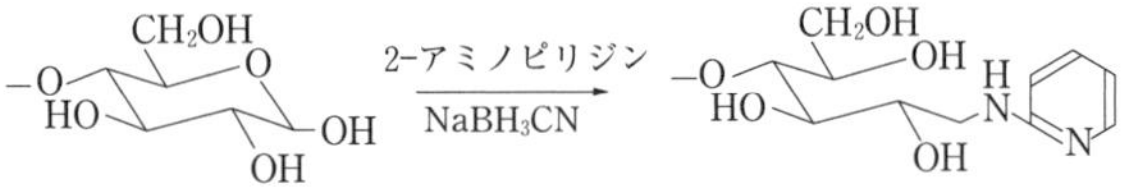

図 1.7　糖のアミノピリジン化反応

c. 測定条件

溶融シリカキャピラリー：50 μm i.d.×65 cm；泳動キャリヤー溶液：200 mmol L^{-1} ホウ酸緩衝液 (pH 10.5)；泳動時間：25 min；印加電圧：15 kV；検出法：UV 検出 (240 nm)；濃度範囲：10〜100 mmol L^{-1}（反応溶液中濃度）；内標準物質：ケイ皮酸．

単糖 AP 誘導体のキャピラリー電気泳動図を図1.8に示す．用いた条件下では，電気浸透流は陽極から陰極へ向かう．一方，生成した単糖の AP 誘導体のホウ酸錯イオンは負に帯電しているため，陽極に向かって移動しようとするが，陽極から陰極へ向かう電気浸透流のほうが速いため，いずれの単糖誘導体もそれぞれの速度で陽極から陰極へ分離されながら移動し，検出されている．ホウ酸と強く結合している陰イオン錯体を高効率で生じた単糖ほど陽極方向へ強く引き戻される傾向が強いので，結果として遅く検出されている．

d. 測定間の操作

各測定の間に，小シリンジを用いてキャリヤー溶液でキャピラリーを約 5 min 洗浄すると分離がよい．また，20 回程度測定後，メタノールでキャピラリーを洗浄する．

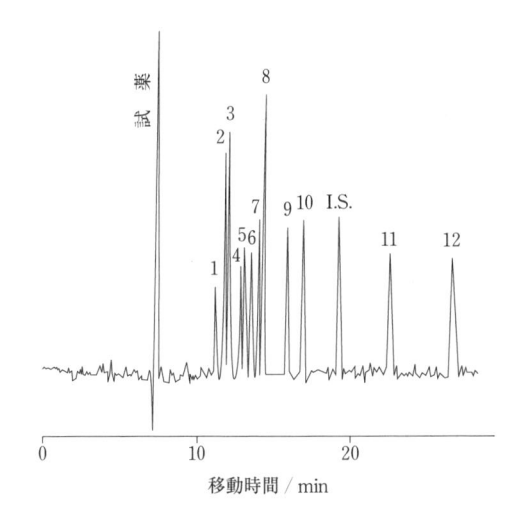

図 1.8 単糖アミノピリジン誘導体のキャピラリー電気泳動図
1：N-アセチルガラクトサミン，2：リキソース，3：ラムノース，4：キシロース，5：リボース，6：N-アセチルグルコサミン，7：グルコース，8：アラビノース，9：フコース，10：ガラクトース，I.S.：内標準物質（ケイ皮酸），11：グルクロン酸，12：ガラクツロン酸
[松本 清 編："食品分析学"，培風館 (2006), p.147]

e. 計　算

まったく同じ条件で，標準物質の混合物（10～100 mmol L^{-1}）を誘導体化し測定することによって検量線を作成し定量する．あるいは，標準物質（M_s）と内標準物質（I.S.）とを用いた濃度比（$M_s/I.S.$）による検量線をあらかじめ作成し定量する．

1.2 酸 味 成 分

酸味は，プロトンの味受容膜への結合によって引き起こされるものといわれており，基本的には水素イオン濃度（活量）と相関するものである．しかし，同じ水素イオン濃度でも構成陰イオンの種類によって酸味に差があることは周知の事実である．たとえば，同じ水素イオン濃度の酸味の強さは，酢酸＞乳酸＞シュウ酸＞塩酸となる．さらには，酸味の性質は主要酸の多少によってもたらされるのではなく，共存する多数の少量酸によってもたらされる．したがって，酸味を評価するには，目的とする有機酸構成成分の分別定量だけでなく，多種類の影響成分の同時定量が重要となる．複数成分共存下での構成有機酸の同時定量法としては，古くからガスクロマトグラフィー（GC 法）が用いられてきたが，最近は HPLC が主流となっている．また，近年超微量分離分析法の一つとして CE 法が発展してきた．

1.2.1 ガスクロマトグラフィー

ガスクロマトグラフィー（GC法：gas chromatography）による有機酸の一斉分析法は，ブチルエステル誘導体化法が一般的である．また誘導体化の一方法として，トリメチルシリル（TMS）化による方法も不揮発性酸を中心に適用可能である．

a. 試料調製法

熱水抽出あるいはホモジナイズ後，遠心分離して抽出液を得て，試料溶液とする．この一定量を図1.9のように陽イオン交換樹脂（Amberlite CG-120）と陰イオン交換樹脂（Amberlite CG-4 BまたはIRA 45）を連結したカラムに通し，有機酸を陰イオン交換樹脂に吸着させる．陽イオン交換樹脂カラムを取り除き，陰イオン交換樹脂カラムに$2\ mol\ L^{-1}$アンモニア水を通して有機酸をアンモニウム塩として溶出する．過剰のアンモニアをエバポレーターで留去したのち，ふたたび陽イオン交換樹脂カラムに通して有機酸を遊離の形にする．これを水酸化ナトリウムで中和し，ナトリウム塩としたのち，濃縮，乾固する．

b. ブチルエステル誘導体化

前処理を行った有機酸ナトリウム塩にブタノール2 mL，硫酸ナトリウム（無水）2 g，濃硫酸0.2 mLを加え，冷却管をつけてときどきかきまぜながら約30 min穏やかに沸騰し，有機酸をブチルエステルとする．エステル化終了後，水5 mLとヘキサン5 mLを加え，よく混合してエステルをヘキサンに転溶する．さらに，ヘキサン5 mLずつで3回抽出し，0.5%ノナデカン（内標準物質）のヘキサン溶液1 mLを

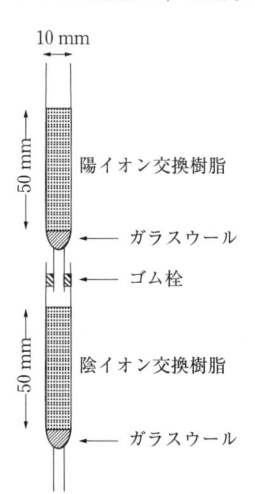

図 1.9 試料前処理用イオン交換樹脂カラム
陽イオン交換樹脂：Amberlite CG-20
陰イオン交換樹脂：Amberlite IRA 45

入れた容量 20 mL のメスフラスコに駒込ピペットで移す．ヘキサンで 20 mL にし，炭酸ナトリウム（無水）約 0.5 g を加え，微量に混在する硫酸を除く．この 5 μL を GC 装置に供する．

c. GC 分析条件

カラム：20% Silicone DC-560, Diasolid L（60～80 メッシュ），3 mm×2.0 m ガラスカラム；カラム温度：60℃で 6 min 維持後，250℃（5℃ min^{-1} 昇温）；検出温度：260℃；注入温度：250℃；キャリヤーガス：N_2；検出：水素炎イオン化検出．

d. 計算

既知濃度の標準有機酸を上述の方法でブチルエステル化して GC 装置で分析し，検量線を作成する．この方法による分離例を図 1.10 に示す．

e. その他

不揮発性酸の分離には TMS 誘導体化もよく行われる．とくに，コハク酸とフマル酸の分離はブチルエステル化では困難であるので，TMS 化が行われる．N,O-ビス(トリメチルシリル)アセトアミドとトリクロロジシラザンとピリジン溶液が TMS 化に用いられ，カラムとしては，CP-Sil CB をコートした溶融シリカキャピラリー

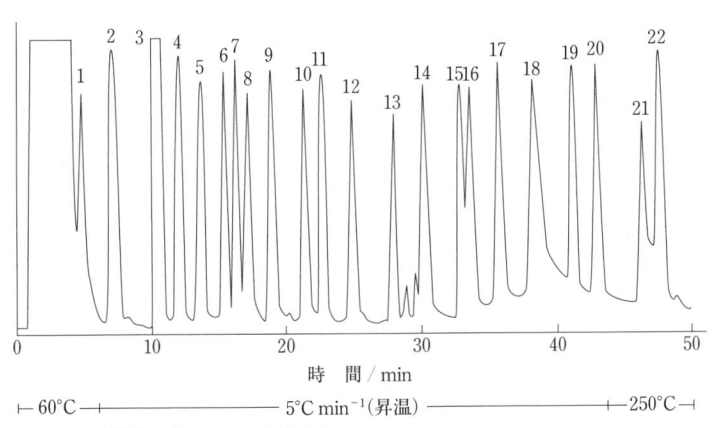

図 1.10 有機酸のガスクロマトグラム
1：ギ酸, 2：酢酸, 3：ジブチルエーテル（エステル化時に副生）, 4：プロピオン酸, 5：イソ酪酸, 6：n-酪酸＋グリコール酸, 7：乳酸, 8：イソ吉草酸, 9：n-吉草酸, 10：イソカプロン酸, 11：n-カプロン酸, 12：レブリン酸, 13：シュウ酸, 14：マロン酸, 15：マレイン酸＋コハク酸, 16：フマル酸, 17：リンゴ酸＋グルタル酸, 18：酒石酸, 19：n-ノナデカン（内標準）, 20：イソクエン酸, 21：cis-アコニット酸＋$trans$-アコニット酸, 22：クエン酸

[松本 清 編；"食品分析学"，培風館（2006），p.167]

(0.25 mm i.d.×25 m) や DB 01 (0.32 mm i.d.×60 m) が用いられる．

1.2.2 高速液体クロマトグラフィー

高速液体クロマトグラフィー（HPLC）は，誘導体化が必要なく比較的前処理が簡単で有機酸分析のための分離モードとして種々のモードが適用できると同時に，検出法も発色法，示差屈折法，紫外吸光法，電気伝導度法などが使用できる．陰イオン交換モード，陽イオン交換樹脂を用いるイオン排除モード，逆相系の充塡剤を用いる疎水モードやイオン対モードがあるが，ここでは陽イオン交換樹脂を用いるイオン排除モードと逆相系の疎水/イオン対モード，イオンクロマトグラフィーについて記述する．

a. 試料調製法

生体試料の場合，GC 分析用試料と同様に処理を行う．日本酒，ワインは直接，ビール，炭酸飲料は超音波を掛けながら減圧下で脱気したのち，しょうゆ，みそは 10 倍希釈し，必要に応じて遠心分離してその上澄みを 0.45 μm のメンブランフィルターを通して用いる．きのこ類では試料をホモジナイズし，その 10 g をひょう量，水 50～80 mL 加え，さらに 0.1 mol L^{-1} 水酸化ナトリウムを加えて中和後，沸騰水浴中でときどきふりまぜながら 20～30 min 放置する．冷却後，水を加えて，100 mL としたのち，遠心分離（3000 rpm，10 min）する．上澄み液 30 mL を DEAE-Sephadex A-25 カラム（20 mm i.d.×300 mm，ホウ酸型）に吸着させる．ついで，水 100 mL を流し，夾雑物を取り除いたのち，0.1 mol L^{-1} 塩酸を用いて，有機酸を溶出する．溶出液は最初の 30 mL は捨てたのち，30 mL をとり，HPLC 用試料溶液とする．野菜類の葉は 5 g を乳鉢ですりつぶしたのち，水で 250 mL に定容し，HPLC 用試料溶液とする．

b. 陽イオン交換イオン排除モード

このモードは，陽イオン交換樹脂の負電荷に対し，分離対象である有機酸を低 pH の環境におき有機酸の解離を抑えることにより，イオン交換体との相互作用による分布比の違いから分離を達成するものである．

（i） 分析条件　カラム：ポリスチレン系強酸性陽イオン交換樹脂を充塡したカラムを用いる．市販品としては，Shim-pack SCR-101H，SCR-102H（島津製作所社製），MCI GEL CK08S（三菱化学社製），Shodex Ionpak KC-811（昭和電工社製），Aminex HPX-87H（Bio-Rad 社製），TSKgel SCX（東ソー社製），Spelcosil C-610H などがある．Shodex Ionpak KC-811 カラム（8 mm i.d.×300 mm）を用いた

例を示す．カラムを移動相で平衡化したのち，試料をカラムに注入し，次の条件で分析する．溶離液（移動相）：0.01 mol L^{-1} リン酸（pH 1.35，イソクラティック溶離）；流量：0.8 mL min^{-1}；検出：UV 検出（210 nm）；カラム温度：55°C；注入量：50 μL．

（ⅱ）**計　算**　定量にあたっては，既知量の有機酸を本法で分析し，その面積から検量線を作成して含有量を計算する．本法で分離した標準有機酸のクロマトグラムを図 1.11 に示す．

c. 逆相系疎水/イオンペアモード

担体の表面に疎水性のアルキル基（C 8～C 18）を化学結合で導入した充塡剤に対して，低 pH 極性溶媒（水，メタノール）を用いると，有機酸は非解離の状態で有機酸の疎水部分と担体のアルキル鎖との疎水性相互作用により数種の有機酸が分離される．

（ⅰ）**分析条件**　カラム：オクチル基やオクタデシル基を化学結合した全多孔

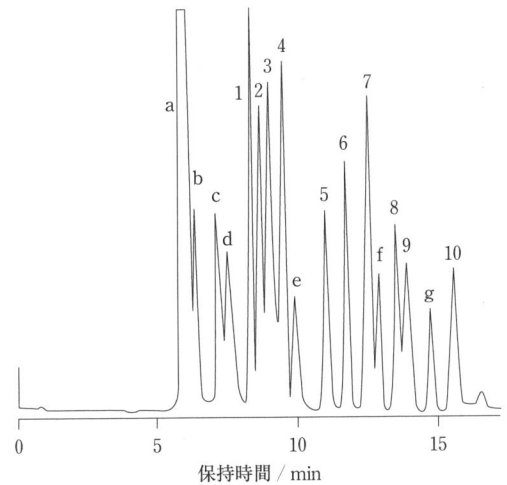

図 1.11　陽イオン交換イオン排除モードによる有機酸の分離
1：クエン酸，2：酒石酸，3：グルコン酸，4：リンゴ酸，5：コハク酸，6：乳酸，7：フマル酸，8：酢酸，9：アジピン酸，10：プロピオン酸，a：アスコルビン酸，エリソルビン酸，安息香酸，グルタミン酸，PO$_4^{3-}$，Cl$^-$，SO$_4^{2-}$，NO$_3^-$，b：シュウ酸，c：マレイン酸，d：α-ケトグルタル酸，e：キナ酸，f：ギ酸，g：ピログルタミン酸

［天川映子，大西和夫，西島基弘，坂井千三；食衛誌，**29**，267（1988）］

性，表面多孔性シリカゲル充填剤を用いる．市販品としては，μBondapak C18 Radial-Pak, Micropak MCH-10 C18, Spheri-5 RP-18, Inertsil ODS-2, TSKgel ODS-120T, STR ODS-M, Supelcosil LC-18, Ultrasphere ODS, LiChrosorb RP-8 などがある．カラムを移動相で平衡化したのち，試料をカラムに注入し，次の条件で分析する．カラム温度：25℃；溶離液（移動相）：0.02 mol L^{-1} リン酸一水素アンモニウム（pH 2.3）・メタノール（97：3）または 2% リン酸二水素カリウム（pH 2.3 にリン酸で調整したもの）；検出：UV 検出（210 nm）；流量：0.5 mL min^{-1}；注入量：10 μL．分離が不十分な場合はカラムを 2 本連結する．

イオンペアモードで分析する場合は，0.5% リン酸二水素カリウム（リン酸で pH 2 に調整）溶液に 5 mmol L^{-1} 程度のテトラブチルアンモニウム塩を含ませた移動相を用い UV 検出する．

（ⅱ）**計　算**　　定量にあたっては，既知量の有機酸を本法で分析し，その面積から検量線を作成して含有量を計算する．本法で分離した標準有機酸のクロマトグラム（ODS-2 カラム 2 本使用，移動相 0.02 mol L^{-1} リン酸一水素アンモニウム・3% メタノール）を図 1.12 に示す．

d. イオンクロマトグラフィー

この系では，強塩基性陰イオン交換樹脂カラムに保持された有機酸をフタル酸イオン（2.5 mmol L^{-1}, pH 4.13）を含む移動相で溶出し，電気伝導度検出器で検出する．フタル酸イオンは陰イオン交換樹脂への選択係数が大きく，かつ電気伝導率が低いためノンサプレッサー方式で分析が可能である．

（ⅰ）**分析条件**　　フタル酸水素カリウム溶液：2.5 mmol L^{-1} フタル酸水素カリ

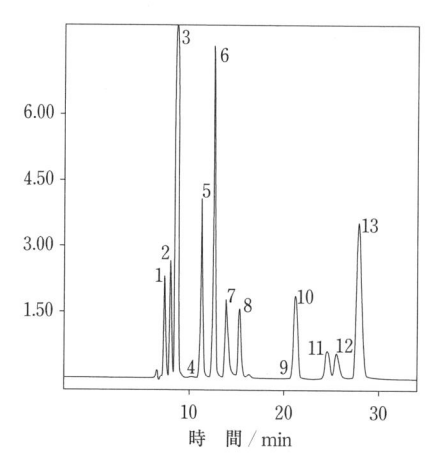

図 1.12　疎水モードによる標準有機酸混合溶液のクロマトグラム
1：ガラクツロン酸，2：グルコン酸，3：酒石酸，4：未知物質，5：リンゴ酸，6：シキミ酸，7：乳酸，8：酢酸，9：未知物質，10：クエン酸，11：コハク酸，12：シトラリンゴ酸，13：フマル酸

[松本　清 編："食品分析学"，培風館（2006），p.168]

ウムをアンモニアで pH 4.13 に調整する．カラム：化学結合型陰イオン交換樹脂（-NR$_3$ 型, SAM 3-075, 4.9 mm i.d.×75 mm, ポリメタクリレート基材, 球状 10 μm)．ほかのカラムとして，TSKgel SAX, Zipax SAX, 日立ハイテク 3011-N, Aminex A27 などがある．

充填剤と平衡となるように 2.5 mmol L^{-1} フタル酸溶離液（pH 4.13）を流量 1.6 mL min^{-1} でカラムに通過させる．試料を有機酸含量としてクエン酸 400 ppm, その他の酸 200 ppm 程度になるよう希釈し，0.45 μm のメンブランフィルターにて沪過し，その 10 μL をマイクロシリンジで注入する．同じ流量で有機酸を分離する．カラム温度：40°C．

(ⅱ) 計 算　定量にあたっては，既知量の有機酸を本法で分析し，その面積から検量線を作成して含有量を計算する．本法で分離した標準有機酸のクロマトグラムを図 1.13 に示す．

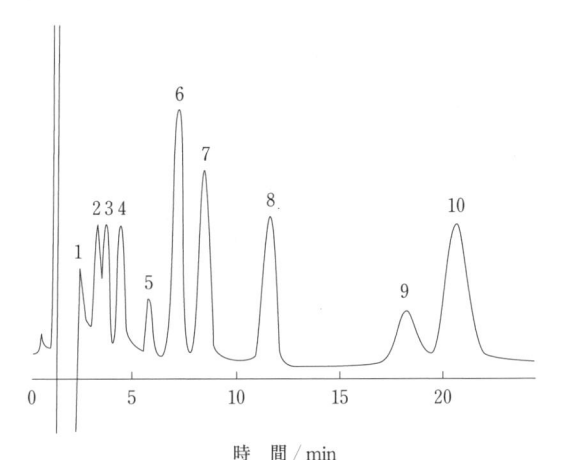

図 1.13 イオンクロマトグラフィーによる標準有機酸のクロマトグラム
1：酢酸, 2：乳酸, 3：ピログルタミン酸, 4：コハク酸, 5：塩化物イオン, 6：マロン酸, 7：リンゴ酸, 8：マレイン酸, 9：クエン酸, 10：酒石酸
[鈴木義仁, 小泉 均, 谷 和江, 丁 明玉：分析化学, **40**, T15 (1991)]

1.2.3　キャピラリー電気泳動法

キャピラリー電気泳動（CE）法による有機酸分析は，分離は良好であるが検出法としての電気伝導率による検出は一般的でない．そこで，泳動緩衝液に紫外吸収をも

つ物質を共存させて有機酸分離検出部での紫外吸収の減少をとらえる間接UV検出が一般に行われている．電気伝導度検出と間接UV検出を併用する方法は両方の検出法を相互に補完することが可能であり有用である．

a. 分析条件

一般にキャピラリーゾーン電気泳動（CZE）法では，陰イオンが電気浸透流と反対方向に泳動するため陽イオンに比べ再現性が悪く，また有機酸は強い紫外吸収をもたないため感度的にも不十分である．そこで，紫外吸収を有する4-アミノ安息香酸（7.5 mmol L^{-1}）を用いた泳動緩衝液（pH 5.75，ヒスチジンで調整）を用い，さらに，電気浸透流を逆転させ分離効率を上げるために臭化テトラデシルトリメチルアンモニウム（TTAB）を0.12 mmol L^{-1}の濃度になるよう泳動緩衝液に添加する．試料は加圧法（25 mbar，0.2 min）で陰極側に導入し，印加電圧−30 kVで8 min泳動する．UV検出（254 nm）と電気伝導度検出を併用すると，シュウ酸，リンゴ酸，クエン酸に関しては電気伝導度検出が，ピルビン酸，コハク酸，酢酸，乳酸，ピログルタミン酸に関してはUV検出が高い検出感度を示す．

b. 計算

定量にあたっては，既知量の有機酸を本法で分析し検量線を作成して含有量を計算する．希釈したラガービール試料で得られた電気泳動図を図1.14に示す．

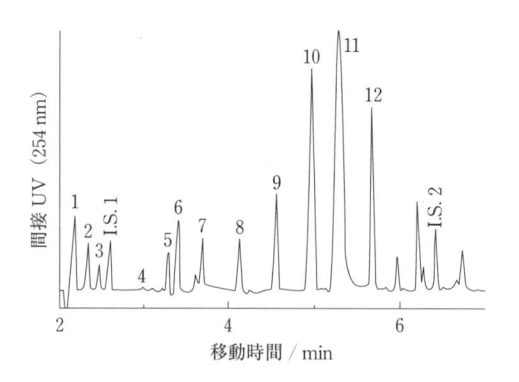

図1.14 希釈したラガービール試料で得られた電気泳動図
1：塩化物，2：硫酸，3：シュウ酸，4：ギ酸，5：リンゴ酸，6：クエン酸，7：コハク酸，8：ピルビン酸，9：酢酸，10：乳酸，11：リン酸，12：ピログルタミン酸，I.S.1：塩素酸，I.S.2：5-クロロ吉草酸

［松本 清編："食品分析学"，培風館（2006），p.168］

1.3 うま味・苦味成分

うま味は，主としてグルタミン酸や核酸系物質であるイノシン酸，グアニル酸（5′-モノヌクレオチド類）および有機酸の一種であるコハク酸の存在によって発現する．苦味は食品としての特徴やしまりを与えるものとして重要な味覚成分であるが，

最近では官能特性だけでなく生理機能（抗酸化性，抗腫瘍性，抗変異原性，抗発がん性など）についてもとくに注目され，関与物質の単離や定量法に関する報告は飛躍的に増大している．苦味に関してはカテキン類の寄与が非常に大きい．ほかの苦味物質としてはナリンジン，ヘスペリジンなどのフラバノン配糖体やリモニンがあげられる．これらの味覚に関与する成分は多数にのぼるため，代表的な成分について，もっとも一般的に行われている分析法と最新の分析例を取り上げる．

1.3.1 グルタミン酸

グルタミン酸は，ほかのアミノ酸定量と同様 HPLC が主流であり，ダンシル法，o-フタルアルデヒド（OPA）法，ナフタレン-2,3-ジアルデヒド（NDA）法などによるプレカラム蛍光誘導体化が常法となっている．PITC（フェニルイソチオシアネート）や AQC（6-アミノキノリル-N-ヒドロキシスクシミジルカルバメート）を用いた誘導体化も最近よく使われている．ここでは，AQC 誘導体化による分析例を示す．

a. 試料調製法

呈味成分としてのグルタミン酸は遊離状態で存在するので遊離のアミノ酸組成分析のための前処理法を行う．食品試料 10 g に対して 75%（v v^{-1}）エタノール 50 mL 程度（終濃度として）を加え，ホモジナイズ後に 1 h 以上，室温でかくはん抽出を行う．沪過後，残査に対して再度 75%（v v^{-1}）エタノール溶液 50 mL を加え，同様の操作を繰り返す．得られた溶液をエバポレーターにて溶媒除去し試料とする．除タンパク処理が必要な場合は，試料溶液 1 mL に対して 10% トリクロロ酢酸を 6 mL 添加し，かくはん後，遠心分離する．得られた上澄みをフィルター沪過したものを試料とする．

b. 誘導体化処理

AQC 法（AccQ·Fluor）による誘導体化反応の概要を図 1.15 に示す．誘導体化は，まず試料の入った試料管を減圧乾燥させ，20 mmol L^{-1} 塩酸 20 μL を加え，十分にかくはんする．ついで，ホウ酸緩衝液 60 μL および AQC 溶液（3 mg mL^{-1} アセト

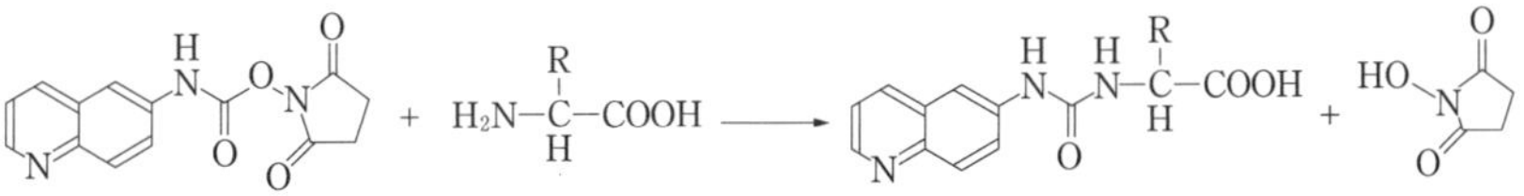

図 1.15 AQC 法によるアミノ酸誘導体化反応

ニトリル，AccQ·Fluor 試薬として Waters 社より市販）20 μL を加え，10 s かくはんした後，1 min 静置する（本誘導体化試薬は用時調製する）．加熱容器（アルミブロックなど）で 55℃，10 min 誘導体化反応を行い，HPLC 装置（2 液グラジエントシステム）に 5 μL 注入する．

c. 分析条件

（i）カラム　　AccQ·Tag C 18 Column（Waters 社製，4 μm，3.9 mm×150 mm）．

（ii）溶離液組成　　A 液　AccQ·Tag アミノ酸分析用溶離液（pH 5.0），
　　　　　　　　　　B 液　60% アセトニトリル（グラジエント条件は表 1.2）．

表 1.2　AQC-アミノ酸の HPLC 分離条件（グラジエント条件）

時間/min	0	0.5	15.0	24.0	27.0	31.0	43.0	48.0	53.0
アセトニトリル濃度（%）	0	1.2	4.2	12.6	13.2	13.2	15.6	60.0	0

（iii）流量　　1 mL min^{-1}；カラム温度：37℃．

（iv）蛍光検出　　励起波長 250 nm，蛍光波長 395 nm．

d. 計算

定量分析は，市販のアミノ酸標準品（終濃度として，すべて 10 pmol mL^{-1}）を同様に誘導体化し，得られたクロマトグラムのピーク応答値（高さまたは面積）に対する試料の応答値の比から，試料中に存在するグルタミン酸（物質量（mol））を求める．図 1.16 に標準アミノ酸のクロマトグラムを示す．

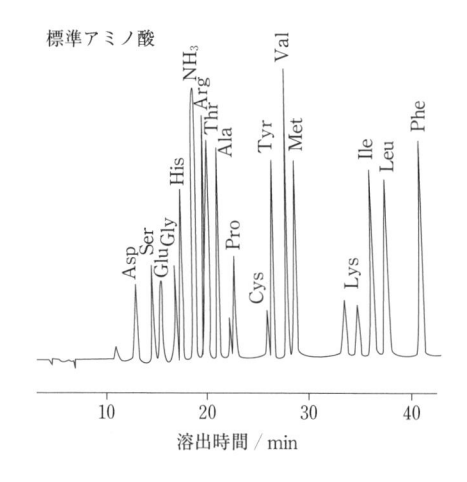

図 1.16　AQC-アミノ酸の HPLC によるクロマトグラム

1.3.2 5′-モノヌクレオチド

うま味成分としてのヌクレオチド分析はイノシン酸，グアニル酸が対象である．HPLCによるヌクレオチドの分析では，陰イオン交換クロマトグラフィーおよび逆相クロマトグラフィーが一般的に用いられる．

a. 試料調製法

食品試料の調製では，すみやかに酵素失活させることと除タンパクを行い清澄な抽出液を得ることが必要である．まず，食品試料をホモジナイズすると同時に除タンパクする．除タンパク剤として過塩素酸（PCA），トリクロロ酢酸（TCA）またはトリフルオロ酢酸（TFA）を用いる．遠心分離後，上澄みについて，TCAではFreon（1,1,2-トリクロロ-1,2,2-トリフルオロエタン）で，PCAではKOHまたはK_2CO_3-トリエタノールアミンで中和する．PCAおよびKOHによる前処理法を図1.17に示す．

b. 試料溶液のクリーンアップ

クロマトグラムに妨害ピークが多く，定量に支障がある場合は，活性炭を詰めたカラムで試料溶液をクリーンアップする．

活性炭約300 mgを内径7 mm，長さ150 mmのガラス管カラムに，水で充填し，アンモニア水溶液と0.01 mol L^{-1}塩酸とで交互に洗浄したのち，0.01 mol L^{-1}塩酸

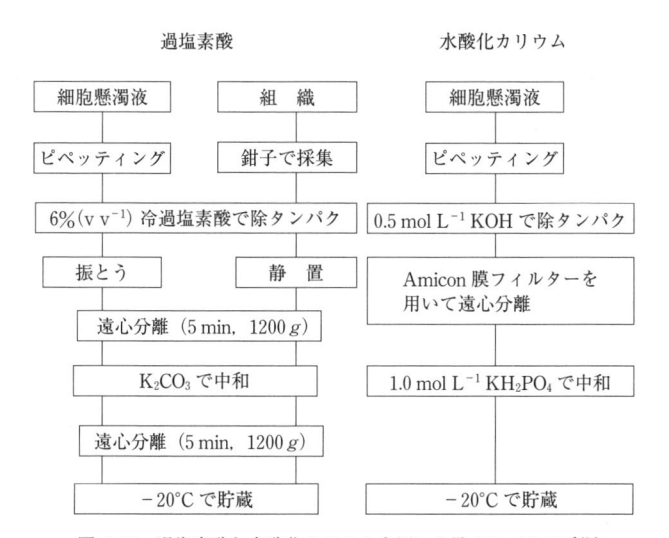

図 1.17 過塩素酸と水酸化カリウムを用いた除タンパクの手順

で飽和させる．クリーンアップ操作を行う場合は，前述の過塩素酸処理で除タンパクした試料を5% KOHでpH 2に調整し活性炭カラムに吸着させる．溶出液が中性になるまで水で洗浄する．ついで，1.8%アンモニア・50%エタノール溶液50 mLで溶出する．溶出液をロータリーエバポレーター（40℃以下）で乾固させ，アンモニアを除き少量の水またはHPLCの溶離液に溶かし一定容量とする．

C. イオン対逆相クロマトグラフィー

塩基，ヌクレオシド，ヌクレオチドの一斉分析を行った例を以下に示す．

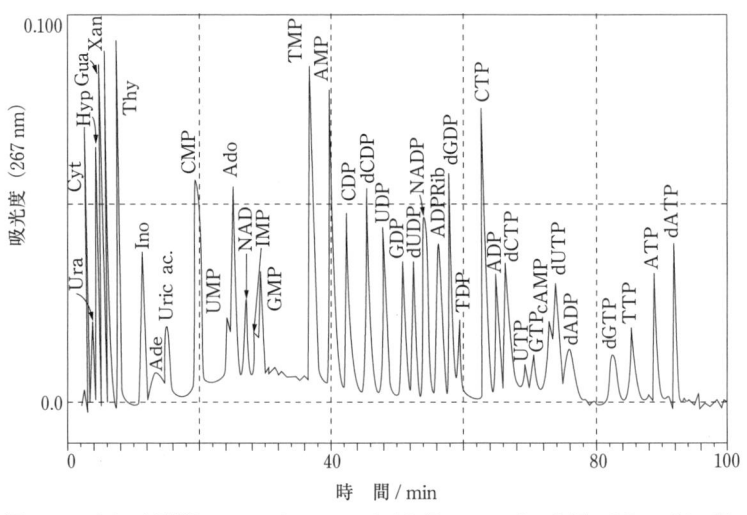

図 1.18 イオン対逆相HPLCによるヌクレオチド類，ヌクレオシド類，オキシプリン類，塩基の分離

Ade：アデニン，Ado：アデノシン，ADP：アデノシン二リン酸，ADPRib：アデノシンジホスホリビトール，AMP：アデノシン一リン酸，ATP：アデノシン三リン酸，cAMP：アデノシン環状一リン酸，CDP：シチジン二リン酸，CMP：シチジン一リン酸，CTP：シチジン三リン酸，Cyt：シトシン，dADP：デオキシアデノシン二リン酸，dATP：デオキシアデノシン三リン酸，dCDP：デオキシシチジン二リン酸，dCTP：デオキシシチジン三リン酸，dGDP：デオキシグアノシン二リン酸，dGTP：デオキシグアノシン三リン酸，dUDP：デオキシウリジン二リン酸，dUTP：デオキシウリジン三リン酸，Gua：グアニン，GDP：グアノシン二リン酸，GMP：グアノシン一リン酸，GTP：グアノシン三リン酸，Hyp：ヒポキサンチン，IMP：イノシン一リン酸，Ino：イノシン，NAD：ニコチンアミドアデニンジヌクレオチド，NADP：ニコチンアミドアデニンジヌクレオチドリン酸，TDP：チミジン二リン酸，Thy：チミン，TMP：チミジン一リン酸，TTP：チミジン三リン酸，UDP：ウリジン二リン酸，UMP：ウリジン一リン酸，Ura：ウラシル，Uric ac.：尿酸，UTP：ウリジン三リン酸，Xan：キサンチン

［日本分析化学会 編；"改訂五版 分析化学便覧"，丸善（2001），p.396］

1.3 うま味・苦味成分

（ i ） 分析条件　　溶離液 A：10 mmol L^{-1} KH$_2$PO$_4$・10 mmol L^{-1} 水酸化テトラブチルアンモニウム・0.25% メタノール（pH 7.0，塩酸で調整）．溶離液 B：100 mmol L^{-1} KH$_2$PO$_4$・2.8 mmol L^{-1} 水酸化テトラブチルアンモニウム・30% メタノール（pH 5.5，塩酸で調整）．グラジエント条件：15 min 100% 溶離液 A；5 min で 90% 溶離液 A まで；5 min で 70% 溶離液 A まで；15 min で 63% 溶離液 A まで；15 min で 55% 溶離液 A まで；20 min で 45% 溶離液 A まで；10 min で 25% 溶離液 A まで；10 min で 0% 溶離液 A まで．流量：1.5 mL min^{-1}；温度：21℃；カラム：Alltima C18（4.6 mm i.d.×250 mm，粒径 5 μm）；検出：UV 検出（267 nm または 254 nm）．実測例を図 1.18 に示す．カラムは ODS 系（C 18）のカラムなら分析可能である．

ヌクレオチドのみの分析の場合は，以下の簡単な分離条件で分離が達成される．

溶離液：5 mmol L^{-1} 臭化テトラブチルアンモニウム ＋ 20 mmol L^{-1} リン酸水素二カリウム・2% アセトニトリル溶液（pH 3.2）．カラム：Inertsil ODS-2；流量：1.0 mL min^{-1}；カラム温度：室温；検出：UV 検出(260 nm)．

（ ii ） 計　算　　標準品のクロマトグラムから，各ピークを同定するとともに，定量にあたっては，既知量のヌクレオチドを本法で分析し検量線を作成して含有量を計

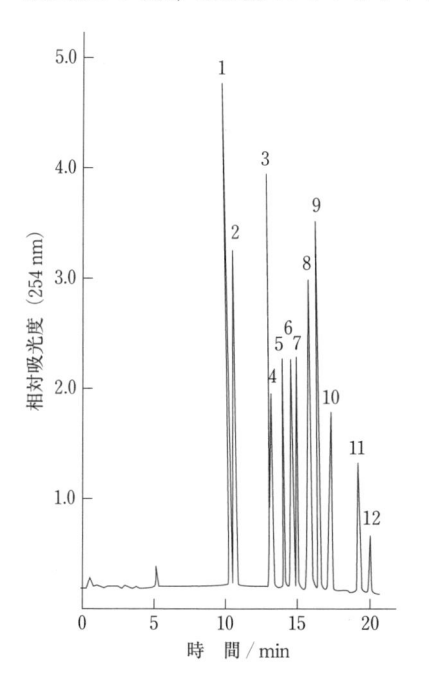

図 1.19　12 種類の 5′-リボヌクレオチドのキャピラリー電気泳動法による分離
1：AMP, 2：CMP, 3：ADP, 4：GMP, 5：CDP, 6：ATP, 7：UMP, 8：CTP, 9：GDP, 10：GTP, 11：UDP, 12：UTP
［日本分析化学会 編："改訂五版 分析化学便覧"，丸善（2001），p.397］

d. キャピラリー電気泳動法

ヌクレオチドの分離には酸性，中性，アルカリ性いずれの緩衝液も用いられる．アルカリ性の緩衝液を用いた例を以下に示す．

分析条件 キャピラリー：75 μm i.d.×75 cm；泳動緩衝液：30 mmol L^{-1} 炭酸ナトリウム・炭酸水素ナトリウム（pH 9.5）；注入法：静水圧 10 cm, 10 s；泳動電圧：+18 kV；検出：UV 検出（254 nm）．実測例を図1.19に示す．

1.3.3 カテキン類

各種カテキン類の一斉分析法としては，簡便性の点から HPLC が主流であるが，CE 法も行われている．

a. 試料調製法

植物体中のカテキン類は，粉砕などの処理により自らの酸化酵素により酸化されて変化しやすい．とくに，生茶葉ではサンプリング後，長時間放置するとカテキン組成が変化する．したがって，試料の乾燥や抽出の前に一度加熱して酸化酵素などを失活させる．生茶葉の場合，1 min 程度蒸気で蒸すか電子レンジで加熱する．試料を乾燥する場合は減圧乾燥する．乾燥した茶葉のカテキン類を HPLC 分析する場合，粉砕した茶葉 400 mg を 80％(v v^{-1}) アセトン 40 mL で抽出・沪過する．抽出液の半分量（20 mL）を採取し，ロータリーエバポレーター（55～60℃）で濃縮乾固し，4-メチル-2-ペンタノン 20 mL を加え溶解する．この半分量（10 mL）を採取し，ロータリーエバポレーター（45～50℃）で濃縮乾固し，80％(v v^{-1}) メタノール 5 mL に溶解する．この溶液を Toyopak ODS M（試料前処理用カートリッジ）に通し，クロロフィル類やその分解物など極性の強い物質を吸着除去する．HPLC 装置注入のさいには，0.45 μm のメンブランフィルターで沪過する．

茶以外の植物，食品試料の場合も同様である．

b. HPLC 分析条件

溶離液 A：0.05 mol L^{-1} リン酸；溶離液 B：40％ アセトニトリル含有 0.05 mol L^{-1} リン酸溶液．グラジエント条件：スタート時 A：B=80：20；10 min 後 A：B=80：20 から直線グラジエントをかけ 60 min 後に A：B=30：70 とする．カラム：LiChrosorb RP-18（4 mm i.d.×250 mm，粒径 5 μm）または Nucleosil 100-5 C18（4.6 mm i.d.×250 mm，粒径 5 μm）；カラム温度：30℃ または 25℃；流量：1 mL min^{-1}；注入量：5 μL；検出：UV 検出（280 nm）．

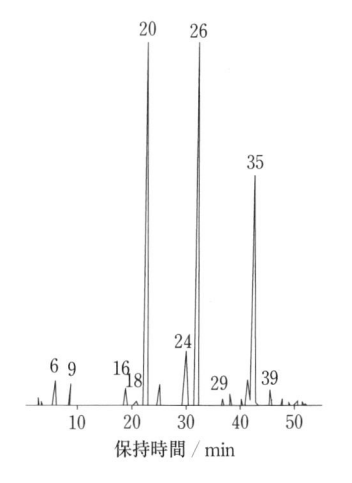

図 1.20 高品質煎茶中のカテキン類の HPLC パターン
6：没食子酸，9：(+)-ガロカテキンおよび(−)-ガロカテキン，16：(−)-エピガロカテキン，18：(+)-カテキンおよび(−)-カテキン，20：カフェイン，24：(−)-エピカテキン，26：(−)-エピガロカテキン-3-ガレート，29：(−)-ガロカテキン-3-ガレート，35：(−)-エピカテキン-3-ガレート，39：(−)-カテキン-3-ガレート

［西條了康，武田善行；日食工誌，**46**, 138 (1999)］

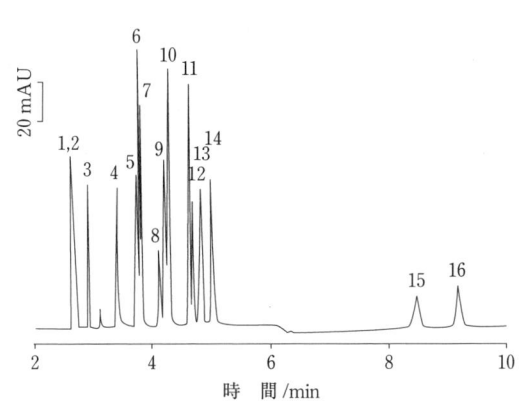

図 1.21 キャピラリー電気泳動によるカテキン類の分離
1：カフェイン，2：アデニン，3：テオフィリン，4：テアフラビンa，5：(+)-カテキン，6：エピカテキン-3-ガレート，7：(−)-エピカテキン，8：テアフラビンb，9：テアフラビンc，10：カテキンガレート，11：エピガロカテキン-3-ガレート，12：エピカテキン-3-ガレート，13：テアフラビンd，14：ケルセチン，15：カフェ酸，16：没食子酸

［B-L. Lee, C-N. Ong；*J. Chromatogr. A*, **881**, 439 (2000)］

カラムは ODS 系の多くのカラムが使用可能である（TSKgel ODS-120A, μBondapack C18, Capcell pak AG-120, Ultron N-C18, Hypersil ODS など）．
図1.20に煎茶の分析例を示す．

c. CE 分析条件

CE 用試料は遠心管に抽出試料 0.2 mL をとり，20%（v v^{-1}）アセトニトリル 0.4 mL と混合し，15 000 g で 2 min 遠心分離する．泳動緩衝液：500 mmol L^{-1} ホウ酸・100 mmol L^{-1} リン酸二水素カリウム・β-シクロデキストリン・アセトニトリル（40：10：22.5：27.5）．試料注入に先立って，キャピラリーカラムは泳動緩衝液で 3 min プレコンディショニングを行う．試料注入は加圧法で 2.5 kPa で 3 s；電気泳動印加電圧：25 kV；泳動時間：10 min；温度：30℃；検出：ホトダイオードアレー検出器(205 nm)．キャピラリーサイズ：50 μm i.d.×40 cm．実測例を図1.21に示す．

d. 計 算

主要なカテキン類について，標準試料を用いて検量線を作成し定量する．標準試料は，たとえばフナコシ薬品社などから（+)-カテキン，エピカテキン，エピガロカテキン，エピカテキンガレート，エピガロカテキンガレートが入手できる．正確な定量のため内標準物質を必要とする場合，ホモカテコールを使用することができる．

1.3.4 フラバノン配糖体

a. 試料調製法

ナリンジンやヘスペリジンなどのフラバンノン配糖体やそのアグリコンはいずれも水やアルコールに可溶なため水・エタノール混合系あるいはジメチルスルホキシド (DMSO) で容易に抽出される．

（i） DMSO による抽出　　柑橘の未熟果実（ダイダイ，グレープフルーツ，オレンジなど）を 50℃で乾燥し摩砕する．乾燥試料 10 mg に対して DMSO 1 mL を加え抽出し，0.45 μm のナイロン膜で沪過する．

（ii） 加熱抽出　　柑橘果実を搾汁しふるい（1.25 mm）で沪過する．果汁試料 5 mL をジメチルホルムアミド 10 mL で希釈し，0.05 mol L^{-1} シュウ酸アンモニウム溶液 10 mL で希釈し，90℃，10 min スチームバスにおく．冷却後，溶液を 50 mL に定容する．溶液を 2500 g で 10 min 遠心分離する．清澄果汁を 5 μm のアクリル製フィルターで沪過し，さらに 0.45 μm（ナイロン膜）で沪過する．

b. 分析条件

溶離液（移動相）：水・アセトニトリル・テトラヒドロフラン・酢酸（80：16：3：

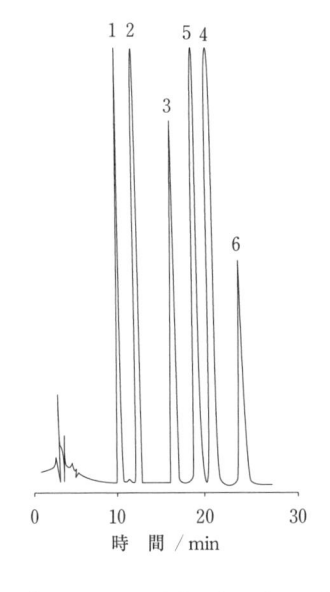

図 1.22 逆相 HPLC による標準フラバノン配糖体の分離
1：エリオシトリン，2：ネオエリオシトリン，3：ナリルチン，4：ナリンギン，5：ヘスペリジン，6：ネオヘスペリジン
[日本食品科学工学会 編："新・食品分析法"，光琳 (1996)，p. 611]

1）；カラム：Adsorbosphere C18 UHS（4.6 mm i.d.×250 mm，粒径 5 μm）；プレカラム：同系統 C18（4.6 mm i.d.×30 mm）；流量：1.5 mL min^{-1}；温度：室温；検出：UV 検出（280 nm）；イソクティック溶出；注入量：20 μL．分析例を図 1.22 に示す．

ほかの逆相系カラム（μBondapak C18，4 mm i.d.×250 mm，粒径 5 μm）を用いた場合，溶離液として［A 液］水・メタノール・アセトニトリル・酢酸（15：2：2：1）または，［B 液］メタノール・0.01 mol L^{-1} リン酸（1：3）；流量：1 mL min^{-1}；検出：UV（280 nm）の条件も使われる．

c. 計　算

標準品のクロマトグラムから，各ピークを同定するとともに，定量にあたっては，既知量のフラバノイドを本法で分析し検量線を作成して含有量を計算する．

1.3.5　リモノイド

リモニンの定量は苦味のないリモネート A 環ラクトンとリモニンの総和を対象とする．したがって，試料をあらかじめ煮沸してリモニンの形にして分析する．

a. 逆相系 HPLC による分析

（ⅰ）試料調製法　果汁約 100 mL を 15 min 煮沸し，500 μm のナイロンメッシュで沪過したのち，10 000 rpm で遠心分離し上澄みを 0.45 μm のメンブランフィ

ルターで沪過する．果実種子などの試料の場合，破砕しアセトニトリルで1h抽出，4倍量の水で希釈し，Bond Flut 固相抽出カラム（C_2）に負荷してクリーンアップする．カラムをアセトニトリル4mLで洗浄，アセトニトリル・水（2：98）で平衡化する．沪過した試料を2mL負荷，アセトニトリル・水（30：70）4mLで洗浄，最終的にアセトニトリル・水（60：40）2mLでリモノイドを溶出し2mLのメスフラスコにとり，水で2mLに定容する．

（ii）**分析条件**　カラム：ODS系（たとえば，Rainin（USA）Microsorb C18, 4.6 mm i.d.×150 mm，粒径 5μm）；ガードカラム：同系統ODS（4.6 mm i.d.×15 mm）．溶離液：[A液]　アセトニトリル・メタノール・水（28.5：13：58.5），流量 2.0 mL min^{-1}；[B液]　アセトニトリル・メタノール・水（31.8：22.7：45.5），流量 1.0 mL min^{-1}；[C液]　メタノール・水（65：35），流量 1.0 mL min^{-1}．温度：20℃；イソクラティック溶出；検出：UV検出（210 nm）．

b. 順相系 HPLC による分析

（i）**試料調製法**　柑橘種子をオーブン中（60℃）で10h乾燥し，乾燥種子（1g）を0.1 mol L^{-1}トリス緩衝液（30 mL, pH 7.5）に入れホモジナイズ（ポリトロ

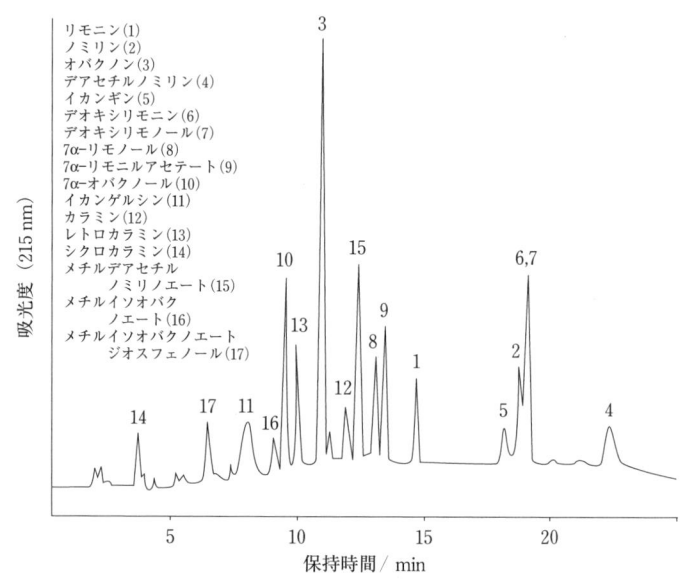

図 1.23　柑橘種子中の中性リモノイド類の順相グラジエント HPLC 分離
[G.D. Manners, S. Hasegawa；*Phytochem. Anal.*, **10**, 76 (1999)]

ン，18 000 rpm，2 min) する．ホモジネートを 25°C で 20 h 放置する．遠心分離し上澄みを沪過（セライト助剤）する．清澄液を 1 mol L^{-1} 塩酸で pH 3 に調整し，ジクロロメタン（25 mL×3 回）で抽出する．ジクロロメタン層をとり真空乾燥する．最少量のアセトニトリルで溶解し，内標準物質ポドフィロトキシン（5 μL，2.12 μg μL^{-1}）を加え，アセトニトリルで 1 mL に定容する．

(ⅱ) 分析条件　カラム：Spherisorb silica 充填カラム（4.6 mm i.d.×250 mm，粒径 5 μm）．直線グラジエント：初期条件（80% シクロヘキサン＋20% テトラヒドロフラン）から最終条件（60% シクロヘキサン＋40% テトラヒドロフラン）まで 10 min で直線グラジエントを掛け，同組成を 13 min 保持する．流量：1.5 mL min^{-1}；検出：UV 検出（215 nm）．各回分析の間，45～60 min 初期条件で平衡化する．分析例を図 1.23 に示す．

c. LC/MS による分析

リモノイドの詳細を分析するために，大気圧化学イオン化（APCI: atmospheric pressure chemical ionization）法を利用した分析法を取り上げる．順相モードおよび逆相モードともに行われている．

(ⅰ) 順相 APCI LC/MS 法　検出は正イオンモードで行い，プローブ温度 500°C，コーン電圧 27 V，コロナ電圧 3.87 kV．リモノイドのモニターはそれぞれのプロトン化分子をシングルイオンモニタリングで行う．ポドフィロトキシン（内標準物質）：m/z 397.4；リモニン：m/z 471.4；ノミリン：m/z 515.4．HPLC カラム：不活性化 Luna silica カラム（Phenomenex Torrance，2 mm i.d.×150 mm，粒径 3 μm）．Luna カラムの不活性化は 80% エタノールで 1 h 処理し，その後 90% エタノールで 1 h 処理，99.5% テトラヒドロフラン（THF）で 30 min，さらにシクロヘキサン・THF（1：1）で平衡化（0.4 mL min^{-1}，3 h）する．分析直前に，さらにシクロヘキサン・THF（3：1）で 1 h 平衡化する．次の条件で直線グラジエントを掛け溶出する．0 min，シクロヘキサン・THF（3：1）；4 min，シクロヘキサン・THF（2：3）；6 min，シクロヘキサン・THF（2：3）；7 min，シクロヘキサン・THF（3：1）；11 min，シクロヘキサン・THF（3：1，再平衡化）．流量：0.4 mL min^{-1}，温度：22°C，注入量：3 μL．

(ⅱ) 逆相 APCI LC/MS 法　検出は正イオンモードで行い，プローブ温度 600°C，コーン電圧 29 V，コロナ電圧 3.9 kV．モニター方式は順相系と同様．HPLC カラム：Hypesil BDS C18（2 mm i.d.×50 mm，粒径 3 μm）を充填したカラム（Keystone, PA）．次の条件で直線グラジエントを掛け溶出する．0 min，4 mmol

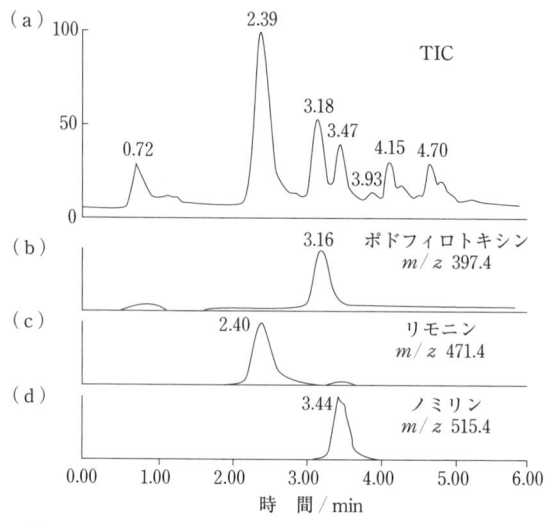

図 1.24 ネーブルオレンジのクロロホルム抽出物の全イオン
電流逆相 APCI LC/MS クロマトグラムおよびリモニ
ン，ノミリン，ポドフィロトキシンのプロント化分子
のシングルイオンモニター

[G.D. Manners, A.P. Breksa, T.K. Schoch, M.B. Hidalgo : *J. Agric. Food Chem.*, **51**, 3709 (2003)]

L^{-1} ギ酸・メタノール (55：45)；3 min, 4 mmol L^{-1} ギ酸・メタノール (30：70)；4 min, 4 mmol L^{-1} ギ酸・メタノール (55：45)；6 min, 4 mmol L^{-1} ギ酸・メタノール (55：45, 再平衡化). 流量：0.4 mL min^{-1}, 温度：40℃, 注入量：3 μL. 分析例を図 1.24 に示す．

参 考 文 献

1) 日本分析化学会 編；"改訂五版 分析化学便覧", 丸善 (2001).
2) 日本食品科学工学会 編；"新・食品分析法", 光琳 (1996).
3) 菅原龍幸, 前川昭男 監修；"新食品分析ハンドブック", 建帛社 (2000).
4) 松本 清 編；"食品分析学―機器分析から応用まで", 培風館 (2006).

第2章

香 気 成 分

2.1 食品中の香気成分

　食品は，タンパク質，脂質，炭水化物のような主要栄養素とビタミン，ミネラルなどの微量栄養素ならびに特有の色・味・香りに寄与する感覚刺激物質からなると基本的には考えることができる．本章で取り上げる香りは，"栄養素の塊"を食物として認め，食べたいという感覚を引き起こすのに重要な役割を演じている．そしてこの官能的作用は，摂取した食物の消化にも多大な影響を及ぼしていると考えられる．

　香気成分は揮発性の有機化合物である．食品でのそれら化合物の由来は大きく二つに分かれる．一つは，動植物の代謝過程で生成される直接的な代謝産物である．たとえば，イチゴ，リンゴ，オレンジ，メロンなどの香りがそれである．他方，食品を構成する生体高分子および不揮発性の低分子化合物の食品加工プロセスにおける酵素的あるいは化学的な変化によっても生成される．すなわち，発酵，蒸煮，焼成，焙煎あるいは熱殺菌プロセスにおいて多様なクッキングフレーバーが生成する．

　香りは単一の化合物からなっているのではなく，食品から気化した膨大な数の揮発性化合物の混合気体である．食品中に存在する香気成分の濃度はきわめて低く，全成分の合計でも食品1 kg当たりmgのオーダーである．動植物が本来もっている香りは，非常に特徴的であり，単一の化合物 (character impact compound) によって，あるいは少数の化合物の組合せによってもたらされる（表2.1）．

　たとえば，$trans$-2-ヘキセナール（(E)-2-hexenal），ヘキサナール（hexanal）およびエチル-2-メチルブチレート（ethyl-2-methylbutyrate）の混合物は，デリシャス種のリンゴ特有の香りを呈する．植物界には，イソプレンを構造単位とする構成炭素数10（イソプレン2分子に相当）のモノテルペン化合物（ミルセン（myrcene），リナロール（linalool），リモネン（limonene），α-シネンサール（α-

第2章 香気成分

表 2.1 香りの鍵化合物

構造	化合物名	匂いの表現
(構造式)	ベンズアルデヒド (benzaldehyde)	アーモンド様
(構造式)	シンナムアルデヒド (cinnamaldehyde)	シナモン様
(構造式)	バニリン (vanillin)	バニリン様
(構造式)	4-(4-ヒドロキシフェニル)-2-ブタノン (4-(4-hydroxyphenyl)-2-butanone) ラズベリーケトン (raspberry ketone)	きいちご様
(構造式)	(+)-ノートカトン ((+)-nootkatone)	グレープフルーツ様

sinensal) など) や構成炭素数15 (イソプレン3分子に相当) のセスキテルペン化合物 (フムレン (humulene), カリオフィレン (caryophyllene), (+)-ノートカトン ((+)-nootkatone) など) が広く分布しており, これらはフレーバー (食品香料) ならびにフレグランス (香粧品香料) の原材料として利用されている (表2.2).

これに対して調理中および加工中に発生する香気成分には, 炭素, 水素および酸素以外に, 窒素および硫黄を含む化合物 (ヘテロ化合物) が多い. ヘテロ化合物は, ニンニク, ネギおよびタマネギなどに含まれている不揮発性硫黄化合物から酵素反応によって生成される揮発性含硫化合物や, アミノ酸, ペプチド, タンパク質の熱分解によりおもに生成される含窒素, 含硫化合物など多様であるが, 非常に強い香りを呈するものが多い. 微量ではあるが加工食品の美味しさを左右する成分としてきわめて重要である. 表2.3に, クッキングフレーバーとして重要なヘテロ化合物の例とそれが検出される代表的食品を示している.

香気成分の匂いの強さを表す指標として"いき値"がある (表2.2). いき値とは, ヒトの嗅覚により感知することができる匂い物質の最小限の濃度として定義される. したがって, いき値が小さい物質ほど匂いが強いことを意味する. 匂いいき値 (たとえば, 水溶液中の濃度) には, 香気成分によって0.0001～数千 $\mu g\ kg^{-1}$ 以上まで大

2.1 食品中の香気成分

表 2.2 モノテルペンおよびセスキテルペン化合物の一例

構　造	化合物名	水中いき値 / μg kg^{-1}
(構造式)	リモネン (limonene)	10
(構造式)	ミルセン (myrcene)	15
(構造式)	リナロオール (linalool)	6
(構造式)	メントール (menthol)	3
(構造式)	β-カリオフィレン (β-caryophyllene)	64
(構造式)	フムレン (humulene)	160
(構造式)	ノートカトン (nootkatone)	1
(構造式)	β-イオノン (β-ionone)	0.007

表 2.3 加工食品中の香気成分の一例

構　造	化合物名	含有食品
CH₃〜S〜CH₃	2,5-ジメチルチオフェン (2,5-dimethylthiophene)	ステーキ
(3-ヒドロキシ-2-メチル-4-ピロン構造)	3-ヒドロキシ-2-メチル-4-ピロン (3-hydoroxy-2-methyl-4-pyrone) マルトール　(maltol)	黒　糖
(2-アセチルピラジン構造)	2-アセチルピラジン (2-acetylpyrazine)	ポップコーン
(2,6-ジメチルピラジン構造)	2,6-ジメチルピラジン (2,6-dimethylpyrazine)	チョコレート
(レンチオニン構造)	レンチオニン (lenthionine)	干し椎茸

きな開きがある．これからわかるように，食品の香りは揮発性成分の物理的な濃度によって決まるのではない．各成分のいき値を考慮した個々の成分の嗅覚に及ぼす相対的寄与の大きさに基づいて考える必要がある．すなわち，香気成分の食品の香りに及ぼす相対的寄与の大きさを表すために，食品中の濃度をその化合物のいき値で割った値を用いて定量化する方法もある．さらに各成分の相対的寄与を考えるとき，それらの成分が呈する匂いの質も匂い強度と同様に重要である．しかしながら，匂いの質に関する議論は匂いの強度を定量化する以上に未解決な問題を抱えている．

2.2　香気成分の分離濃縮法

　食品中には分子量，沸点，極性など物理化学的な性質が大きく異なる数百にも及ぶ揮発性化合物が含まれており，各成分の濃度はきわめて低く食品 1 kg 当たり数 μg のものも多い．さらに香気成分の中には μg kg^{-1} 以下の濃度においても官能的に重要な成分が多数存在する．これまでに 10 000 を超える化合物が食品の香気成分として報告されている．したがって，香気成分分析は，分析化学的には多成分系の微量分析の典型的なものと考えられる．しかも各成分は揮散しやすく化学的に不安定であることから，その取り扱いには特別な注意が必要である．香気成分の分析には，キャピラリーガスクロマトグラフ（GC 装置）あるいはキャピラリーガスクロマトグラフ質量

分析計（GC/MS）が使用されるので，そのための匂い濃縮物の調製が重要となる．とりわけ，試料の匂いを変質させることなく匂い濃縮物を調製することと，匂い濃縮物がGC分析あるいはGC/MS分析の障害となる不揮発性物質を含まないことがとくに重要である．

匂い濃縮物の調製において重要と考えるのは以下の点である．
① できるだけ迅速に試料調製を行うこと．
② できるだけ高い濃縮率を得ること．
③ 濃縮操作中に低沸点成分の揮散を防ぐこと．
④ 匂い濃縮物は試料の匂いをよく表していること．
⑤ 匂い濃縮物は難揮発性および不揮発性物質を極力含まないこと．
⑥ 試薬などに由来する汚染に注意すること．

実際には，試料の化学的および物理的性質を考慮して種々の匂い濃縮方法が採用される．

2.2.1 溶媒抽出法

脂溶性の難揮発性あるいは不揮発性物質をほとんど含まない試料，あるいは香気成分の濃度が比較的高い試料には，溶媒抽出法が適用できる．たとえば，アルコール飲料[1]，茶類[2]，スパイス類[3]，精油[4]などに適用されている．濃縮率が1000倍（たとえば，試料100gからの抽出液を100mgまで濃縮）とあまり高くなくても分析の目的を達成できる場合には，しょうゆ[5]，みそ[6]などの発酵食品も本法の対象となる．溶媒抽出法は，連続抽出法（連続液-液抽出器あるいはソックスレータイプの固-液抽出器を使用）と分液漏斗を用いて行う回分抽出法に分けられる．連続法では，抽出に数時間から数十時間を要することから回分抽出法が適用しにくい試料を対象とすることが多い．すなわち，抽出するときのかくはんによって泡立ちやすい試料，液-液界面が明瞭に現れにくい試料，抽出効率が低い試料に適用される．逆に，上記のことが問題とならない試料に対しては回分抽出法が適用される．なお，分液漏斗で抽出した後，液-液界面が明瞭に現れず有機相と水相を分離できない場合には，その懸濁試料を遠心分離すると界面が明瞭に現れる．あるいはフリザーで水相のみを凍結させることにより有機相を容易に分離できる．

溶媒抽出法では，使用する溶媒の選択が重要となる．溶媒としては反応性がなく（不活性），極性と沸点が目的にかなったものを選択する．なお，使用した抽出溶媒の99％以上は香気成分の濃縮段階で揮散除去される．したがって，溶媒中の不純物も

表 2.4 代表的な香気成分の抽出溶媒

溶 媒	沸 点 °C	比 重	特 性
イソペンタン	27.9	0.62	非極性，沸点が低い（取り扱い注意），不純物は少ない
n-ペンタン	36.1	0.63	非極性，沸点は好適，不純物に注意
n-ヘキサン	68.7	0.66	非極性，沸点が高い（使用が限定），不純物に注意
ジエチルエーテル	34.5	0.72	中極性，沸点は好適，酸化防止剤（TBH）含有，不純物は少ない
ジクロロメタン	40.2	1.33	低極性，沸点は好適，不純物は少ない，引火性なし，環境汚染物質（人体に悪影響）
フレオン-11	23.8	1.49	エタノールを抽出しない，アルコール飲料の抽出に使用

香気成分と同様に濃縮されるので溶媒中の不純物には注意が必要である．このことを確認するためには，実試料の分析に先立ってブランク実験を行うことが重要である．表2.4に香気成分の抽出に使用される代表的な溶媒をあげる．表中の溶媒は単独で使用するのが一般的であるが，特別な目的を達成するためには沸点が近い溶媒を混合して使用することも効果的である．

いずれの溶媒を使用するときも抽出効率を高めるために塩析が併用される．通常，中性塩である塩化ナトリウムが添加される．これは水相の比重を高めて有機相と水相の界面を出現しやすくする効果もある．回分法では，1回の抽出に試料量の1/5～1/3程度の溶媒を使用して合計3回程度抽出し，それらの抽出液を合わせて香気成分抽出液とする．続いて，抽出液に溶け込んだ水を除去するために，無水硫酸ナトリウム（Na_2SO_4）を抽出液に適量添加し，数時間放置する．抽出液の脱水を行わないと濃縮中に水滴が生じ，匂い濃縮物の調製を困難にする．すなわち，GC分析あるいはGC/MS分析に供するためにマイクロシリンジでサンプリングするときに，水滴やエマルションを採取してしまうので分析結果の再現性を損なうことになる．抽出された香気成分の濃縮は，次のようにして溶媒を揮発除去することにより行う．すなわち，① 溶媒の沸点より5～8℃高く設定した恒温槽中に，② 香気成分抽出液を試験管に60～70%満たしたものを立てて，③ この試験管内にパスツールピペットの上の開口部をシリコーン栓で密封したものを挿入することにより，ジエチルエーテルなどの低沸点溶媒の突沸を避けて，穏やかに沸騰を持続させることができる．香気成分抽出液を約1 mLまで濃縮できたら，パスツールピペットを使用してマイクロチューブ（5 mL容）に移し，所定の濃縮率が得られるまで窒素ガスを軽く吹きつけながら慎重に濃縮を続ける．

香気成分を定量するために内標準物質が添加される．内標準物質としては，まず化学的に安定で高純度の試薬が入手できることが重要である．次に，GC分析あるいはGC/MS分析において内標準ピークが試料中のいかなる成分ピークとも重ならないことを確認する必要がある．分析化学の基本原則として，内標準物質は前処理操作に先立って試料に添加すべきである．しかしながら，試料中の個々の香気成分の化学的および物理的性質が大きく異なることから，単一の内標準物質で多成分の抽出率を補正することは不可能である．そこで香気成分を有機溶媒で抽出したのち，無水硫酸ナトリウムの添加と同時に所定量の内標準物質を添加する場合も多い．内標準物質は通常マイクロシリンジを使用して添加される．添加量がきわめて少ない場合にはマイクロシリンジによっても正確な添加が困難となるので，あらかじめ適切な溶媒で0.1%あるいは1.0%に希釈した内標準液を調製しておくと，マイクロシリンジで正確に添加することができる．ただし，内標準物質を希釈する溶媒は香気成分の抽出に使用する溶媒か，あるいは水を使用しなければならない．なぜなら，抽出溶媒以外の有機溶媒を使用すると低沸点の抽出溶媒の揮散除去にともなって，内標準物質の希釈溶媒が高度に濃縮される結果，香気成分の分析が困難となるからである．抽出溶媒を内標準希釈液として使用するとこのような問題は生じないが，内標準液の保存中に溶媒が気化するために，内標準物質が経時的に濃縮される心配がある．そこで水を内標準物質の希釈溶媒として使用することが考えられる．すなわち，水は適度な沸点をもつために内標準物質の濃度変化は起こりにくい．さらに香気成分抽出溶液に添加された微量の水は，無水硫酸ナトリウムによって完全に除去されるので，匂い濃縮物に残存することはない．しかしながら水を希釈溶媒として使用する場合には，内標準物質の水に対する溶解性が少なくとも数%以上でなければならない．このような条件を満たす内標準物質としてシクロヘキサノールがある．すなわち，① 化学的に安定である，② 天然にはほとんど存在しない，③ 5%程度水に可溶である，④ 通常の分析ではガスクロマトグラムのほぼ中間にピークを与えるからである．

2.2.2　固相抽出法（直接カラム濃縮法）

本法は非極性の芳香族ポーラスポリマービーズ（スチレン・ジビニルベンゼン共重合体）を充填した前処理用カラムに，液体試料を流し疎水性成分を選択的にカラムに吸着させる方法である．試料を流したのち，カラム内に滞留する水溶性成分を少量の水で洗浄し，ジエチルエーテルで香気成分をはじめとする吸着成分を溶出する．本操作は特別な技術を要求しないことから，2.2.1項の溶媒抽出法が適用できる試料には

問題なく適用される．紅茶[7]，緑茶[8]，しょうゆから香気成分を抽出するのに用いられている．アルコール飲料からの香気成分の濃縮に優れた特性を有することから，清酒[9]およびビール[10]中の香気成分の濃縮に用いられている．エタノール濃度20%以上の試料では，分子中に酸素原子を含む香気成分の回収率が低下することから，アルコール含量の高い飲料では水で適宜希釈したのち，本法に供する必要がある．ペースト状あるいは固形食品に対しては，あらかじめ，水・メタノール（1：1～1：3）の混合溶液で香気成分を抽出し，沪過や遠心分離により固形物を除いた抽出液を水で希釈し，メタノール濃度を10%程度に調製して固相抽出法に供するとよい．上述のように香気成分の一次抽出に含水メタノールを使用するのは，試料中の油脂の抽出を最小限に抑えて香気成分を選択的に抽出したいからである．さらに，固相抽出法によると多量の界面活性剤を含む試料から揮発性成分を抽出することができる．すなわち，せっけんや洗髪料を十分量の水で希釈すると，そのまま固相抽出法に供することができる．ほかの方法では，多量の界面活性剤を含む試料から揮発性成分を分離することは困難であるが，固相抽出法によりこれが可能となることの意義は大きい．

固相抽出法で使用される芳香族ポーラスポリマービーズには，Porapack Q, Chromosorb 101, Amberlite ZAD-2 などがある．粒子径は過度に微細なものより，60～80メッシュのものが使用しやすい．これらの樹脂20～50 mLをガラスカラムに充填し，使用に先立ってジエチルエーテル約100 mLで，5回程度繰り返し洗浄する．次に，メタノールと水各100 mLで順次カラムを洗浄すると固相抽出用カラムとして使用することができる．このカラムで数百 mLの液体食品（水中の臭気分析では数～数十 L）から揮発性成分を抽出することができる．固相抽出法の操作手順は以下のとおりである．

① 分液漏斗などを使用して試料をカラムに流す．
② 水50～100 mLをカラムに流すことにより，水溶性の成分をカラムから排除し，カラムの洗浄を行う．
③ ジエチルエーテル50～100 mLで香気成分を抽出する．
④ 香気成分を抽出したのち，さらにジエチルエーテル→メタノール→水で順次洗浄することにより固相抽出カラムの再生を行う．

本操作により，固相抽出カラムの繰り返し使用が可能となる．50 mLのシリンジを用いてカラムに空気を送り込み，カラムから処理液を強制的に排出することにより，カラム操作を迅速に行うことができる．本法では，芳香族ポーラスポリマービーズ中にわずかに残存しているトルエン，キシレンおよびトリメチルベンゼンなどの夾

雑物や洗浄目的で使用するメタノール中の不純物が問題となることがある．固相カラム抽出法では，ブランク実験を行うことがとくに重要である．

2.2.3 減圧水蒸気蒸留法

本法によると揮発性成分のみを分離抽出できることから，GC分析およびGC/MS分析に適した匂い濃縮物を調製することができる．しかしながら，発泡性のある試料には適用困難である．欠点としては，蒸留の進行にともない試料が濃縮されるために，高沸点あるいは極性化合物の蒸留が進まないこと，そして熱不安定成分の分解や本来含まれていない成分が生成することがあげられる．すなわち，試料の香りをよく反映した匂い濃縮物を調製するのが困難な場合がある．蒸留は $10 \sim 60$ mmHg（試料温度 $20 \sim 50$ ℃）で $40 \sim 80$ min 行われる．実施例としては，リンゴ果汁[11]，スイカジュース[12]，かつお節抽出液[13]，緑茶[14] など多数報告されている．日常的に蒸留を行う場合には，図2.1に示す蒸留器（特注品）あるいは市販のエバポレーター（冷却器に不凍液を流すことにより低沸点成分の回収率を高める）を使用すると便利である．

図2.1の蒸留器を使用する場合は，蒸留が定常状態に達した後は真空ラインを閉じて加熱部と冷却部の温度差のみで蒸留を継続することができる．このように密閉系で蒸留すると低沸点成分の損失を抑えることができる．シリコーンゴムやシリコーングリースからの溶出物（シリコーン油）は，GC分析の水素炎イオン化検出器（FID）では検出されないが，GC/MS分析ではシリコーン油に特有のピークを与えるので注意しなければならない．

以上のようにして得られた蒸留液からの香気成分の抽出は，溶媒抽出法（2.2.1

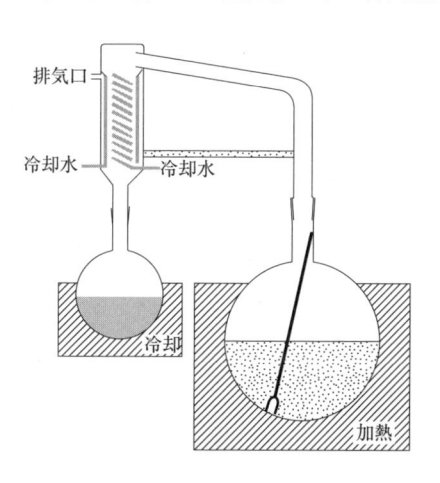

図 2.1 減圧蒸留装置

項）あるいは固相抽出法（2.2.2項）により行われる．

2.2.4 減圧連続蒸留抽出法

減圧連続蒸留抽出（SDE：simultaneous distillation and extraction）法は減圧下で蒸留と抽出を同時に行うものであり，香気成分の濃縮に多用されてきた．適用例は，紅茶[15]，オレンジ[16]，スダチ[17]，ピーチ[18]，肉汁[19]，脱脂粉乳[20]など多数ある．しかしながら，図2.2のようなガラス製の蒸留器（特注品）の入手が困難であること，さらにその使用（運転）方法も比較的難しいことから，近年本法による匂い濃縮物の調製は減りつつある．

本法では，試料側では水蒸気蒸留（水蒸気と香気成分の混合気化）が，抽出溶媒側では溶媒の気化が起こり，これらの蒸気は冷却部（図の中央）で凝縮する．このとき香気成分は溶媒に抽出され冷却部直下の相分離部に水相（下層）と溶媒相（上層）を形成して溜まる．比重が水より小さい溶媒は左側の側管を通って溶媒フラスコに戻る一方，水はU字形の配管を通って試料フラスコへ戻る．したがって，蒸留中に試料が濃縮されて蒸留効率が低下することはない．さらに抽出溶媒の使用量が少ないという利点がある．抽出溶媒としてジエチルエーテルを使用し，減圧下で操作するときの抽出条件は，次のとおりである．圧力 80～100 mmHg，試料側加熱温度 80～85℃（試料温度 約60℃），溶媒側温度 25℃，冷却液（水・エチレングリコール混液）温度 −10～−5℃である．定常運転においては，低沸点の抽出溶媒が真空ラインに吸引されるのを防ぐために，真空ラインのバルブを閉じて，加熱部と冷却部の温度差だけで

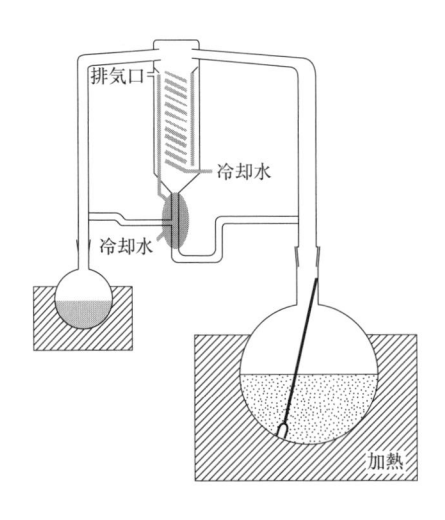

図 2.2 減圧蒸留-抽出装置

蒸留-抽出を継続することができる．蒸留-抽出時間は 40〜70 min である．必要以上に長時間の運転を行うと，オフ・フレーバーの生成が問題となるので注意を要する．最終的に試料中の香気成分は抽出溶媒側に移行しているので，内標準添加後これを脱水し，溶媒を揮散除去すると分析用の試料が得られる．

2.2.5 ヘッドスペースガス分析法

密閉容器に入っている試料の上部空間をヘッドスペース，試料から気化した揮発性成分を含むガスをヘッドスペースガスとよぶ．食品から気化した揮発性成分の総体として匂いが感じられることから，ヘッドスペースガス分析（headspace analysis）は人が匂いを嗅ぐのにもっとも近い条件で香気成分を分析することができる．本法は分析試料の調製が非常に簡単であり，試料の必要量が少ないなどの利点を有する一方，定量分析が困難であり再現性を高めるには相当の熟練を要する．したがって，特定成分の消長を経時的に追跡する場合，あるいはガスクロマトグラムのパターンを比較する場合など，適用が制限されることもある．

a. 静的ヘッドスペースガス分析法（static headspace gas analysis）

試料を密閉容器に入れ，一定時間，一定温度に保つことにより，ヘッドスペース中の揮発性成分濃度（分圧）を平衡状態に到達させたのち，ガス採取用大容量シリンジ（ガスタイトシリンジ）を用いてヘッドスペースガスを採取し，GC 装置に導入する．すなわち，ヘッドスペース中の揮発性成分を濃縮することなく分析する方法である．本法は操作が簡単なことから，コーヒー豆粉砕物[21]や酒類[22]をはじめ，多くの食品あるいは種々の工業製品に対しても適用されている．効率的な分析業務を達成するために，連続運転を可能とする試料の平衡化と GC 装置への自動注入を行うオートサンプラーが市販されている．

ヘッドスペースガス分析用バイヤルとしては，テフロン樹脂でコーティングされたセプタムを供えたものが市販されている．ヘッドスペースガス平衡化温度は，30〜60℃ が一般的である．この平衡化温度を高く設定すると高沸点成分の分圧を高くすることができるが，ヘッドスペースガスのサンプリングに使用するシリンジとの温度差が大きくなるために，高沸点成分のシリンジ壁への吸着が問題となる．ヘッドスペースガスサンプリング量は 0.5〜3 mL 程度である．静的ヘッドスペースガス分析では，GC 装置に導入される揮発性成分の絶対量はきわめて微量であるために，GC 装置導入部ではスプリットすることなく全量を分離カラムに導入する必要がある．このために，充填カラムあるいは内径 0.53 mm のメガボアキャピラリーカラムが使用

される.特殊な例ではあるが,低温濃縮(cryo focusing)法とオンカラム(on column)導入法を併用することにより,キャピラリーカラム分析が可能となる[23].

b. 動的ヘッドスペースガス分析法 (purge & trap headspace gas analysis)

　静的ヘッドスペースガス分析では,ヘッドスペース中の蒸気圧(濃度)が比較的高い低沸点成分しか分析対象とならない.そこでヘッドスペース中の香気成分を窒素などの不活性ガスで追い出し(purging),それを吸着剤が充填された小さなカラムに導き,吸着捕集(trapping)する方法がある.吸着剤としては,2.2.2項で述べた芳香族ポーラスポリマービーズと化学的組成は同様であるが,比表面積が小さく,熱安定性の高い樹脂(Tenax GC あるいは Tenax TA など)が使用される.本法は,液体試料[24,25],ペースト状試料[26],固形試料[27,28]など,試料の形状や成分組成に関係なく適用することができる.また,対象試料に関しては非破壊分析法とみなすことができるので,青果物,花[29]などを無傷の状態で香気成分分析に供することができる.

　図2.3は,市販のパージ・トラップシステムを模式的に示したものである.ヘッドスペース中の香気成分の捕集にあたっては,低沸点成分あるいはアルコールやアルデヒドなどのカラムに吸着しにくい成分のブレークスルーに注意する必要がある.ブレークスルーとは,パージガスの通気量が増大したときカラムに吸着捕集されていた成分が流出する現象である.このようなブレークスルーの影響を低く抑えたい場合には,パージガスの通気量は数百mLに制限される.しかしながら,中・高沸点成分

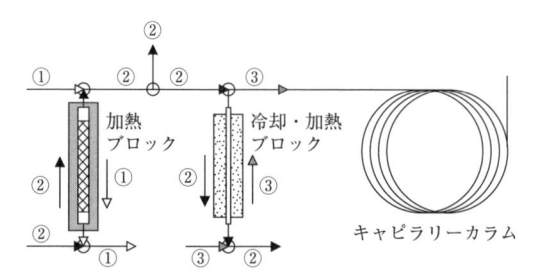

図 2.3 パージ・トラップシステムの概略図
①の流路　ヘッドスペースガスサンプリング(加熱ブロック:常温)
②の流路　前半は空気や凝縮した水滴の除去(加熱ブロック:常温)
　　　　　後半は吸着捕集成分の加熱脱着
　　　　　(加熱ブロック:昇温)(冷却・加熱ブロック:冷却)
③の流路　冷却捕集成分を気化(GC装置へ導入)
　　　　　(冷却・加熱ブロック:昇温)

の捕集量を高める必要がある場合には，低沸点成分のブレークスルーにかかわらず多量のパージガスを流すことができる．本法では，食品から気化する香気成分はヘッドスペース中で平衡状態に到達することなく，パージガスで置換される．したがって，本法は非平衡下のヘッドスペースガスをサンプリングする方法として認識すべきである．なお，非平衡下におけるサンプリングではあるが，システム全体の温度やパージガス流量を制御することにより，高い再現性を得ることができる．

吸着捕集された香気成分のGC装置導入プロセスは以下のとおりである．① 吸着カラム内の酸素や凝縮水をキャリヤーガスにより追い出す．② キャリヤーガスを流しながら吸着カラムを200～250℃に昇温し，香気成分を吸着カラムから流出させる（脱着）．高沸点成分の脱着を容易にするためには，香気成分を捕集したときと逆向きにキャリヤーガスを流すこと（バックフラッシュ）が重要である．③ 加熱脱着させた香気成分のキャピラリーカラムへの導入を短時間で終了させることは，キャピラリーGC分析で良好な分離を行うために重要である．そこで，熱脱着されたすべての香気成分をコールドトラップに再度冷却捕集したのち，コールドトラップの温度を急速昇温することによって，全香気成分を速やかにキャピラリーカラムに導入する．

2.2.6 固相マイクロ抽出法

固相マイクロ抽出（SPME：solid phase micro extraction）法は，特殊な技術や器具，装置を必要としない汎用性の高い香気成分サンプリング法として近年多用されている．固相マイクロ抽出用の器具は，一見シリンジと似ている（図2.4）．シリンジの針に相当する部分に香気成分を吸収し捕集するための，フィルムがコーティングされている．このフィルムがコーティングされているマイクロ抽出相（ファイバー）の長さは1 cm，フィルム相の厚さは100 μm以下であるので，このマイクロ抽出相

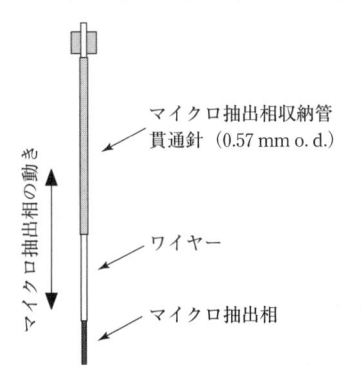

図 2.4　固相マイクロ抽出用器具

の容積は非常に小さい．使用にあたっては，ワンタッチで抽出ファイバーを収納管内に引き込んだり，あるいは試料中に露出させたりすることができる．

すなわち，抽出ファイバーを収納した貫通針は，サンプリング容器のセプタムあるいはGC装置の試料注入口のセプタムを貫通することができる．香気成分の抽出は，図2.5に示すように，ヘッドスペース中あるいは溶液中いずれでも可能である．

香気成分は分配係数に基づいて抽出されるので，抽出フィルムの種類（化学的性質）はもとより，試料の温度，pH，共存物質，抽出時間ならびにかくはん条件などにより複雑な影響を受ける．市販されているファイバーの種類とその特性は，表2.5のとおりである．使用にあたっては，最適なファイバーの選択はもとより，抽出条件の最適化が重要となる．

固相マイクロ抽出法による香気成分の抽出とGC装置への導入はきわめて容易であ

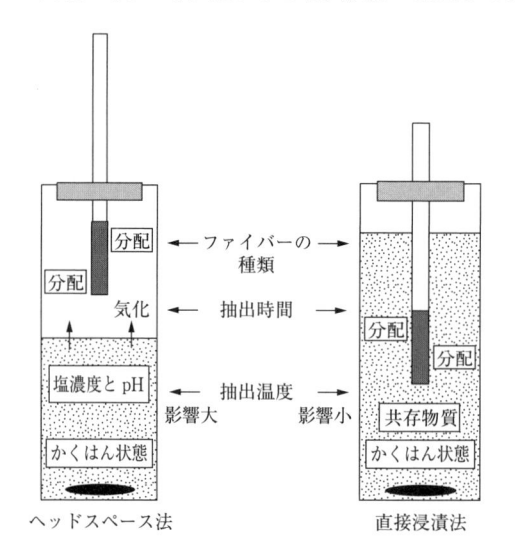

図 2.5　固相マイクロ抽出に影響を及ぼす因子

表 2.5　固相マイクロ抽出相の種類と特性

抽出相の種類	膜厚 / μm	極　性	おもな用途
PDMS	7, 30, 100	低	疎水性物質
DVB / PDMS	65	中 / 低	低級アミン
StableFlex DVB / PDMS	65	中 / 低	低分子，中〜高極性物質
Polyacrylate	85	中	中沸点，極性物質
Carboxen / PDMS	75	低 / 低	低沸点物質，ガス
StableFlex DVB / Carboxen / PDMS	50 / 30	低 / 中 / 低	水中の異臭物質
Carbowax / DVB	65	高 / 中	中沸点物質

PDMS：ポリジメチルシロキサン，DVB：ジビニルベンゼン

る．すなわち，① 一定温度に保持されている試料中に直接，あるいはそのヘッドスペース中に，一定時間抽出ファイバーを露出させる．② 分配平衡に達するか，あるいは平衡状態に到達する前（一定時間経過した後）に，ファイバーを外筒管に収納しサンプリング容器から抜き取る．③ 抽出された香気成分は，ファイバーを収納した状態でGCインジェクションセプタムを貫通させ，GC装置の試料気化室の加熱キャリヤーガス中でファイバーを露出させる．④ 試料気化室の温度は，ファイバーにコーティングされているフィルムの熱分解が起こらない温度で，しかも香気成分をフィルムから迅速に気化させることができる温度に設定する．一般的には，220～240℃のキャリヤーガス流に数分間ファイバーを露出することにより香気成分を気化させ，GC装置に導入する．⑤ 低沸点成分と高沸点成分では気化（脱着）に要する時間が異なるので，GCピークの広がりを抑えるために昇温分析法（図2.14参照）が採用される．

　従来のヘッドスペースガス分析法では，ヘッドスペース中の香気成分をそのままの組成（存在割合）で採取し分析することに力点がおかれていた．すなわち，ヘッドスペース中に存在する香気成分を可能な限り定量的に捕集するという考えである．これに対して固相マイクロ抽出法では，各香気成分は気相（ヘッドスペース）と抽出相（マイクロ抽出ファイバー）の間で分配平衡状態にあるので，本法で得られる成分組成はヘッドスペース中の組成を反映しているわけではない．すなわち，本法は一定条件下でサンプリングすることにより，試料中の香気成分濃度と各成分の分配比を反映した定量値を与える．本法によって被検成分の濃度を求めるためには，標準添加法によるなど，特別な配慮が必要である．

　固相マイクロ抽出法の長所と短所について考えてみたい．低沸点成分は揮発性が高く，多くの食品に比較的多量含まれているので，官能的な重要性が高い中・高沸点成分分析の障害となる場合がある．このような状況下，マイクロ抽出相への香気成分の分配は，おおよそ沸点に依存するので，低沸点成分よりも高沸点成分の抽出率が高くなる．また，高沸点成分はヘッドスペース中での蒸気圧が低くマイクロ抽出ファイバーで抽出しにくいと考えがちであるが，じつはそうでもない．高沸点成分の分配は抽出相側に大きく偏っているので，抽出時間を長くすることによって高沸点成分の抽出量を増やすことができる．すなわち，低沸点成分は短時間で分配平衡に到達し，それ以降分配は進行しないが，高沸点成分は抽出時間に比例してファイバーへの抽出量を増大させることができる．

　香気成分分析への固相マイクロ抽出法の適用例をあげる．チーズの香りはもっとも

重要な品質因子と考えられている．固相マイクロ抽出法によるヘッドスペースガス分析が，次のように行われた[30]．60 g あるいは 120 g の各種チーズを 250 mL 容のヘッドスペースガスサンプリング容器に入れ，60℃で 40 min 保持したのち，固相マイクロ抽出用ファイバーを挿入して 20 min マイクロ抽出相を露出した．本分析では極性フィルム(poly acrylate)が，コーティングされたファイバーが使用され，低沸点から高沸点まで多数のピークが検出された．同じく，チーズフレーバー分析[31] であるが，ヘッドスペースガス分析用容器(20 mL 容)にチーズ 4 g と 0.1 mol L^{-1} リン酸緩衝液(pH 8) 8 mL をホモジナイズしたものを採取して，以下の条件で固相マイクロ抽出している．固相マイクロ抽出用ファイバー：ジビニルベンゼン/カルボキセン/ポリジメチルシロキサン），平衡化：40℃で 15 min，抽出時間：45 min，脱着温度：260℃，スプリットレス導入時間：5 min．この分析において，リン酸緩衝液(pH 8)でホモジナイズした試料を使用したのはチーズ中の揮発性脂肪酸の気化を抑制するためである．検出されたピーク成分の匂いの質と強度を GC-olfactometry により明らかにしている．リンゴ果実のヘッドスペースガスの固相マイクロ抽出も報告されている[32]．

食品以外でも固相マイクロ抽出法の利用は活発である．SIM モードの GC/MS 法と組み合わせることにより，環境水中の低濃度の揮発性有機化合物の分析にも利用されている．そのほかに，タバコ喫煙香[33]，石油製品[34] の揮発性成分分析にも適用されている．化粧品への適用なども興味深い．

2.2.7 香気成分濃縮法の比較

香気成分分析のための前処理法として，種々の方法を紹介した．これらの方法を比

表 2.6 香気成分分析のための前処理法の適用性

	溶媒抽出法	固相抽出法	減圧蒸留抽出法	ヘッドスペースガス分析法		固相マイクロ抽出法
				静的方法	動的方法	
操作性	やや複雑	やや複雑	複雑	簡単	複雑	簡単
試料量	50〜1000 mL	50〜200 mL	400〜1000 mL	1〜50 mL	5〜200 mL	1〜50 mL
試料形状	液	液	液	気・液・固	気・液・固	気・液・固
低・中・高沸点成分への適用性	中・高沸点	中・高沸点	中沸点	低沸点	低・中沸点	中・高沸点
サンプリング割合	全量可	全量可	全量可	<1/1000	<1/10	<1/10000
GC 装置導入量	<1/100	<1/100	<1/100	全量可	全量可	全量可
定量限界	ppt	ppt	ppt	ppm	ppt	ppb
定量性	5〜50%	7〜15%	10〜50%	10〜20%	5〜20%	5〜10%

較(表 2.6)することは,個々の試料と分析目的にもっとも適した方法を選択するうえで重要と考えられる.

2.3 匂い濃縮物の分画

匂い濃縮物は,微量成分を含めると数百にも及ぶ揮発性成分から構成されている.そこで,① ガスクロマトグラムにおけるピークの重なりを避けるため,② 質量スペクトル以外の化学的情報を取得するため,③ 官能的に重要な香気成分を絞り込むために,GC 分析あるいは GC/MS 分析に先立って匂い濃縮物を酸性,中性,塩基性画分に,あるいは非極性の炭化水素画分と含酸素画分に分画することがある.試料由来の脂質が香気成分とともに抽出されている場合には,脂質などの難揮発性成分と揮発性成分を分離することが,香気成分の分析の成否を左右することがある.

2.3.1 匂い濃縮物の分画の実際

a. 酸性,中性,塩基性画分への分画

匂い濃縮物中には,イオン性の官能基をもたない中性成分のみならずカルボキシル基やフェノール性のヒドロキシル基を分子内に有する酸性成分,あるいはアミノ基などを分子内にもつ塩基性成分が含まれる場合がある.そこで図 2.6 に示すように,匂

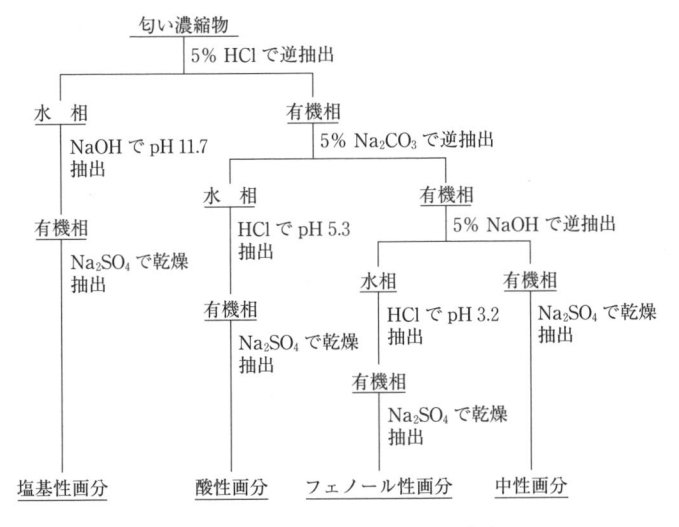

図 2.6 匂い濃縮物の pH による分画

い濃縮物を種々のpHの水溶液で逆抽出することにより，酸性，フェノール性，中性，塩基性画分に分画することができる．

b. シリカゲル薄層クロマトグラフィーによる分画

　低極性溶媒を移動相とするシリカゲル薄層クロマトグラフィー（TLC法）では，固定相のシリカゲルは極性の高い官能基と強い相互作用を呈することから，香気成分をその官能基ごとに（同族体ごとに）分画することができる．図2.7は脱脂粉乳から減圧連続蒸留抽出法（2.2.4項）により調製された匂い濃縮物を，シリカゲルプレート上で分画した結果である．すなわち，スポット検出のために蛍光試薬（F_{254}）があらかじめ塗布してある市販のシリカゲルプレートに，匂い濃縮物をライン状に塗布し，ジエチルエーテル・ペンタン（2：8）混合溶媒で展開することにより，16個のフラクションに分画することができる．溶媒を気化させたのち，紫外線照射下で分離されたフラクションを目視することができる．匂いを確認したいフラクションだけを残して，ほかの部分をすべてガラス板で覆うと，目的のフラクションの匂いを嗅ぐことができる．さらには各フラクションのシリカゲルをプレートから削り取り，少量のエーテルで抽出し，GC/MS分析に供することもできる．

c. HPLCによる匂い濃縮物の分画

　TLC法による分画と同様に考えることができる．HPLCの分離モードとしては，シリカゲルカラムを使用する順相モードと，球状シリカゲル表面がオクタデシルシリル基で修飾されたODSカラムを使用する逆相モードが使用可能である．順相モー

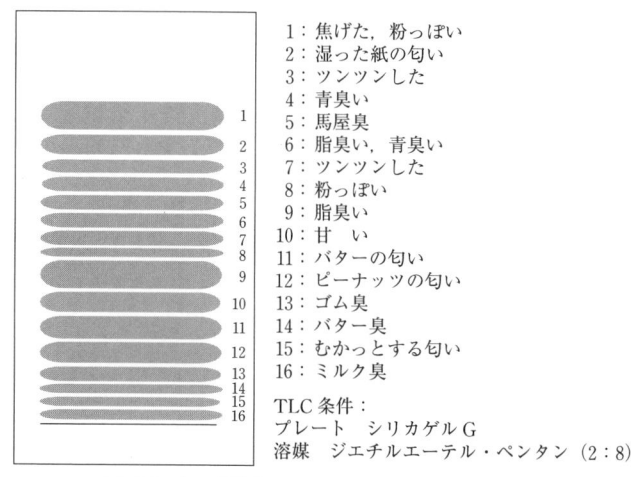

```
 1：焦げた，粉っぽい
 2：湿った紙の匂い
 3：ツンツンした
 4：青臭い
 5：馬屋臭
 6：脂臭い，青臭い
 7：ツンツンした
 8：粉っぽい
 9：脂臭い
10：甘い
11：バターの匂い
12：ピーナッツの匂い
13：ゴム臭
14：バター臭
15：むかっとする匂い
16：ミルク臭

TLC条件：
プレート　シリカゲルG
溶媒　ジエチルエーテル・ペンタン（2：8）
```

図 2.7 匂い濃縮物のシリカゲルTLC法による分画

では分離に及ぼす炭素骨格の影響が小さく，おもに官能基の種類によって分離される傾向があるので，匂い濃縮物の分画目的には好都合である．さらに，ペンタンやジエチルエーテルなどの低沸点溶媒を移動相として使用することができるので，溶離液をガラス棒に付着させて溶媒を気化させながら溶出成分の匂いを確認することができる．問題は，低沸点溶媒を使うので事故防止には十分な配慮が必要となる点である．ODSカラムを用いると水-メタノール系の溶媒で溶出させ，溶離液をガラス棒に付着させて匂いを確認しつつ分析を行うことができるが，溶出フラクションをGC/MS分析に供するためには溶媒をエーテルなどの揮発性有機溶媒に置換する必要がある．これは固相抽出法（2.2.2項）を小規模で行うことにより実施できる．

　分画物の匂い特性を明らかにしたのち，再濃縮してGC/MS分析に供するので分画段階では高い分離能は必要としない．むしろ操作の簡便性や安全性，そして匂い嗅ぎの容易さが重要である．

2.4　香気成分の機器分析

2.4.1　ガスクロマトグラフィー

a.　はじめに

　食品から抽出される匂い濃縮物中には，数百にも及ぶ揮発性成分が含まれている．コーヒーの匂い濃縮物は，濃縮率を高めると検出される成分数は際限なく増加し，おそらく千を超えるであろう．これらすべての成分がコーヒーのフレーバーに関与しているかどうかは明らかでないが，現実的には分析目的に応じて適切な濃縮率で匂い濃縮物を調製し，機器分析に供される．匂い濃縮物が非常に複雑な混合試料であることから，その分析には最高の分離性能を有する装置を使用することが求められる．したがって，キャピラリーカラムを装着したガスクロマトグラフ（キャピラリーGC装置）が，ほぼ独占的に使用されている．ガスクロマトグラフィーにおける分離機構は，次のとおりである．気化した香気成分は，キャピラリーカラム中を流れているキャリヤーガス（通常ヘリウムが使用される）によって，検出器の位置する方向へ移動していく．このとき各香気成分は，キャピラリーカラム内壁にコーティングされているフィルムに分配されながら移動していくので，分配係数の差によって移動速度が異なり，その結果として検出器に到達するのに要する時間（保持時間）が成分ごとに異なる．使用される用語の定義は次のとおりである．装置をガスクロマトグラフ（GC装置：gas chromatograph），この装置を用いた分析方法をガスクロマトグラ

フィー（GC法：gas chromatography），測定された分離プロファイル（チャート）をガスクロマトグラム（gas chromatogram）とよぶ．

b. 装置概要

GC装置は図2.8に示すように，正確に温度制御可能なカラムオーブンがあり，そこにキャピラリーカラムが収納されている．キャリヤーガスは高圧ガスボンベから減圧器を介して試料注入口に供給される．キャピラリーカラムの入口は，試料注入口に接続され，出口は検出器に接続されている．検出器の応答はデータ処理装置に送られ，横軸に保持時間，縦軸に応答出力を配置したガスクロマトグラムが出力される．

本節では，香気成分の分析装置としてのGC装置について記述する．GC分析全般を網羅したものとして，"ガスクロ分析"が日本分析化学会ガスクロマトグラフィー研究懇談会の編集で出版されている[35]．

c. キャピラリーカラム

キャピラリーカラムの素材としては，熔融シリカが通常使用されている．本物質は純度が高く香気成分の吸着がほとんど問題とならない．シリカキャピラリーの破損を防ぐ目的でカラム表面は，耐熱性の高いポリイミド樹脂でコーティングされている．現在使用されている一般的なキャピラリーカラムのサイズは，内径 0.25 mm および 0.32 mm であり，長さは 25～60 m のものが一般的である．香気成分は，キャリヤーガス（気相）とフィルム（液相）の間で分配されながら検出器に向かって移動する．各成分の分配係数にもっとも大きな影響を及ぼすのは，フィルムの化学的特性である．フィルムの種類は表2.7にあげているように，微極性，無極性，低極性，中極性，強極性のものが存在する．フィルム厚は，香気成分の分配比に直接関係するだけ

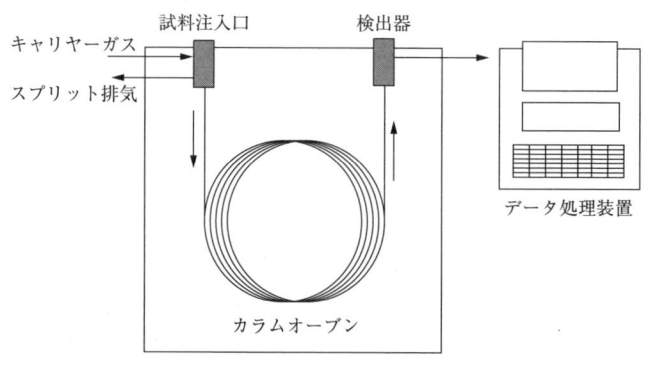

図 2.8 ガスクロマトグラフ

2.4 香気成分の機器分析

表 2.7 キャピラリーカラムのおもな種類

フィルム組成	極性	おもな用途
100％ ジメチルポリシロキサン (100% dimethylpolysiloxane)	無極性	石油類，溶剤類
(5％ フェニル) メチルポリシロキサン ((5% phenyl)-methylpolysiloxane)	微極性	溶剤類，環境試料
(50％ フェニル) メチルポリシロキサン ((50% phenyl)-methylpolysiloxane)	中極性	香料，芳香族化合物
(17％ シアノプロピルフェニル) メチルポリシロキサン ((17% cyanopropylphenyl)-methylpolysiloxane)	低・中極性	農薬，環境汚染物質
(50％ シアノプロピルフェニル) メチルポリシロキサン ((50% cyanopropylphenyl)-methylpolysiloxane)	中・強極性	脂肪酸エステル類，農薬
(50％ シアノプロピル) メチルポリシロキサン ((50% cyanopropyl)-methylpolysiloxane)	強極性	不飽和脂肪酸エステル類
ポリエチレングリコール　(polyethylene glycol)	強極性	香料，含酸素化合物
シクロデキシ-β　(cyclodex-β)	中・強極性	光学異性体分析

でなく，カラムの試料負荷量（正常な分離が可能な試料導入量）にも影響する重要なファクターである．

すなわち，カラム温度一定条件下では，フィルムが厚いほど香気成分の分配はフィルム側に偏るので，すべてのピークの保持時間が長くなる（分析時間は長くなる）．カラムの試料負荷量はフィルム体積に比例することから，フィルム厚に比例して試料負荷量は増大する．カラムの負荷量以上の試料を導入するとピークがブロードになる．逆に，フィルム厚が必要以上に厚いものを使用すると，キャリヤーガスの流れと直交する方向のフィルム内拡散がキャリヤーガスの流れに追随できなくなり，ピークの広がりを引き起こす．キャピラリーカラムのフィルム厚は 0.1 μm，0.5 μm および 1.0 μm の 3 種類のものが市販されている．特別な理由がない場合は，中間の厚さ (0.5 μm) のフィルムを使用することができる．

代表的なキャピラリーカラムとそのおもな適用領域を表 2.7 に示している．香気成分分析には，代表的な極性カラムであるポリエチレングリコールを化学的に架橋させたフィルム構成のキャピラリーカラムが多用されている．各メーカーの製品は，いずれもポリエチレングリコールを溶融シリカキャピラリー表面で架橋させた構造であるには違いないが，架橋試薬など詳細が異なることから香気成分の分離パターンに微妙な違いが認められる．一連の試験あるいは研究において，途中でカラムメーカーを変更するとデータの継続性に困難をきたすことがあるので注意しなければならない．架

橋型ポリエチレングリコールの最高使用温度は 230〜250℃ である．このフィルムはキャリヤーガス中のごく微量の酸素によっても劣化しやすく，デリケートなカラムということができる．しかしながら，炭化水素，含酸素化合物，含窒素化合物および含硫黄化合物などからなる混合試料の分析には優れた分離性能を発揮する．また，このフィルムをコーティングしたキャピラリーカラムを使用することにより，多くの香気成分の保持指標 (f. 項参照) が利用可能となる．高沸点成分が共存する場合には，上述のポリエチレングリコール架橋カラムは最高使用温度の制約が問題となる．このようなときは，中極性の5％フェニルメチルポリシロキサンをフィルム相とするキャピラリーカラムが使用される．このカラムは最高使用温度が 350℃ と高いので，高沸点成分もカラム内に残留することなく流出させることができる．

d. 試料注入法

キャピラリー GC 分析では，キャリヤーガス流量ならびにカラムの試料負荷量が極端に小さい．したがって，キャピラリーカラムへの試料導入には特別な配慮が要求される．香気成分の GC 分析では，試料注入方法の選択がとくに重要であるので，以下に詳しく述べる．

（ⅰ）スプリット試料導入法　この試料導入法は，キャピラリー GC 分析において標準的な方法である．図 2.9 にスプリット導入部の概略を示す．この部分はヒーターで加熱され正確に温度制御されていて，注入された液体試料は，ただちに気化することから試料気化室ともよばれる．長期間の使用で気化室が汚れるのを防ぐために，取替え可能なガラス製のインサート管が挿入されている．キャリヤーガスは試料気化室に導入されたのち，2 方向に分岐される．上向きの流れには，セプタムに付着

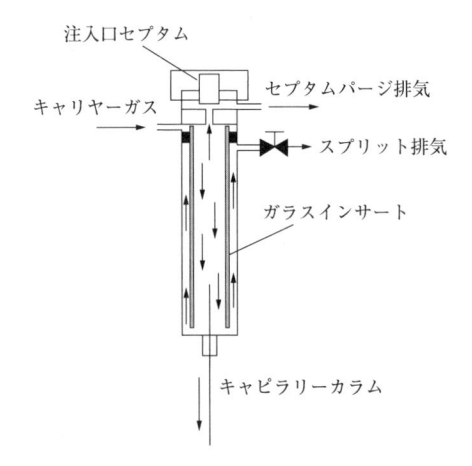

図 2.9　試料導入部（スプリット方式）

した汚れを系外に排出（セプタムパージ）する役割がある．大部分のキャリヤーガスは気化した試料とまざり合いながら，試料気化室を下降する．このキャリヤーガスをキャピラリーカラムに導入するには多すぎるので，一部分のみをキャピラリーカラムに導入して，大部分はスプリットバルブから廃棄される．スプリット比は，次のように定義される．

スプリット比(split ratio)＝カラム流量/(カラム流量＋スプリット流量)

通常の分析では，キャリヤーガスのカラム内の線速度が $20 \sim 40 \, \text{cm s}^{-1}$ のとき，最高の分離能が得られる．キャリヤーガスのカラム流量はキャピラリーカラムの内径により異なるが，おおよそ $0.7 \sim 1.5 \, \text{mL min}^{-1}$ である．一方，スプリット比は $1/20 \sim 1/50$ に設定される．スプリット比が過度に小さい場合には，試料気化室を流れるキャリヤーガス流量が小さくなる．このような状況下，試料気化室内に滞留する試料蒸気を系外に排出するのに要する時間が長くなり，ピーク幅の広がりの原因となることがある．

スプリット注入法によると，再現性に優れたクロマトグラムが比較的簡単に得られる．

（ⅱ）　**スプリットレス試料導入法**　　この方法による試料導入は，スプリット注入システム（図2.9）を使って行うことができる．すなわち，キャリヤーガスはカラムヘッド圧一定で流れているので，スプリットバルブを閉じると試料気化室内のキャリヤーガス流量は瞬時に低下する．ここに試料が注入されるとキャリヤーガスによって試料蒸気はあまり希釈されることなく，キャピラリーカラムに導入される．このような条件下では，気化室内の試料蒸気の大部分をキャピラリーカラムに送り込むのに数十秒を要することから，ピークの広がりが懸念される．しかしながら，フィルムの厚いカラムを使用し，十分に低いカラム温度で試料導入を行うことにより，ピークの広がりを最小限に抑えることができる．しかしながら，スプリットレス導入法では試料注入後 $30 \sim 60 \, \text{s}$ 経過したのち，スプリットバルブを開けキャリヤーガス流量を増やすことにより，気化室内に滞留している試料蒸気を速やかに系外に排出する必要がある．

本導入法によると，注入された試料のほぼ全量をキャピラリーカラムに導入できるので，スプリット法に比べて微量成分の分析に威力を発揮する．

（ⅲ）　**コールドオンカラム試料導入法**　　本法では試料気化室を使用せず，室温付近に維持されているキャピラリーカラム内へ，極細の極端に長いニードル（針）を装着したシリンジを使って，液体試料あるいはヘッドスペースガスを直接導入する．し

たがって，試料気化室で過度に加熱することがないので，熱不安定成分の分析に適する．さらに試料気化室ではシリンジニードル内部で，試料の選択的気化が起こる可能性がある．これはインジェクション誤差の原因となり得るが，コールドオンカラム導入法では試料の不均一導入は問題となりにくい．本法の欠点としては，試料中に含まれる不揮発性あるいは難揮発性物質のカラム内蓄積により，カラムが劣化しやすいことである．

e. 検出器

（i）水素炎イオン化検出器（FID） 有機化合物は水素炎中で燃焼すると，イオン性の燃焼生成物を生じる．このとき生ずるイオンを電極で捕捉することによって，キャピラリーカラムから流出してくる香気成分を検出することができる．水素炎はバックグラウンドとなるイオンを生成しないこと，さらに二酸化炭素，水分子などの無機物をイオン化しないことから，揮発性有機物を選択的に検出することができる．この検出器はきわめて広いダイナミックレンジ（成分量と応答出力の間に直線関係が成立する領域）を有するとともに，キャリヤーガス流量や検出器の温度の影響を受けにくいという特徴を有する．

水素炎イオン化検出器の1分子当たりの応答は，香気成分の構成炭素数にほぼ比例する．したがって，ピーク面積は検出される成分の質量に，ほぼ比例すると考えることができる．すなわち，ピーク面積比から各香気成分の量的関係（組成）をある程度の正確さで求めることができる．分子中に酸素やハロゲンのような電気陰性度の高い原子が含まれていると，炭素原子のイオン化効率が低下するためにピーク面積は減少するが，香気成分の一斉分析では実際のところ問題とされない．このように水素炎イオン化検出器は使用が簡単で定量性に優れるので，香気成分の分析ではもっとも重要な検出器となっている．

（ii）質量分析計（MS） 水素炎イオン化検出器は，香気成分の定量に関しては非常に優れた特性を有しているが，化合物の構造（定性）についてはまったく情報を与えない．香気成分のGC/MS分析で使用されるイオン化法（検出モード）は，化合物の構造情報を豊富に取得可能な電子衝撃型イオン化（EI）法である．このイオン化法により得られる定性および定量情報は，GC装置の検出器として理想的なものである．

以下に，香気成分分析におけるGC/MS法の利用について具体的に述べる．
（1）スキャンモードとSIMモード： GC/MS法には，二つの測定モードがある．一つはキャピラリーカラムからの流出物を一定のインターバルで，質量スペクトル

(図2.10)を連続的に繰り返し測定する,いわゆるスキャン測定モードである.スキャン測定は,流出物の質量スペクトルを測定するモードであることから,ピークの同定が主たる目的である.ほかの一つは,目的成分の質量スペクトルから数個のフラグメントイオン(m/z)を選択して,そのイオン強度のみを連続的にモニターする(図2.11),いわゆるSIM測定モード(選択イオンモニタリング法)である.SIM測定は,微量成分の定量分析が主たる目的である.

スキャンモードの条件設定は,次のことを考慮して行われる.① 質量スペクトルの質量範囲:香気成分の分子量は最大でも300程度であることから,m/z 10~350程度に設定される.低質量部には,水,窒素,酸素および二酸化炭素のピークが常時検出されるが,超高純度ヘリウムがキャリヤーガスとして使用され,装置が正常に稼働している場合は,これらの夾雑ガスの影響は問題とならない.また,質量スペクトルのバックグラウンド処理により,常時検出される成分は効果的に除去することができる.しかしながら,質量スペクトルの測定下限を高く設定することにより,全イオンクロマトグラム(TIC)のベースラインの直線性を高めることができる.② 質量

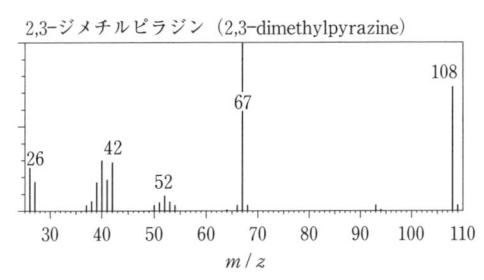

図 2.10 質量スペクトル
2,3-ジメチルピラジンはコーヒーの代表的な香気成分
m/z 質量/電荷比(電荷は1なので質量数を示している)
m/z 108 分子イオン
m/z 67,52,42,26 フラグメントイオン

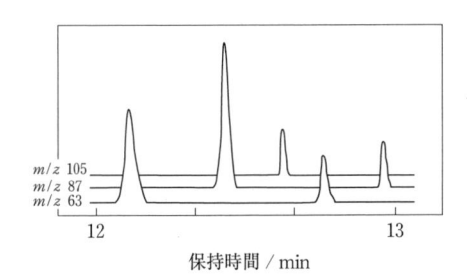

図 2.11 選択イオンモニタリング法トレース
選択フラグメントイオンの質量数(m/z 105,87,63).

スペクトルの走査速度：キャピラリーガスクロマトグラムのピーク幅は2～10s程度であるので，一つのピークが流出している間に少なくとも質量スペクトルを4，5回取得するように設定する．すなわち，低質量部から高質量部までひずみのないスペクトルは，ピークの急激な立ち上がり部分や下降部分ではなく，ピーク強度の変動が小さいピークトップ付近で得られるからである．一方，走査速度を必要以上に速く設定すると，感度の低下やコンピューターのメモリを浪費するだけである．以上のことを考慮して，キャピラリーGC/MS分析では，毎秒2回程度質量スペクトルが測定される．

GC/MS分析の結果得られる測定データは，図2.12に示す行列データとして保存される．すなわち，1回のスキャンによって得られる質量スペクトルは行ベクトルとして保存される．毎秒2回の走査速度で1h GC/MS分析が行われるとき，保存される行数は3600×2＝7200となる．測定質量範囲を m/z 11～350とすると，取得行列は（7200行×340列）となる．

このGC/MS分析のデータ行列を用いて，次のような解析を行うことができる．

（2）全イオンクロマトグラム（TIC）：　MSをGC装置の検出器として使用したとき得られるガスクロマトグラムを，とくに全イオンクロマトグラムとよぶ．これは個々の質量スペクトルの全イオン強度（$\sum a_{ij}$；図2.12の右端の列）をスキャン番号順にプロットすることにより得られる．個々の香気成分に対するMSの応答特性は，GC装置の汎用検出器である水素炎イオン化検出器の応答特性に近いことがわかっている．したがって，TICはFIDにより取得されるクロマトグラムと同様に取り扱うことができる．

（3）質量スペクトルの抽出：　図2.12の $a_{i1}, a_{i2}, a_{i3}, \cdots\cdots, a_{i350}$ の値を，質量数

m/z スキャン番号	11	12	13	...	j	...	350	$\sum a_{ij}$
1	a_{11}	a_{12}	a_{13}	...	a_{1j}	...	$a_{1\,350}$	A_1
2	a_{21}	a_{22}	a_{23}	...	a_{2j}	...	$a_{2\,350}$	A_2
3	a_{31}	a_{32}	a_{33}	...	a_{3j}	...	$a_{3\,350}$	A_3
⋮	⋮	⋮	⋮		⋮		⋮	⋮
i	a_{i1}	a_{i2}	a_{i3}	...	a_{ij}	...	$a_{i\,350}$	A_i
⋮	⋮	⋮	⋮		⋮		⋮	⋮
7200	$a_{7200\,1}$	$a_{7200\,2}$	$a_{7200\,3}$	...	$a_{7200\,j}$	...	$a_{7200\,350}$	A_{7200}

図 2.12 GC/MS測定（スキャンモード）により取得される質量スペクトルデータ
　　　　行ベクトル：質量スペクトル．列ベクトル：マスクロマトグラム．$\sum a_{ij}$（全イオン強度）をスキャン番号に対してプロットするとTIC．

(m/z) に対して棒グラフで示したものが質量スペクトルである（図 2.10）．GC/MS 分析の結果取得された図 2.12 の行列がコンピューターの記憶媒体に保存されている限り，任意のスキャン番号（保持時間と対応している）の質量スペクトルを抽出することができる．実際には，ピークの同定を行いたい部分を拡大表示させ，ピークトップの質量スペクトルからその近傍のベースラインの質量スペクトルを減算する（バックグラウンド処理）ことにより，目的ピークの純粋な質量スペクトルを得ることができる．バックグラウンド処理を適切に行うことにより，部分的に重なって流出した分離が不完全なピークに関しても純粋な質量スペクトルを取得することができる．バックグラウンド処理の例は図 2.13 に示されている．質量スペクトルの抽出は，ライブラリー検索を行うために非常に重要である．

（4）ライブラリー検索： 香気成分分析では，1 回の試料導入によって 100 を越えるピークが検出されることも珍しくない．このように多数のピークを同定するためには，装置のコンピューターシステムに搭載されている標準質量スペクトルのデータベース（ライブラリー）を使用しなければならない．現在使用されているデータベースには，これまでに報告されている約 20 万種の有機化合物の質量スペクトルが登録されている．そしてバックグラウンド処理された未知化合物の質量スペクトルと類似性の高いスペクトルを瞬時に照合し，ライブラリーから抽出することができる．これをライブラリー検索という．たとえば，類似率の高い順に 10 程度の質量スペクトルが抽出されるが，ピークの同定は質量スペクトルのパターン類似率のみによって行うことはできない．必ず，質量スペクトル解釈の基礎知識を参考に，測定スペクトルと抽出されたスペクトルを比較して確認しなければならない．次に，高い類似率を与えた化合物が実際にその試料に含まれていることの妥当性を吟味する必要がある．この妥当性の吟味を適切に行うには，試料そのものに対する理解が重要である．それと多

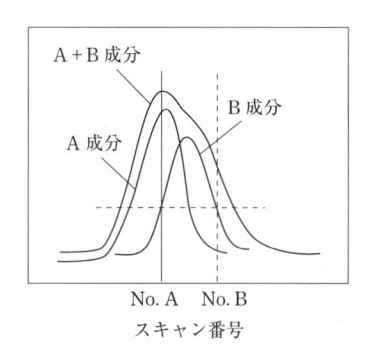

図 2.13 GC/MS 解析におけるバックグラウンド処理
ピーク A の質量スペクトル =（スキャン No. A）−（スキャン No. B）

くの場合，同一の試料中には同族体が含まれていることが多いので，保持時間（保持指標）を念頭に入れて，ピークの同定を進めていくことも重要である．

　o-，m-，p-異性体や cis-，trans-異性体のような構造異性体は，非常に似通った質量スペクトルを与えるので，ライブラリー検索によっても異性体を区別することは困難である．このような場合は，キャピラリーカラムからの溶出順序（正確には保持指標）によって，対応する異性体が決定される．このような努力にもかかわらず，ライブラリーに標準スペクトルが登録されていない化合物は，基本的には同定することができない．なぜならば構造決定のためのもっとも強力なツールである核磁気共鳴スペクトルの測定に必要な量を単離することが難しいからである．

（5）マスクロマトグラム：　GC/MS 分析により取得される行列データ（図 2.12）のもう一つの利用法について述べる．すなわち，任意の質量数（m/z）の列データをスキャン番号に対してプロットすると，特定のフラグメントイオンの強度を経時的にトレースしたマスクロマトグラムが得られる．同族の化合物は特有のフラグメントイオンを与えることから，マスクロマトグラムは同族体の存在をクロマトグラム上で確認するのに役立つ．たとえば，脂肪酸のメチルエステルは m/z 73 のフラグメントイオンを与えるし，香気成分として重要なモノテルペン化合物（構成炭素数の 10 の天然有機化合物）は m/z 79，93，107，121 のフラグメントイオンを与える．これらのフラグメントイオンは，同族体に固有のものであるので同族列フラグメントイオンとよばれる．同族体の検出以外にも，マスクロマトグラムは不完全分離ピークの確認にも役立つ．TIC レベルでは，単一成分からなるピークなのか，あるいは複数成分が重なったピークなのかを判別することが困難な場合でも，マスクロマトグラムによると両者の判別も可能である．

（6）選択イオンモニタリング（SIM）法：　SIM 法で定量分析を行う場合，まず目的成分の標準試料をスキャン測定し，その保持時間を求めるとともに，得られた質量スペクトルから SIM に用いる数個のフラグメントイオン（分子イオンを含む）の質量数（m/z）を設定しなければならない．モニターするフラグメントイオンの選定基準は次のとおりである．① 質量スペクトル中で相対強度の高いフラグメントイオン（m/z）は感度の向上に寄与する．② 高質量域には夾雑物質に由来するフラグメントイオンが出現する確率が低い．③ 試料中の特定の同族体を網羅的に定量したい場合は，同族体イオンを選定することができる．SIM 法では選定された数個のフラグメントイオンの相対強度とピークの保持時間から化合物の同定が行われ，そのピーク面積から定量が行われる．実際の測定では，クロマトグラムをいくつかの領域に分

割し，領域ごとにモニターするフラグメントイオンを選定することができるので，一度の SIM 法で数十個の成分を同定，定量することができる．スキャン測定では，質量スペクトルを取得するために質量分離部の印加電圧を連続的にスキャンするのに対して，SIM 法では質量分離部の印加電圧を段階的に制御し検出器に到達するイオン（m/z）を一定時間積算する．したがって，SIM 法は微量成分の定量分析に威力を発揮する．香気成分の分析においては，分離されるすべての香気成分を同定する必要があるのでスキャン測定が一般的である．

f．保持指標の算出方法とその利用

GC 分析および GC/MS 分析において，ピークの出現時間（保持時間）はピーク成分と固定相フィルムの相互作用の尺度として重要であるが，化学的にまったく同じフィルムを用いてもカラム温度，キャリヤーガス流速，カラムサイズ，フィルム厚などの影響を受ける．そこで種々の影響を取り除くために，一連の直鎖アルカンの保持時間を基準の尺度とする保持指標が考案された．Van den Dool と Kratz は，Kovats が提案した恒温分析（一定のカラム温度で分析）のための保持指標の概念を，昇温分析法に適用するために図 2.15 に記載の式を提案した．昇温分析は分析開始から分析終了まで，カラム温度を決められたプログラムに沿って上昇させながら分析する方法である．保持指標を算出するためには，一定の昇温速度でカラムオーブンを制御する必要がある．昇温分析法は，低沸点成分から高沸点成分まで多くの成分が含まれる試料の分析に威力を発揮する．図 2.14 は，一連の直鎖アルカンを恒温分析法および昇温分析法により分析したときのガスクロマトグラムである．匂い濃縮物には低沸点か

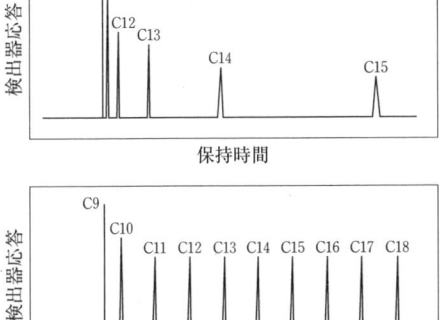

図 2.14 直鎖アルカンのガスクロマトグラム
上のクロマトグラム：恒温分析法
下のクロマトグラム：昇温分析法
ピーク C9〜C18：ノナン〜オクタデカン

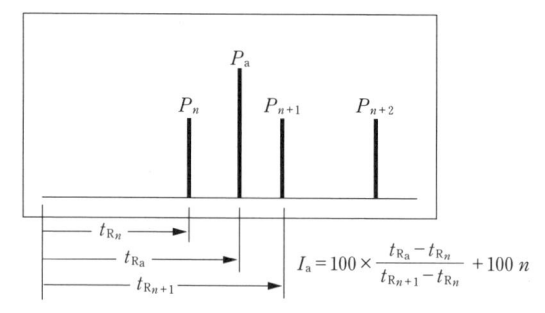

図 2.15 保持指標算出式（Van den Dool & Kratz 式）
P_a：未知成分（化合物 a）のピーク
P_n：P_a の直前に出現する炭素数 n の直鎖アルカンのピーク
P_{n+1}：P_a の直後に出現する炭素数 $n+1$ の直鎖アルカンのピーク
t_{Ra}：未知成分の P_a 保持時間
t_{Rn}, t_{Rn+1}：P_n, P_{n+1} の保持時間

$$I_a = 100 \times \frac{t_{Ra} - t_{Rn}}{t_{Rn+1} - t_{Rn}} + 100\,n$$

ら高沸点まできわめて多くの成分が含まれているので，昇温分析法が適用される．

昇温分析法による成分 a の保持指標（I_a）は，図 2.15 に示す式により算出される．t_{Ra}，t_{Rn}，t_{Rn+1} は，それぞれ化合物 a とその前後に流出する直鎖アルカンの保持時間である．この式は，化合物 a の保持時間をその前後に流出する直鎖アルカンの保持時間で内挿することを示している．すなわち，保持指標は直鎖アルカンの保持時間を基本的な尺度（構成炭素数×100）としている．このようにして算出される保持指標は，キャピラリーカラムのフィルムが同じであれば，装置はもとより，カラム温度，キャリヤーガス流速，カラムサイズならびにフィルム厚の影響を受けないことがわかっている．さらに，保持指標は化合物の構造情報を含んでいるので同定の確度を高めることができる．

表 2.8 の数字を用いて，保持指標の活用法を説明する．$I_{DB\text{-}WAX}$ あるいは $I_{DB\text{-}1}$ は市販のカラム DB-WAX（商品名）あるいは DB-1（商品名）を使用したときの保持指標であることを示している．

代表的な強極性カラムである DB-WAX を使用した場合，1-プロパノール（1-propanol），1-ブタノール（1-butanol），1-ペンタノール（1-pentanol）の保持指標は，それぞれ 1022，1122，1222 である．同じ構成炭素数のアルカンは，それぞれ 300，400，500 であることから，いずれのアルコールに関しても第一級のヒドロキシル基による保持指標増分は 722 である．一方，このヒドロキシル基の近くに非極性の官能基（立体障害）が存在する場合は，このヒドロキシル基による保持指標の増加

2.4 香気成分の機器分析

表 2.8 保持指標の活用例

化合物	$I_{\text{DB-WAX}}$	$I_{\text{DB-1}}$
プロパン (propane)	300	300
ブタン (butane)	400	400
ペンタン (pentane)	500	500
ヘキサン (hexane)	600	600
cis-2-ヘキセン ((Z)-2-hexene)	682	
ヘプタン (heptane)	700	700
オクタン (octane)	800	800
2-メチル-2-プロパノール (2-methyl-2-propanol)	830	512
ブタナール (butanal)	867	
ノナン (nonane)	900	900
2-ブタノール (2-butanol)	975	591
デカン (decane)	1000	1000
1-プロパノール (1-propanol)	1022	592
2-メチル-1-プロパノール (2-methyl-1-propanol)	1089	592
ウンデカン (undecane)	1100	1100
1-ブタノール (1-butanol)	1122	692
trans-2-ヘキセナール ((E)-2-hexenal)	1190	
ドデカン (dodecane)	1200	1200
cis-2-ヘキセナール ((Z)-2-hexenal)	1200	
1-ペンタノール (1-pentanol)	1222	792
トリデカン (tridecane)	1300	1300
テトラデカン (tetradecane)	1400	1400
ペンタデカン (pentadecane)	1500	1500
ヘキサデカン (hexadecane)	1600	1600
酪酸 (butanoic acid)	1616	
ヘプタデカン (heptadecane)	1700	1700

分は小さくなる．すなわち，構成炭素数がともに4である1-ブタノール (1-butanol)，2-メチル-1-プロパノール (2-methyl-1-propanol)，2-ブタノール (2-butanol)，2-メチル-2-プロパノール (2-methyl-2-propanol) の保持指標を比較すると，ヒドロキシル基周辺の立体障害が大きいほどヒドロキシル基の寄与が小さくなることがわかる．さらに高極性のカルボキシ基を分子中にもつ酪酸 (butanoic acid) の保持指標は1616であるのに対して，カルボニル基を有するブタナール (butanal) の保持指標は867である．保持指標に及ぼす二重結合の影響をみると，cis-2-ヘキセン ((Z)-2-hexene) の682はヘキサン (hexane) の600に比べてシスの二重結合の寄与が82であることを示している．また，cis-2-ヘキセナール ((Z)-2-hexenal) が1200であるのに対して trans-2-ヘキセナール ((E)-2-hexenal) が1190なのは，cisの二重結合のπ電子は，transの二重結合のπ電子に比べて保持指標単位で10ほど固定相の極性フィルムと強く相互作用することを示している．いうまでもなく個々

の同族体では構成炭素数が1個増えるごとに，保持指標は100ずつ増加するのは直鎖アルカンの場合と同じである．

100％ジメチルポリシロキサン（dimethylpolysiloxane）をフィルムとする無極性カラム（たとえば，DB-1）では，1-プロパノール（1-propanol），1-ブタノール（1-butanol），1-ペンタノール（1-pentanol）の保持指標は，それぞれ592，692，792であり，第一級のヒドロキシル基による保持指標増加分は292であり，強極性フィルム（DB-WAXでの増加分は722）に比べて相互作用が小さいことがわかる．DB-1ではヒドロキシル基との相互作用が小さいので2-メチル-1-プロパノール（2-methyl-1-propanol），2-ブタノール（2-butanol），2-メチル-2-プロパノール（2-methyl-2-propanol）の保持指標をDB-WAXと比較すると，立体障害の影響が小さいことがわかる．

以上のように，個々の成分の構造単位と保持指標の間には簡単な加算性が成立するので，質量スペクトルのライブラリー検索と同時に保持指標を適用することによって，同定の確度を高めることができる．香気成分の保持指標は論文誌上で探すことは可能であるが，データベースとして取りまとめたものも市販されている[36]．

g. GC分析あるいはGC/MS分析における化合物の定量

（ⅰ）内標準法　　香気成分の質量基準の相対感度や試料からの香気成分の回収率が成分ごとに異なる．さらにGC分析への導入量も正確に一定に制御することは困難であることから，正確な定量値が必要な場合は目的成分ごとに作成した検量線を用いて定量する必要がある．検量線を作成するためには，種々の濃度の目的成分を含む溶液にピーク面積の基準となる既知物質（内標準物質）を一定量正確に添加した標準試料を調製し，実試料と同じ条件で分析し，検量線（図2.16）を作成する必要がある．検量線は，ピーク面積比（目的成分ピーク面積/内標準ピーク面積）を縦軸に，目的成分の調製濃度を横軸にプロットして作成する．実試料における目的成分の定量は，

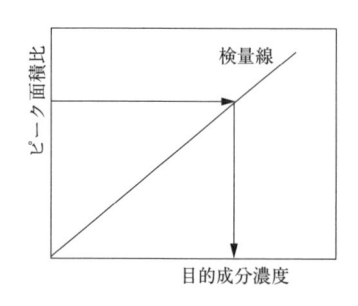

図2.16　内標準法による定量（検量線の利用）
　　　　ピーク面積比＝目的成分ピーク面積／内標準ピーク面積

内標準添加試料を分析して得られる目的成分と内標準物質のピーク面積比を，先ほどの検量線にあてはめることにより行われる．試料中の複数成分を定量するためには，目的成分ごとに検量線を作成する必要がある．

香気成分分析においては，水素炎イオン化検出器（FID）や質量分析計（MS）の質量基準の応答感度が，すべての香気成分において等しいと仮定して定量が行われている．たとえば，試料 1.0 kg から匂い濃縮物を調製する場合，内標準物質を 1.0 mg 添加すると，これを GC 分析あるいは GC/MS 分析したときの内標準物質のピーク面積は 1 mg kg^{-1} の濃度に相当する．したがって，内標準物質のとのピーク面積比は，そのまま個々の香気成分の濃度を mg kg^{-1} 単位で表すことになる．このように香気成分分析では，一つの内標準物質で多数の成分を定量しているのが現状である．

（ii）　標準添加法　　ヘッドスペースガス分析や固相マイクロ抽出法では，試料中の香気成分を全量濃縮するわけではなく，平衡下にある試料から分配される一部分のみが分析対象となる．したがって，内標準法によっても試料中の濃度や含量を明らかにすることはできない．そこで定量目的成分を既知量添加した標準添加試料を調製し，無添加試料と添加試料の両方を分析し標準添加されていないピークと標準添加されたピークの面積比を利用して，もとの試料中の目的成分の濃度を求めることができる．図 2.17 に標準添加法の概要を示している．

（iii）　その他　　分配平衡下でのサンプリングでは，標準添加法による以外に食品中の濃度を決定することができない．香気成分の分析では一度にきわめて多数の成分の消長を問題にすることが多いので標準添加法を適用することはまれである．通常，個々のピークの面積百分率により，試料の香気組成を評価する場合が多い．

h. 嗅覚を検出端とするガスクロマトグラフィー（GC-O）

匂い濃縮物を GC/MS 分析すると質量スペクトルのライブラリーに収録されてい

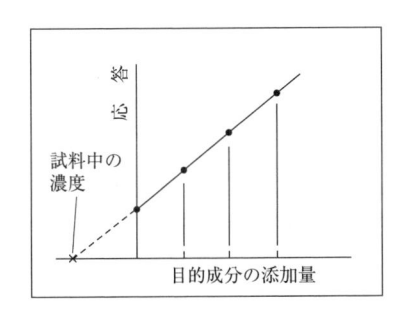

図 2.17　標準添加法による定量

る成分は，比較的容易に同定することができる．しかしながら，その成分の匂いの質や強度に関しては，まったく情報を得ることができない．そこでキャピラリーカラムの出口を検出器側と匂い嗅ぎ側に分岐し，GC 分析あるいは GC/MS 分析を行いながら，カラム流出物をキャリヤーガスとともに鼻腔から吸引して，カラム流出物の匂いの質と強度を官能的に評価する方法が GC-O (GC-olfactometry) である．検出器側と匂い嗅ぎ側への分配比率の調整は，分岐バルブに接続する 2 本のキャピラリーカラム（フィルムをコーティングしていないもの）の長さを適宜調整することにより行う．GC 分析では比較的簡単にキャリヤーガスを分岐することができるが，GC/MS 法では検出器側（真空）と匂い嗅ぎ側（大気圧）での圧力差が大きいことから，キャリヤーガスを分岐するのが難しいので特別な配慮が必要である．このための装置はいくつかのメーカーから市販されている．

個々のピークの匂いの質を記述するには，匂い描写用語についてあらかじめ理解しておく必要がある．近年の論文には，GC-O による匂い評価の結果が記載されているものも多いので参考にすることができる[37]．

個々のピークの匂い強度を明らかにするために，匂い濃縮物を溶媒で順次希釈しながら GC-O 分析を継続する．すなわち，希釈倍率を 4 として希釈試料を調製し，その一定量を GC 分析に供すると匂い嗅ぎ側に流出してくる成分量は，希釈率にしたがって 1, 1/4, 1/16, 1/64, 1/256, ……と減少していく．GC-O で匂いが感じられなくなったときの希釈率は，そのピークの試料中での匂い強度を反映していると考えることができる．したがって，本法によると，匂い濃縮物中での各成分の相対的な匂い寄与率を知ることができる．この方法は，匂い抽出物希釈 (AEDA：aroma extract dilution analysis) 法とよばれる．

参 考 文 献

1) 秋田　修, 蓮尾徹夫, 宮野信之, 吉沢　淑；日醸協誌, **82**, 269 (1987).
2) M. Kawakami, S.N. Ganguly, J. Banerjee, A. Kobayashi；*J. Agric. Food Chem.*, **43**, 200 (1995).
3) 伊奈和夫, 呉　健生, 江藤英男, 八木昭仁, 木島　勲；日食工誌, **40**, 859 (1993).
4) 楊　栄華, 杉沢　博, 中谷洋行, 田村啓敏, 高木信雄；日食工誌, **39**, 16 (1992).
5) N. Nunomura, M. Sasaki, T. Yokotsuka；*Agric. Biol. Chem.*, **48**, 1753 (1984).
6) Y. Mori, K. Kiuchi, H. Tabei；*Agric. Biol. Chem.*, **47**, 1487 (1983).
7) 重松洋子, 下田満哉, 筬島　豊；日食工誌, **41**, 768 (1994).
8) M. Shimoda, H. Shigematsu, H. Shiratsuchi, Y. Osajima；*J. Agric. Food Chem.*, **43**, 1616 (1995).
9) 坂本宏司, 下田満哉, 筬島　豊；農化誌, **67**, 685 (1993).
10) 下田満哉, 平野好司, 筬島　豊；分析化学, **36**, 792 (1987).

11) I. Yajima, T. Yanai, M. Nakamura, H. Sakakibara, K. Hayashi ; *Agric. Biol. Chem.*, **48**, 849 (1984).
12) I. Yajima, H. Sakakibara, J. Ide, T. Yanai, K. Hayashi ; *Agric. Biol. Chem.*, **49**, 3145 (1985).
13) I. Yajima, M. Nakamura, H. Sakakibara, J. Ide, T. Yanai, K. Hayashi ; *Agric. Biol. Chem.*, **47**, 1755 (1984).
14) Y. Tokitomo, M. Ikegami, T. Yamanishi, I-M. Juan, W. T-F. Chiu ; *Agric. Biol. Chem.*, **48**, 87 (1984).
15) M. Kato, T. Yano, M. Komatsu, M. Omori, Y. Hara ; 日食工誌, **40**, 133 (1993).
16) 杉沢 博, 武田 守, 楊 栄華, 高木信雄 ; 日食工誌, **38**, 668 (1991).
17) 楊 栄華, 杉沢 博 ; 日食工誌, **37**, 946 (1990).
18) R.J. Horvat, G.W. Chepman, J.A. Robertson, F.I. Meredith, R. Scorza, A.M. Callahan, P. Morgens ; *J. Agric. Food Chem.*, **38**, 234 (1990).
19) P. Werkhoff, J. Bruning, R. Emberger, M. Guntert, M. Kopsel, W. Kuhn, H. Surburg ; *J. Agric. Food Chem.*, **38**, 777 (1990).
20) H. Shiratsuchi, M. Shimoda, K. Imayoshi, K. Noda, Y. Osajima ; *J. Agric. Food Chem.*, **42**, 984 (1994).
21) 筬島 豊, 下田満哉, 入来栄美子, 伊東裕子, 坂根康伸 ; 日食工誌, **26**, 105 (1979).
22) 長井裕美 ; 日食工誌, **39**, 264 (1992).
23) M. Shimoda, T. Shibamoto ; *J. Agric. Food Chem.*, **38**, 802 (1990).
24) 下田満哉, 和田浩二, 筬島 豊 ; 日食工誌, **31**, 805 (1984).
25) 下田満哉, 山崎一矢, 筬島 豊 ; 農化誌, **54**, 271 (1980).
26) S.H. Choi, H. Kato ; *Agric. Biol. Chem.*, **48**, 1479 (1984).
27) Y. Fujio, K. Wada, H. Furuta, I. Hayakawa, Y. Kawamura ; 日食工誌, **38**, 1137 (1991).
28) Y. Tokitomo, A. Kobayashi ; *Biosci. Biotech. Biochem.*, **56**, 1865 (1992).
29) J.H. Loughrin, T.R. Hamilton-Kemp, R.A. Andersen, D.F. Hilde-Brand ; *J. Agric. Food Chem.*, **38**, 455 (1990).
30) H.W. Chin, R.A. Bernhard, M. Rosenberg ; *J. Food Sci.*, **61**, 1118 (1996).
31) E. Abilleira, H. Schlichtherle-Cerny, M. Virto, M. de Renobales, L.J.R. Barron ; *Int. Dairy J.*, **20**, 537 (2010).
32) A.J. Matich, D.D. Rowan, H.N. Banks ; *Anal. Chem.*, **68**, 4114 (1996).
33) T.J. Clark, J.E. Bunch ; *J. Agric. Food Chem.*, **45**, 844 (1997).
34) P.A. Martos, A. Saraullo, J. Pawliszyn ; *Anal. Chem.*, **69**, 402 (1997).
35) 代島茂樹, 保母敏行, 前田恒昭 監修 ; "ガスクロ分析", みみずく舎 (2010).
36) 保持指標検索システム :
http://www.nskw.co.jp/analytical/product/chemplus/aromaoffice.php
37) K. Breme, P. Tournayre, X. Fernandez, U.J. Meierhenrich, H. Brevard, D. Joulain, J.L. Berdague ; *J. Agric. Food Chem.*, **58**, 473 (2010).

第 3 章

食品添加物

3.1 食品添加物の概要と食品添加物分析の意義

　現在のわが国の食糧自給率は 40% にまで低下し，その多くを諸外国からの輸入に依存しているが，加工された状態で輸入されることも多くなっている．これは日本人のライフスタイルの変化により，家庭で調理する機会が減り，コンビニ弁当や総菜などの調理済み食品をはじめ，加工した食品の需要が増加しているということもその一因であろう．国産・輸入を問わず，このような加工食品の表示を見ると，いろいろな食品添加物が使用されていることに驚く人もいるであろう．しかしながら，これらの食品添加物はむやみに使用してよいものではなく，食品の安全性確保の観点から食品衛生法という法律に基づき規制されている．この規制は国産食品はもとより，輸入食品にも及ぶものである．食品添加物の分析の意義はこれらの食品がこの食品添加物規制に従って製造・販売されたものであるかどうかを検証することにある．

　食品添加物の使用目的や用途としては，① 食品の製造や加工に必要なもの（乳化剤，膨張剤，製造用剤，消泡剤など），② 食品の風味や外観を改善（甘味料，着色料，漂白剤，発色剤，酸味料，調味料，香料など），③ 食品の品質低下の防止（保存料，殺菌料，防かび剤，酸化防止剤，漂白剤など），④ 食品の栄養価の保持・向上（栄養強化剤）などがあげられる．これら用途に用いられる食品添加物はすべてリスト化されており，食品衛生法上，四つのカテゴリーに分類される．すなわち，① 指定添加物（化学合成品や天然添加物にかかわらず，食品衛生法第 10 条に基づき，厚生労働大臣が安全性と有効性を確認して指定した添加物で，「食品添加物公定書」に収載される）．② 既存添加物（1995 年に新たに設けられたカテゴリーで，これまで規制対象外であった天然添加物に指定制度を適用することになった経過措置として設けられたもので，「既存添加物名簿」に収載されたもの）．③ 天然香料（動植物から

得られる着香を目的とした添加物で,「天然香料基原物質リスト」に収載されている). ④ 一般飲食物添加物(一般に食品として飲食に供されているものであっても添加物として使用されるもので,品目リストが例示されている)に分類される. 食品添加物の中でとくに一般消費者が不安を抱いている化学的合成品はすべて指定添加物に含まれている. つまり,化学合成品を含む指定添加物についてはその安全性, 有効性を評価しなければ許可されないということであり, 食品に使用するにあたっては, 使用基準が設けられ, ① 使用できる食品の種類, ② 食品に対する使用量や使用濃度, ③ 使用目的, ④ 使用方法などに制限が設けられているものが多い. また, 食品添加物全体については表示が義務化されている. これらに違反すると, 食品衛生法違反となり, 行政処分の対象となる. これらの中で, 使用対象食品, 使用量や使用濃度, 表示については化学的分析を行って検証が行われる. もちろん, 輸入食品中のわが国で許可されていない添加物の検証も行われている.

　食品の中から食品添加物を分析する方法は分析機器の進歩とともに, 新しい分析法がつねに提案されているが, その分析結果いかんでは行政処分の対象となることから, むしろ, 信頼度・精度が保証されれば, 最新の分析法よりも, どこで分析が行われても同じ結果が得られるような汎用性の高い分析法が求められ, 普遍的な機器を用いるような分析法が望ましいとされている. そのような観点から, 厚生労働省は食品中の食品添加物分析法として「食品中の食品添加物分析法について」(衛化第 15 号, 平成 12 年 3 月 30 日, 厚生省生活衛生局食品化学課長通知)の別添「第 2 版 食品中の食品添加物分析法 2000」で一つの指針を示し, 新たな分析法の設定や改正は「食品中の食品添加物分析法」の改正として通知されることになった. この「食品中の食品添加物分析法」に解説などを加えたものが厚生労働省監修「食品衛生検査指針」であり, 食品中からの食品添加物を分析する者にとって一つのよりどころとなっている. しかしながら, その他の分析法が否定されたわけではなく,「食品中の食品添加物分析法 2000」の通則 9 に「既定分析法に代わる方法で, それが既定分析法以上の精度がある場合には, その分析法を用いることができる.」とあり, 分析法の選択に幅をもたせている. しかしながら, 続いて「ただし, その結果について疑いがある場合は, 既定分析法を用いて最終判定を行う.」とされており, 行政処分にかかわるものについては,「食品衛生検査指針」あるいは通知による方法(通知法)での分析が求められている. 前記の条件を満たし, 同等もしくはそれ以上とされる分析法としては, 日本薬学会編『衛生試験法・注解』収載のものがあり, 古くから用いられてきた. これに採用されている分析法は,「食品衛生検査指針」と共通のものもあり, 現

在でも汎用されている.

そこで，本書では，厚生労働省からの「通知法」，「食品衛生検査指針」，『衛生試験法・注解』を基本とし，それらの改良法を含めて選択し，実用性を第一に考えながらまとめた.

3.2 保存料

保存料とは，微生物の増殖を抑制することにより食品の腐敗を抑えて保存性を高める効果をもたらす物質である．現在わが国では，安息香酸とそのナトリウム塩，ソルビン酸とそのカリウム塩とカルシウム塩，デヒドロ酢酸ナトリウム，パラオキシ安息香酸エステル類5成分（エチル，イソプロピル，プロピル，イソブチル，ブチル），プロピオン酸とそのナトリウム塩，カルシウム塩などが指定添加物として許可されている．

（1）安息香酸，安息香酸ナトリウム： アンソクコウノキ（*Styrax benzoinn*）の産出する樹脂，安息香の成分であり，静菌作用があることからわが国では古くから保存料として使われ，昭和23年の食品衛生法施行にともない，食品添加物として指定された．清涼飲料水，シロップ，しょうゆ，マーガリン，果実ペースト，果汁，キャビアに安息香酸として食品の種類別に $0.6〜2.5\,\mathrm{g\,kg^{-1}}$ 以下の範囲で使用基準が設けられており，それ以外の食品への使用は禁止されている．しかし，食品中から天然由来成分として安息香酸が検出される場合があり，例として，クランベリー，バラ科の果実，ミカン科の果皮，なつめおよび香辛料，発酵乳製品などがあげられる．発酵乳製品では生乳由来の馬尿酸の微生物による分解により安息香酸が生成される．チーズ中の安息香酸の自然含有量は，ナチュラルチーズは $0.1\,\mathrm{g\,kg^{-1}}$ 以下，ホエイチーズは $0.4\,\mathrm{g\,kg^{-1}}$ 以下と考えられている．一方，小麦粉処理剤である過酸化ベンゾイルが使用された小麦粉からつくられた食品では，過酸化ベンゾイルが分解して安息香酸として検出される場合がある．

（2）ソルビン酸，ソルビン酸カリウム，ソルビン酸カルシウム： かび，酵母，腐敗細菌に対する幅広い静菌作用を有する物質である．ソルビン酸は昭和30年，ソルビン酸カリウムは昭和35年，ソルビン酸カルシウムは平成22年に食品添加物として指定され，保存料としては使用量がもっとも多く，広範囲な食品に使用されている．乳酸菌飲料，果実酒，ケチャップ，たれ，つゆ，干しすもも，漬物，あん類，果実ペースト，果汁，マーガリン，みそ，煮豆，魚介乾燥品，魚介ねり製品，食肉製品，

うに，チーズなどにソルビン酸として食品の種類別に 0.0050~3.0 g kg^{-1} 以下の範囲で使用基準が設けられている．使用対象に指定されない食品への使用は禁止されている．

（3） デヒドロ酢酸ナトリウム： 化学的合成品で，各種の細菌，酵母，かびに静菌効果のある物質である．昭和 28 年に食品添加物として指定され，バター，マーガリン，チーズにデヒドロ酢酸として 0.50 g kg^{-1} 以下の使用基準が設けられ，それ以外の食品に対する使用は禁止されている．デヒドロ酢酸は，そのナトリウム塩とともに許可されたが，平成 3 年に使用禁止となった．

（4） パラオキシ安息香酸エステル類（エチル，イソプロピル，プロピル，イソブチル，ブチル）： 化学合成品で，食品などの防腐・防かび効果を有する．昭和 23~38 年に食品添加物として指定され，果実果菜の表皮，清涼飲料水，シロップ，果実ソースにパラオキシ安息香酸換算値として 5 種類のエステル類の合計値が食品の種類別に 0.0012~0.20 g kg^{-1} 以下の範囲で，酢，しょうゆに同合計値として食品の種類別に 0.10~0.25 g L^{-1} 以下の範囲で使用基準が設けられ，それ以外の食品に対する使用は禁止されている．

なお，パラオキシ安息香酸メチルはわが国では保存料としては許可されていない食品添加物であるが，海外では広く許可されている．

（5） プロピオン酸，プロピオン酸ナトリウム，プロピオン酸カルシウム： プロピオン酸は植物中の成分，微生物の代謝産物，食品中の香気成分として広く天然に存在し，酸性下でかびおよび好気性芽胞菌の発育阻止作用を有する物質である．プロピオン酸は保存料および香料の用途として食品添加物の指定を受けている．プロピオン酸のナトリウム塩とカルシウム塩は昭和 38 年に保存料の用途として食品添加物に指定された．パン，洋菓子にはプロピオン酸として 2.5 g kg^{-1} 以下，チーズにはプロピオン酸としての使用量とソルビン酸の使用量の合算値として 3.0 g kg^{-1} 以下の使用基準が設けられ，それ以外の食品に対する使用は禁止されている．

3.2.1　安息香酸，ソルビン酸，デヒドロ酢酸の分析法

a．試験法の概要

食品中の安息香酸，ソルビン酸，デヒドロ酢酸を水蒸気蒸留法で前処理し，高速液体クロマトグラフィー（HPLC）により定量する方法である[1,2]．

b．試　薬

（1） 塩化ナトリウム： 日本薬局方．

（2） 酒石酸： 試薬特級．
（3） シリコーン樹脂： 食品添加物用．
（4） メタノール： HPLC用．
（5） リン酸： 試薬特級．
（6） リン酸一カリウム： 試薬特級．
（7） 0.2 mol L^{-1} リン酸緩衝液（pH 4.0）： リン酸一カリウム27.0 gとリン酸0.2 gに水を加えて溶かして1000 mLとする．

c. 装　置
（1） HPLC装置　紫外部吸収検出器つき．
（2） 水蒸気蒸留装置

d. 試験法（水蒸気蒸留法）

　（ⅰ）**検体の採取と試料調製法**　試料は可食部のみを対象とし，液体試料あるいは半流動状試料はそのまま，固体試料は細切してかきまぜるか，加熱して溶かすか，または乳鉢もしくはホモジナイザーを用いて摩砕するなどして均一化したものを用いる．保存する場合は密栓して冷蔵保存する．なお，試料が均質でないものについては，全量をとるか，あるいは均等に輪切りにするか，または対称形に4等分もしくは8等分し，その1/4～1/2をとり，ホモジナイザーなどで均一化したものを用いる．ただし，均一化した試料が保管中に分離するようなものは用時調製する．

　（ⅱ）**試験溶液の調製**[*1～*3]　均一化した試料の5～50 gを精密に量り，500 mLの二径丸底フラスコに入れる．これに水約150 mL，15% 酒石酸溶液10 mL，塩化ナトリウム80 g，シリコーン樹脂1滴を加える．フラスコ内容物を混和後，pH試験紙などを用いてpH 3以下であることを確認し，pH 3を超える場合は15% 酒石酸溶液を追加してそれ以下になるよう調整後，水蒸気蒸留を行う（図3.1）．水蒸気発生装置から供給される水蒸気は，ガラス管を用いて二径丸底フラスコの底部近くに先端をセットし，フラスコの内容物が水蒸気で十分にかくはんされるよう水蒸気の量を調整する．二径丸底フラスコは蒸留時にマントルヒーターなどを用いて加熱する．冷却

---

*1　試料採取量は，装置の感度が十分であれば，5～10 gでもよい．高タンパク質，高脂肪の食品では，試料採取量が多いと十分な回収率が得られないことがある．

*2　試料採取量を5 gとする場合，泡立ちやすい豆類などの一部食品を除き，シリコーン樹脂の添加は必要ない．シリコーン樹脂を添加する場合には，食品添加物グレードのものを使用し，保存料を含む製剤などは使用しない．

*3　清涼飲料水などのうち，夾雑物の影響がない場合については60% メタノールによる希釈のみで分析することができる．

第3章 食品添加物

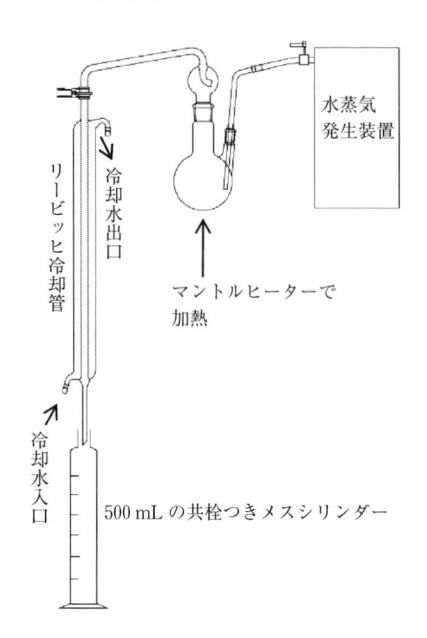

図 3.1 水蒸気蒸留装置

(リービッヒ冷却管、冷却水出口、冷却水入口、マントルヒーターで加熱、水蒸気発生装置、500 mL の共栓つきメスシリンダー)

管は長さ 80 cm 程度のリービッヒ冷却管を用い，受器（500 mL の共栓つきメスシリンダー）の手前から蒸気が出ないよう十分に冷却する．蒸留時にフラスコ内容物の食塩飽和となるようにフラスコ内の液量を一定にし，さらに毎分約 10 mL の留出速度が保たれるように，水蒸気発生装置からの水蒸気量とフラスコの加熱温度を調整する．留液が 480～490 mL になったとき蒸留をやめ，水を加えて正確に 500 mL とする[*4, *5]．この留液を正確に 5 mL とり，メタノールを加えて正確に 10 mL とし，これを 0.45 μm のメンブランフィルターで沪過し，試験溶液とする．

(iii) 検量線用標準液の調製[*6]　安息香酸，ソルビン酸，デヒドロ酢酸をおのおの 100 mg 正確に量り，それぞれをメタノールを加えて溶かし正確に 100 mL とする．これらの液 1 mL ずつを正確に量り，60% メタノールを加えて正確に 100 mL とし，混合標準液とする（この液 1 mL は安息香酸，ソルビン酸，デヒドロ酢酸 10.0 μg を

[*4]　油脂またはタンパク質を多く含む食品以外であれば，パラオキシ安息香酸エステル類（パラオキシ安息香酸メチルを除く）も同一の留液で分析可能である．

[*5]　天然由来の安息香酸は，種々の誘導体として食品中に存在する．水蒸気蒸留法では加熱蒸留操作により，結合型の安息香酸が加水分解され，一部遊離型の安息香酸として留出する．

[*6]　テフロンチューブを試料導入流路として使用したオートサンプラーでは，同時分析可能なパラオキシ安息香酸エステル類が吸着する場合があるため，標準液および試験溶液は濃度 50% 以上のメタノール溶液とする．

3.2 保存料

含む).混合標準液 0.5, 1, 2, 5, 10 および 20 mL をそれぞれ正確に量り,それぞれに 60% メタノールを加えて正確に 100 mL とし,検量線用標準液とする(これらの液 1 mL は,安息香酸,ソルビン酸,デヒドロ酢酸 0.05, 0.1, 0.2, 0.5, 1.0 および 2.0 µg を含む).

(iv) 測定法

(1) 測定条件: 紫外部吸収検出器つき HPLC 装置を用い,次の条件によって測定する(図 3.2).

  カラム[7]:オクタデシル基を化学修飾したシリカゲル(4.6 mm i.d.×150～250 mm).

  カラム温度:40°C.

  移動相[8]:メタノール・水・0.2 mol L^{-1} リン酸緩衝液(pH 4.0)(36:59:5)

  流　速:0.7～1.0 mL min^{-1}.

  測定波長:230 nm.

  注入量:20～50 µL.

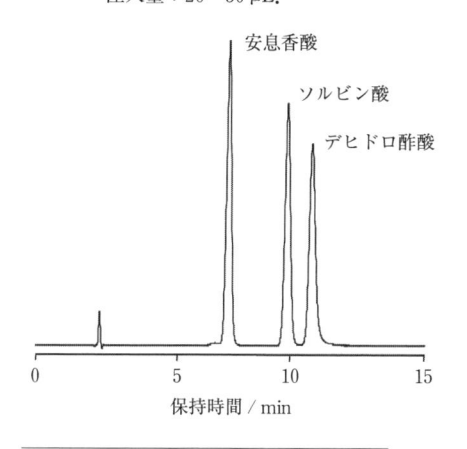

図 3.2 安息香酸,ソルビン酸,デヒドロ酢酸のクロマトグラム
カラム:Cosmosil 5 C_{18}-AR-II(4.6 mm i.d.×150 mm,粒径 5 µm).
その他の条件は本文中の測定条件と同様.

---

[7] 市販の充填カラムとして,ジーエルサイエンス社製 Inertsil ODS-3V,(財)化学物質評価研究機構製 L-column ODS, Waters 社製 Atlantis dC_{18},ナカライテスク社製 Cosmosil 5 C_{18}-AR-II,東ソー社製 TSKgel ODS-80Ts などが使用できる.

[8] その他の移動相の例:① アセトニトリル・水・0.2 mol L^{-1} リン酸緩衝液(pH 4.0)(28:67:5),② メタノール・アセトニトリル・5 mmol L^{-1} クエン酸緩衝液(pH 4.0)(1:2:7),③ [A液] メタノール・水・0.2 mol L^{-1} リン酸緩衝液(pH 4.0)(2:17:1) と [B液] メタノール・水・0.2 mol L^{-1} リン酸緩衝液(pH 4.0)(14:5:1)によるグラジェント溶離,④ [A液] メタノール・アセトニトリル・5 mmol L^{-1} クエン酸緩衝液(pH 4.0)(1:2:7)と [B液] メタノール・アセトニトリル・5 mmol L^{-1} クエン酸緩衝液(pH 4.0)(5:4:11)によるグラジェント溶離なども使用できる(5 mmol L^{-1} クエン酸緩衝液(pH 4.0)は,クエン酸一水和物 7.0 g およびクエン酸三ナトリウム二水和物 6.0 g に水を加えて溶かして 1000 mL とし,用時水で 10 倍に希釈する.また,アセトニトリルは HPLC 用を使用).

（2）検量線： 60％メタノールおよび検量線用標準液それぞれ一定量を正確に量り，HPLC装置に注入し，ピーク高さまたはピーク面積から検量線を作成する．

（3）定量[*9,*10]： 一定量の試験溶液を正確に量り，HPLC装置に注入し，得られたピーク高さまたはピーク面積と検量線によって試験溶液中の安息香酸，ソルビン酸，デヒドロ酢酸の各濃度（$\mu g\ mL^{-1}$）を求め，次式によって試料中の安息香酸，ソルビン酸，デヒドロ酢酸の各含量（$g\ kg^{-1}$）を計算する．

$$\text{安息香酸，ソルビン酸，デヒドロ酢酸の各含量 (g kg}^{-1}) = \frac{CV \times 10}{1000 \times W \times 5}$$

C：試験溶液中の安息香酸，ソルビン酸，デヒドロ酢酸の各濃度（$\mu g\ mL^{-1}$）

W：試料の採取量（g）

V：留液の全量（mL）

3.2.2 パラオキシ安息香酸エステル類，パラオキシ安息香酸メチルの分析法

a. 試験法の概要

食品中のパラオキシ安息香酸エステル類（パラオキシ安息香酸エチル，パラオキシ安息香酸イソプロピル，パラオキシ安息香酸プロピル，パラオキシ安息香酸イソブチルおよびパラオキシ安息香酸ブチル）を水蒸気蒸留法または溶媒抽出法で前処理しHPLCにより定量する[1,2]．また，パラオキシ安息香酸メチルは溶媒抽出法で前処理し，HPLCにより定量する方法である[3]．

b. 試　薬

（1）　塩化ナトリウム：　日本薬局方．

（2）　酒石酸：　試薬特級．

（3）　シリコーン樹脂：　食品添加物用．

（4）　メタノール：　HPLC用．

（5）　リン酸：　試薬特級．

（6）　リン酸一カリウム：　試薬特級．

（7）　$0.2\ mol\ L^{-1}$リン酸緩衝液（pH 4.0）：　リン酸一カリウム27.0 gとリン酸

[*9] 妨害ピークが多い食品中から安息香酸，ソルビン酸，デヒドロ酢酸が検出された場合には，ホトダイオードアレー（PDA：photodiode array）検出器つきHPLC装置，高速液体クロマトグラフ質量分析計（LC/MS），高速液体クロマトグラフタンデム質量分析計（LC/MS/MS）あるいはガスクロマトグラフ質量分析計（GC/MS）により確認する必要がある[1]．

[*10] 本法における定量限界は$0.01\ g\ kg^{-1}$である．

3.2 保存料

0.2 g に水を加えて溶かして 1000 mL とする.

c. 装 置
（1） HPLC 装置　紫外部吸収検出器つき.
（2） 水蒸気蒸留装置

d. 試験法

(i) 検体の採取と試料調製法　3.2.1 d.(i)項に準じて行う.

(ii) 試験溶液の調製[11]

（1） 水蒸気蒸留法[12,13]： 3.2.1 d.(ii)項を参照.

（2） 溶媒抽出法[13]： 均一化した試料の約 5 g を精密に量り, 95% メタノール 20 mL を加え, ホモジナイザー[14] を用いて 1～2 min ホモジナイズしたのち[14,15], 3000 rpm, 10 min 遠心分離し, 上澄みを沪過する. さらに残査に 95% メタノール 15～20 mL を加えて同様の操作を繰り返し[16], 先の沪液と合わせ, 95% メタノールで沪紙を洗浄するとともに 50 mL に定容したものを抽出液とする. この抽出液 5 mL に 0.1 mol L⁻¹ リン酸 20 mL を加えて混和した液を逆相分配カートリッジカラム[17] に注入し, 流出液は捨てる. 次に容器を水 20 mL で洗い, この洗液をカートリッジカラムに注入し, 流出液は捨て, 50% メタノール 10 mL を注入し, 流出液は捨てる[18]. ついで, メタノールを用いて溶出させ, 溶出液を正確に 10 mL とる. 得られた溶出液はよく混合し, それを強塩基性陰イオン交換カートリッジカラムおよび弱塩基性陰イオン交換カートリッジカラムをこの順番に直結したもの[19,20] に注入し,

---

[11] 清涼飲料水については 60% メタノールによる希釈のみで分析できる場合もある.
[12] 安息香酸, ソルビン酸, デヒドロ酢酸と同一の留法で分析可能である. ただし, 水蒸気蒸留法ではパラオキシ安息香酸メチルは, ほかのパラオキシ安息香酸エステル類と比べ回収率が悪いので, パラオキシ安息香酸メチルは分析対象としないこと.
[13] 水蒸気蒸留法は, 高タンパク質食品および高脂肪食品では低回収率である. これらの食品では溶媒抽出法を用いる. また, しょうゆまたは酢を分析する場合は試料採取量を 5～50 mL とする.
[14] バイオミキサー, ウルトラタラックス, ポリトロンなどが使用できる.
[15] マヨネーズなど固形分を含まず, 振とうにより混和する試料については, 1～2 min のホモジナイズを, 10 min の振とうに代えることができる.
[16] 振とうにより混和する場合は, 2 回目のホモジナイズを, 10 min の振とうに代えることができる.
[17] Waters 社製 Oasis HLB (500 mg) などが使用できる. カートリッジカラムは, あらかじめメタノール 10 mL および水 10 mL でコンディショニングしておく.
[18] 50% メタノールを全量溶出し, カートリッジカラム内部を空気で置換する.
[19] 強塩基性陰イオン交換カートリッジカラムとして Varian 社製 Bond Elut SAX (500 mg), 弱塩基性陰イオン交換カートリッジカラムとして Varian 社製 Bond Elut PSA (500 mg) などが使用できる. カートリッジカラムは, あらかじめメタノール 10 mL でコンディショニングしておく.

最初の溶出液5mLを捨てたのち,溶出液を採取し,混和後0.45μmのメンブランフィルターで沪過し,試験溶液とする.

（ⅲ）**検量線用標準液の調製**[21] パラオキシ安息香酸メチル,パラオキシ安息香酸エチル,パラオキシ安息香酸イソプロピル,パラオキシ安息香酸プロピル,パラオキシ安息香酸イソブチルおよびパラオキシ安息香酸ブチル各20mgを正確に量り,それぞれ60%メタノールに溶解して正確に100mLとする.これらの溶液1mLずつを正確にとり,60%メタノールを加えて正確に100mLとし,混合標準液とする（この標準液1.0mLはパラオキシ安息香酸メチル,パラオキシ安息香酸エチル,パラオキシ安息香酸イソプロピル,パラオキシ安息香酸プロピル,パラオキシ安息香酸イソブチルおよびパラオキシ安息香酸ブチル各2.0μgを含む）.

混合標準液2.5,5,10および20mLを正確に量り,60%メタノールを加えて正確に20mLとし,検量線用標準液とする（これらの標準液1mLは,それぞれパラオキシ安息香酸エステル類（パラオキシ安息香酸メチル,パラオキシ安息香酸エチル,パラオキシ安息香酸イソプロピル,パラオキシ安息香酸プロピル,パラオキシ安息香酸イソブチルおよびパラオキシ安息香酸ブチル）0.25,0.5,1.0および2.0μgを含む）.

（ⅳ）**測定法**

（1）測定条件： 紫外部吸収検出器つきHPLC装置を用い,次の条件によって測定する（図3.3）.

　　　　カラム[22]：オクタデシル基を化学修飾したシリカゲル(4.6mm i.d.×150～250mm).
　　　　カラム温度：40℃.
　　　　移動相[23]：メタノール・水・0.2 mol L^{-1} リン酸緩衝液 (pH 4) (12：7：1).
　　　　流　速：0.5～1.0 mL min^{-1}.
　　　　測定波長：260 nm.
　　　　注入量：20～50 μL.

（2）検量線： 60%メタノールおよびそれぞれの検量線用標準液一定量ずつを正

---

[20] 逆相分配カートリッジカラムからの溶出液についてHPLCによる分析を実施し,妨害ピークがみられない場合には,強塩基性および弱塩基性陰イオン交換カートリッジカラムによるクリーンアップを省略できる.

[21] 溶媒抽出法による試験溶液を用いて定量する場合は,混合標準液および検量線用標準液作製のさいに100%メタノールを用いて希釈すること.

[22] 市販の充填カラムとして,Cosmosil 5 C$_{18}$-AR-II, Inertsil ODS-3V, L-column ODS, Atlantis dC$_{18}$, TSKgel-ODS-80Ts などが使用できる.

3.2 保存料

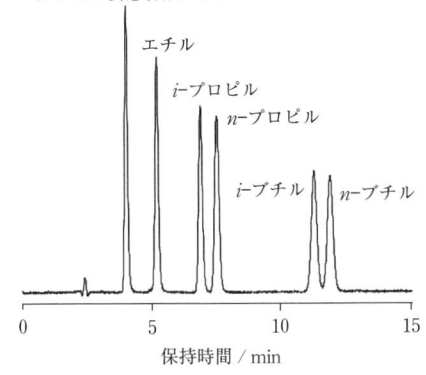

図 3.3 パラオキシ安息香酸エステル類のクロマトグラム
カラム：Cosmosil 5 C_{18}-AR-II (4.6 mm i.d.×150 mm, 粒径 5 μm). その他の条件は本文中の測定条件と同様.

(ピーク：パラオキシ安息香酸メチル, エチル, i-プロピル, n-プロピル, i-ブチル, n-ブチル)

確に量り，HPLC 装置に注入し，ピーク高さまたはピーク面積から検量線を作成する．

（3）定　量[24],[25]：一定量の試験溶液を正確に量り，HPLC 装置に注入し，得られたピーク高さまたはピーク面積と検量線から試験溶液中のパラオキシ安息香酸エステル濃度（μg mL^{-1}）を求め，次式によって試料中のパラオキシ安息香酸エステル含量（g L^{-1} または g kg^{-1}）を計算する．

水蒸気蒸留法

しょうゆおよび酢

$$\text{パラオキシ安息香酸エステル含量(g L}^{-1}) = \frac{CV \times 10}{1000 \times W_1 \times 5}$$

その他の食品

$$\text{パラオキシ安息香酸エステル含量(g kg}^{-1}) = \frac{CV \times 10}{1000 \times W_2 \times 5}$$

C：試験溶液中のパラオキシ安息香酸エステル濃度（μg mL^{-1}）
W_1：試料の採取量（mL）
W_2：試料の採取量（g）

---

[23] メタノール・5 mmol L^{-1} クエン酸緩衝液（pH 4.0）（6：4）などが使用できる．また，[A 液] メタノール・水・0.2 mol L^{-1} リン酸緩衝液（pH 4.0）（2：17：1）および [B 液] メタノール・水・0.2 mol L^{-1} リン酸緩衝液（pH 4.0）（14：5：1）あるいは [A 液] メタノール・アセトニトリル・5 mmol L^{-1} クエン酸緩衝液（pH 4.0）（1：2：7）および [B 液] メタノール・アセトニトリル・5 mmol L^{-1} クエン酸緩衝液（pH 4.0）（5：4：11）などによるグラジエント溶離も使用できる．
[24] 本法の定量限界は，0.005 g L^{-1} または 0.005 g kg^{-1} とする．
[25] HPLC でパラオキシ安息香酸エステル類を検出したとき，正確性を検証したい場合は，GC/MS または LC/MS/MS を用いる確認試験法により分析する[1,3]．

V：留液の全量（mL）

溶媒抽出法

$$\text{パラオキシ安息香酸エステル含量 (g kg}^{-1}) = \frac{CV \times 10}{1000 \times W \times 5}$$

C：試験溶液中のパラオキシ安息香酸エステル濃度（µg mL^{-1}）
V：抽出液の量（mL）
W：試料の採取量（g）

また，それぞれのパラオキシ安息香酸エステル含量からパラオキシ安息香酸含量（g L^{-1} または g kg^{-1}）を計算する[*26]．

しょうゆおよび酢

パラオキシ安息香酸含量(g L^{-1}) =
　　パラオキシ安息香酸イソブチル含量(g L^{-1})×0.7111

パラオキシ安息香酸含量(g L^{-1}) =
　　パラオキシ安息香酸イソプロピル含量(g L^{-1})×0.7665

パラオキシ安息香酸含量(g L^{-1}) =
　　パラオキシ安息香酸エチル含量(g L^{-1})×0.8311

パラオキシ安息香酸含量(g L^{-1}) =
　　パラオキシ安息香酸ブチル含量(g L^{-1})×0.7111

パラオキシ安息香酸含量(g L^{-1}) =
　　パラオキシ安息香酸プロピル含量(g L^{-1})×0.7665

その他の食品

パラオキシ安息香酸含量(g kg^{-1}) =
　　パラオキシ安息香酸イソブチル含量(g kg^{-1})×0.7111

パラオキシ安息香酸含量(g kg^{-1}) =
　　パラオキシ安息香酸イソプロピル含量(g kg^{-1})×0.7665

パラオキシ安息香酸含量(g kg^{-1}) =
　　パラオキシ安息香酸エチル含量(g kg^{-1})×0.8311

パラオキシ安息香酸含量(g kg^{-1}) =
　　パラオキシ安息香酸ブチル含量(g kg^{-1})×0.7111

パラオキシ安息香酸含量(g kg^{-1}) =
　　パラオキシ安息香酸プロピル含量(g kg^{-1})×0.7665

[*26] 食品衛生法で定められたパラオキシ安息香酸エステル類の使用基準値は，パラオキシ安息香酸として換算後の合計値である．

3.2.3 プロピオン酸の分析法

a. 試験法の概要[*27]

食品中のプロピオン酸は，水蒸気蒸留法により抽出したのち，陰イオン交換カートリッジカラムで精製し，HPLC により定量する方法である[1,4]．

b. 試　薬

（1） プロピオン酸ナトリウム：　特級またはカルボン酸測定用[*28]．
（2） シリコーン樹脂：　食品添加物用．
（3） 塩化ナトリウム：　日本薬局方．
（4） リン酸：　試薬特級．
（5） アセトニトリル：　HPLC 用．
（6） トリス(ヒドロキシメチル)アミノメタン：　試薬特級．
（7） 塩　酸：　試薬特級．
（8） 10% リン酸溶液：　リン酸 11.8 g を量り，水を加えて 100 mL とする．
（9） 0.2 mol L^{-1} トリス・塩酸緩衝液 (pH 8.5)：　トリス(ヒドロキシメチル)アミノメタン 24.2 g を量り，水 500 mL とする．この溶液に 2 mol L^{-1} 塩酸を用いて pH 8.5 に調整後，水を加えて 1000 mL とする．
（10） 0.01 mol L^{-1} 塩酸：　塩酸 0.9 mL を量り，水を加えて 1000 mL とする．
（11） 5% 塩化ナトリウム含有 0.01 mol L^{-1} 塩酸：　塩化ナトリウム 5 g を量り，0.01 mol L^{-1} 塩酸を加えて 100 mL とする．
（12） 強塩基性陰イオン交換カートリッジカラム[*29]．
（13） メンブランフィルター：　孔径 0.45 μm，水系．

c. 装　置

（1） HPLC 装置：　紫外部吸収検出器つき．
（2） 水蒸気蒸留装置

[*27] 本法は食品添加物としてのプロピオン酸とそのカルシウム塩，ナトリウム塩および天然由来のプロピオン酸を合計値として分析する方法である．
[*28] 純度の低い標準品があるため注意を要する．市販品として東京化成社製，Sigma-Aldrich 社製，関東化学社製の試薬が使用できる．
[*29] 強塩基性陰イオン交換カートリッジカラムとして，Systech 社製 Maxi-Clean SAX (600 mg) が使用できる．カートリッジカラムはあらかじめメタノール 10 mL および水 10 mL でコンディショニングしておく．他社のカートリッジカラムを使用する場合はあらかじめ回収試験を実施する．

78　第3章　食品添加物

d. 試験法

（ⅰ）検体の採取と試料調製法　3.2.1 d.(ⅰ)項に準じて行う.

（ⅱ）試験溶液の調製

（1）水蒸気蒸留：　均一化した試料の約30gを精密に量り，500 mLの二径丸底フラスコにとる．これに水150 mL，塩化ナトリウム80 g，10％リン酸溶液10 mLおよびシリコーン樹脂1滴を加える．フラスコ内容物を混和し，pH試験紙を用いてpH 3以下であることを確認しておく．pH 3より高い場合は10％リン酸溶液を追加してpH 3以下とする．あらかじめ0.2 mol L^{-1}トリス・塩酸緩衝液（pH 8.5）[30] 20 mLを入れた受器（300 mLの共栓つきメスシリンダー）に冷却器の先端にシリコーンチューブを接続してその先端を浸し，毎分約10 mLの留出速度で水蒸気蒸留を行う．留液が280～290 mLになったとき蒸留をやめ，水を加えて正確に300 mLとする．

（2）精　製：　強塩基性陰イオン交換カートリッジカラムに，得られた留液20 mLを注入し，流出液は捨て，次に水10 mLを注入し，流出液は捨てる．ついで5％塩化ナトリウム含有0.01 mol L^{-1}塩酸を注入し，溶出された液を5 mLとり，これに水を加えて全量を10 mLとする．これを0.45 μmのメンブランフィルターで沪過し，試験溶液とする[31].

（ⅲ）検量線用標準液の調製　プロピオン酸ナトリウム130 mgを正確に量り，水を加えて溶かして正確に100 mLとし，標準原液とする（この液1 mLはプロピオン酸1.0 mgを含む）．この液10 mLを正確に量り，水を加えて正確に100 mLとし，標準液とする（この液1 mLはプロピオン酸0.10 mgを含む）．標準液2, 5, 10 mLおよび標準原液2, 5 mLをそれぞれ正確に量り，それぞれに水を加えて正確に10 mLとし，検量線用標準液とする（これらの液1 mLはプロピオン酸20, 50, 100, 200,

---

[30] 強塩基性陰イオン交換カートリッジカラムに負荷するときに溶液の塩基性を保ちプロピオン酸の吸着をよくする．

[31] 安息香酸，ソルビン酸あるいはデヒドロ酢酸が共存する場合，液体クロマトグラフィーにおいて，これらの溶出に長時間を要する．これらを除去するには，以下の操作を行う．強塩基性陰イオン交換カートリッジカラム（Maxi-Clean SAX（600 mg））に留液20 mLを注入し，流出液は捨てる．ついで水10 mLを注入し，流出液は捨てる．強塩基性陰イオン交換カートリッジカラムの下にあらかじめメタノール10 mL，水10 mLでコンディショニングした逆相分配カートリッジカラム（Waters社製 Sep-Pak Vac C 18（1000 mg））を接続する．これに5％塩化ナトリウム含有0.01 mol L^{-1}塩酸5 mLを注入し，流出液は捨てる．ついで水・アセトニトリル（90：10）混液を注入し，全量を10 mLとしたものを試験溶液とする[5].

3.2 保存料

500 µg を含む）．

（iv）測定法

（1）測定条件： 紫外部吸収検出器つき HPLC 装置を用い，次の条件によって測定する（図 3.4）．

 カラム[32]：オクタデシル基を化学修飾したシリカゲル（4.6 mm i.d.×150〜250 mm，粒径 5 µm）．
 カラム温度：40℃．
 移動相：水・アセトニトリル混液（94：6）をリン酸で pH 2.5 に調整したもの．
 流　速：0.8〜1.2 mL min^{-1}．
 測定波長：210 nm．

（2）検量線： 検量線用標準液の調製に用いた水および検量線用標準液それぞれ 10 µL ずつを正確に量り，HPLC 装置に注入し，ピーク面積から検量線を作成する．

（3）定　量[33,34]： 試験溶液 10 µL を正確に量り，HPLC 装置に注入し，得られたピーク面積と検量線から試料溶液中のプロピオン酸濃度（µg mL^{-1}）を求め，次式によって試料中のプロピオン酸含量（g kg^{-1}）を計算する．

$$\text{プロピオン酸含有量}(\text{g kg}^{-1}) = \frac{300 \times C \times 10}{20 \times W \times 1000}$$

 C：試験溶液中のプロピオン酸濃度（µg mL^{-1}）

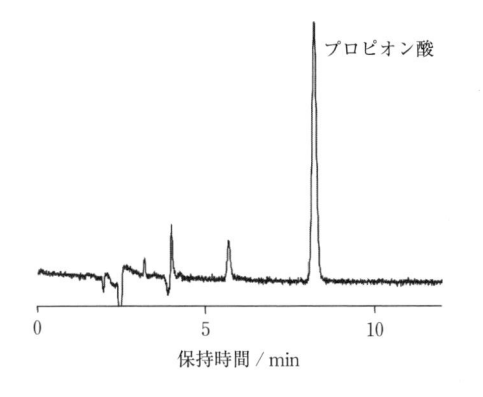

図 3.4 プロピオン酸のクロマトグラム
カラム
Inertsil ODS-3（4.6 mm i.d.×250 mm，粒径 5 µm）．
その他の条件は本文中の測定条件と同様．

---

[32] 市販のカラムとして，Inertsil ODS-3，L-column ODS などが使用できる．カラムの内径および長さによって，流速を調整する．
[33] 本法における定量限界は 0.1 g kg^{-1} とする．
[34] 妨害ピークが多い食品中からプロピオン酸を検出した場合の確認試験として，GC/MS による方法がある[1]．

W：試料の採取量（g）

3.3 甘味料

　甘味料は，かつては砂糖の代替品としての意味合いが強かったが，近年はその低カロリー性あるいは抗う蝕性が注目され，多用される傾向にある．現在わが国では低甘味度甘味料（砂糖と同等か，それよりも甘味度の低い甘味料）としてD-ソルビトールやキシリトールが指定添加物として登録されているが，使用基準は設けられていない．一方，高甘味度甘味料（砂糖の100倍以上の甘味度を有するもの）には，わが国では指定添加物としてサッカリン，サッカリンナトリウム，アセスルファムカリウム，グリチルリチン酸二ナトリウム，スクラロース，アスパルテーム，ネオテームが登録されているが，後2者には使用基準は設けられていない．本書においては使用基準があるサッカリン，サッカリンナトリウム，アセスルファムカリウム，スクラロースと使用基準はないが，食品への使用頻度が高いアスパルテームの分析法について紹介する．さらにわが国では食品添加物として認められていないが，中国，台湾，EU諸国で食品添加物として認められており，これらの国々からの輸入食品からしばしば検出されるサイクラミン酸の分析法についても紹介する．なお，グリチルリチン酸二ナトリウムは既存添加物の甘草抽出物としての使用が主流となっているため，使用実態はほとんどないようである．

　（1）　サッカリンナトリウムは昭和23年7月13日，サッカリンは昭和36年6月1日，食品添加物として指定された長い歴史をもつ甘味料である．ショ糖の約500倍の甘味度を有するが，濃度が高いと苦みを生じ，酸性溶液で加熱すると分解して甘味を失う．サッカリンはチューインガムに限り，$0.05 \mathrm{~g~kg}^{-1}$以下の使用が認められている．水には溶けにくいので，口中で徐々に唾液に溶け，その結果，持続性の甘味を有することになる．サッカリンナトリウムは水によく溶解することから，たくあん漬，みそ漬，しょうゆ漬などの漬物類，つくだ煮，煮豆，しょうゆ，みそ，魚肉練り製品，清涼飲料水，アイスクリーム類，あん類，ジャム，菓子など多くの食品に使用され，これらの食品には使用量として$0.20～2.0 \mathrm{~g~kg}^{-1}$以下の使用基準が設けられている．

　（2）　アセスルファムカリウムは平成12年4月25日に食品添加物に指定された比較的新しい甘味料であり，現在100ヵ国以上で使用されている．ショ糖の約200倍の甘味度を有し，酸や熱に対する安定性に優れた甘味料である．あん類，菓子，生菓

子，アイスクリーム類，ジャム類，漬物，果実酒，清涼飲用水，乳飲料，栄養機能食品（錠剤）などについて，使用量として 0.35～6.0 g kg^{-1} 以下の使用基準がある．0.35 g kg^{-1} 以下ならばその他の食品にも使用できる．また，砂糖代替食品については 15 g kg^{-1} 以下とされている．

（3） アスパルテームはわが国では昭和 58 年 8 月 27 日に食品添加物として指定され，現在 100 ヵ国以上で使用されている．ショ糖の約 200 倍の甘味度を有するペプチド系甘味料で，L-アスパラギン酸と L-フェニルアラニンとからなるジペプチドである．安定性は pH に依存し，pH 3～5.5 では穏やかな加熱条件では比較的安定であるが，pH 6.5 以上の加熱ではすみやかに分解する．おもな分解物はジケトピペラジンである．使用基準は設定されていない．おもな使用食品は上記のような性質から一部制約はあるものの各種飲料類，菓子類，ヨーグルト，乳製品，穀物加工品，卓上甘味料など，さまざまな食品に用いられる．アスパルテームはほかの甘味料と組み合わせると強い相乗効果を発揮するので，アセスルファムカリウムやサッカリンナトリウムと併用されることがしばしばある．

（4） スクラロースは平成 11 年 7 月 30 日に指定された甘味料である．本品はショ糖の三つのヒドロキシル基が塩素原子に選択的に置き換えられたものであり，ショ糖の 600 倍の甘味度を有する．きわめて安定であり，甘味の質も砂糖に類似している．菓子，生菓子，チューインガム，ジャム，果実酒，清酒，清涼飲料水，乳飲料などについては食品の種類別に 0.40～2.6 g kg^{-1} 以下の範囲，その他の食品へは 0.58 g kg^{-1} 以下，砂糖代替品には 12 g kg^{-1} という使用基準がある．

（5） サイクラミン酸は昭和 31 年からわが国で甘味料として使用されてきたが，米国でラットに膀胱がんを発生させる疑いがあるとのデータが公表されたことから昭和 44 年 11 月 5 日，わが国での使用が禁止された．その後この疑いは JECFA（FAO/WHO 合同食品添加物専門家会議）の評価で否定されたこともあり，中国，台湾，EU 諸国などでは引き続き使用を認めている．わが国では現在でも使用を認めていない．これらの国からの輸入食品からしばしば検出される．

3.3.1 サッカリン，サッカリンナトリウムおよびアセスルファムカリウムの分析法

a. 試験法の概要

食品中のサッカリン，サッカリンナトリウムおよびアセスルファムカリウムを透析法によって抽出し，カートリッジカラムで精製したのち，高速液体クロマトグラ

フィー (HPLC) によって定量する方法である[6~9],[*35,*36].

b. 試　薬

（1）アセスルファムカリウム標準原液：　アセスルファムカリウム 100 mg を量り，水に溶解して 100 mL とする．本液 1 mL はアセスルファムカリウム 1000 μg を含有する．

（2）サッカリン標準原液：　サッカリンナトリウムを 120℃ で 4 h 乾燥したのち，その 112 mg を量り，水に溶解して 100 mL とする．本液 1 mL はサッカリン 1000 μg を含有する．

（3）混合標準液：　アセスルファムカリウムおよびサッカリンの標準原液のそれぞれ 10 mL をとり，水を加えて 100 mL とする．この溶液 1 mL はアセスルファムカリウムおよびサッカリンのそれぞれ 100 μg を含有する．

（4）塩化ナトリウム：　試薬特級．

（5）塩　酸：　試薬特級．

（6）透析膜チューブ：　透析用セルロースチューブ[*37]．

（7）透析内液用溶液：　塩化ナトリウム 100 g を 0.01 mol L^{-1} 塩酸に溶かして 1000 mL とする．

（8）透析外液用溶液：　0.01 mol L^{-1} 塩酸を用いる．

（9）前処理用カートリッジカラム：　① 強陰イオン交換樹脂 500 mg を充填したもの[*38]．使用前にメタノール 5 mL，次に水 5 mL で洗浄する．② オクタデシルシリル化シリカゲルカートリッジカラム（C 18 カートリッジカラム）1000 mg を充填したもの[*39]．使用前にメタノール 5 mL，次に水 5 mL で洗浄する．

（10）0.1 mol L^{-1} 臭化-n-プロピルアンモニウム溶液：　臭化-n-プロピルアンモ

[*35] 本法によって強酸性物質であるサッカリンとアセスルファムカリウムの同時分析ができる．本法は試料を透析後，透析外液中のサッカリンおよびアセスルファムカリウムを逆相系と強陰イオン交換型カートリッジカラムで精製し，紫外部吸収検出器つき HPLC 装置を用いて定量を行う方法である．

[*36] 本法は食品添加物としてのサッカリンおよびサッカリンナトリウムをサッカリンとして，アセスルファムカリウムについては食品添加物のカリウム塩として分析を行う方法である．

[*37] 透析膜チューブ（透析用セルロースチューブ）としては，透析膜 36/32（平面幅 43 mm，直径 27 mm，膜圧 0.0203 mm，分画分子量 12 000~14 000，Viskase sales 社製）などがある．

[*38] 強陰イオン型カートリッジカラムとしては，Bond Elut SAX（充填剤量 500 mg，Varian 社製）などがある．

[*39] C 18 カートリッジカラムとしては，Sep-Pak Vac C 18（充填量 1 g，Waters 社製）や Mega Bond Elut C18（充填量 1 g，Varian 社製）などがある．

ニウム 2.66 g を水に溶かして 100 mL とする．
(11) アセトニトリル： HPLC 用．
(12) メタノール： 試薬特級．

c. 装　置
HPLC 装置： 紫外部吸収検出器つき．

d. 試験法
（ⅰ）**検体の採取と試料調製法**　試料は可食部のみを対象とし，液体試料あるいは半流動状試料はそのまま，固体試料は細切してかきまぜるか，加熱して溶かすか，または乳鉢もしくはホモジナイザーを用いて摩砕するなどして均一化したものを用いる．保存する場合は密栓して冷蔵保存する．なお，試料が均質でないものについては，全量をとるか，あるいは均等に輪切りにするか，または対称形に 4 等分もしくは 8 等分し，その 1/4～1/2 をとり，ホモジナイザーなどで均一化したものを用いる．ただし，均一化した試料が保管中に分離するようなものは用時調製する．

（ⅱ）**試験溶液の調製**

（1）**透　析**：　試料約 20 g を精密にビーカーに量りとり，透析内液用溶液 20 mL を用いて下端を閉じた透析膜チューブに移し，さらに透析内液用溶液 20 mL で洗い込み，よく混和したのち，チューブの上端を密封する．このチューブを 200 mL のメスシリンダーに入れ，透析外液用溶液を加えて全量を 200 mL とする[40]．ときどきゆり動かしながら[41]室温で 24～48 h 透析を行う[42,43]．透析終了後，透析外液をよくふりまぜて試料溶液とする[44,45]．

（2）**カートリッジによる精製**：　上記操作で得られた試料溶液 20 mL を正確に 25

---

[40] 透析膜チューブに試料を充塡するさいには極力空気を除き，かつ透析を行うさいにメスシリンダーの 200 mL の標線から出ないように調製する．水を加えると膨張して容量が増えるものは試料採取量を 10 g に減らすとよい．

[41] 透析が効率的に進むように透析液中での濃度差を解消するために行う．メスシリンダー中にかくはん子を入れて，スターラーでかくはんしながら透析を行ってもよい．

[42] ジュースなどの液状食品，ジャムなどの半流動状食品，漬物など水分含量の高い食品では 24 h で十分透析されるが，穀類調整品や魚介乾製品などの水分含量の低い食品および発酵乳製品では透析率が低下する傾向があるため，48 h 透析を行う．

[43] 透析内液用溶液として 10% 塩化ナトリウム含有 1% リン酸溶液，外液用溶液として 1% リン酸を用いてもよい．

[44] 本透析条件は次項以降のアスパルテーム，スクラロース，サイクラミン酸の分析にも使用できる．

[45] 透析操作はそれ自体でも精製効果がかなりあるため，次のカートリッジによる精製操作を省略してもよい．ただし，測定上の妨害となるピークがある場合や確認のためには精製操作を必ず行う．

mL のメスフラスコにとり，これに 0.1 mol L⁻¹ 臭化-n-プロピルアンモニウム溶液 2 mL を加え*⁴⁶，水を加えて正確に 25 mL とする．これをよく混和したのち，その 5 mL を正確にとり，C 18 カートリッジカラムに負荷し，水 10 mL で洗浄する．ついで C 18 カートリッジカラムの溶出口に強陰イオン交換型カートリッジカラムを接続し，メタノール・水（4：6）混液 10 mL を負荷したのち，C 18 カートリッジカラムを取り除く．残った強陰イオン交換型カートリッジカラムを 0.3% リン酸 5 mL，ついで水 5 mL で洗浄したのち，0.3 mol L⁻¹ 塩酸で溶出し，溶出液の全量を正確に 5 mL としたものを試験溶液とする．

（iii）検量線用標準液の調製　　混合標準液の 0，0.5，1，3，5，8 および 10 mL を正確にとり，水を加えてそれぞれ 10 mL とし，検量線用標準液とする．これらの液 1 mL にはサッカリンおよびアセスルファムカリウムのそれぞれ 0，0.5，1，3，5，8，10 μg を含有する．

（iv）測定法

（1）測定条件*⁴⁷：　紫外部吸収検出器つき HPLC 装置を用い，次の条件によって測定する（図 3.5）．

　　　カラム：アミノプロピル基を化学結合したシリカゲル（4.6 mm i.d.×250 mm）*⁴⁸,*⁴⁹

　　　カラム温度：40℃．

　　　移動相：アセトニトリル・1% リン酸（6：4）混液．

　　　流　速：1.0 mL min⁻¹．

　　　検出波長：230 nm．

---

*46　強酸性物質であるサッカリンおよびアセスルファムカリウムをイオンペアとして C 18 カートリッジに保持させるために加える．

*47　本法では HPLC カラムにアミノプロピル基によるイオン交換モードによる分離条件を設定しているが，逆相モードでも分析できる．その一例を示す[6]．
　　測定条件
　　カラム：オクタデシル基を化学結合したシリカゲル（4.6 mm i.d.×250 mm）．
　　カラム温度：40℃．
　　移動相：0.01 mol L⁻¹ 水酸化テトラプロピルアンモニウム含有メタノール・水（1：3）混液をリン酸で pH 3.5 に調整したもの．
　　流　速：1.0 mL min⁻¹．
　　検出波長：230 nm．

*48　アミノプロピル基を化学結合したシリカゲルカラム（NH₂カラム）としては，ジーエルサイエンス社製 Inertsil NH2，ナカライテスク社製 Cosmosil 5NH₂-MS などがある．

*49　本法で用いる NH₂ カラムは分析終了後，水で洗浄すると再現性が悪くなるので，洗浄は移動相で行い，そのまま保存するとよい．

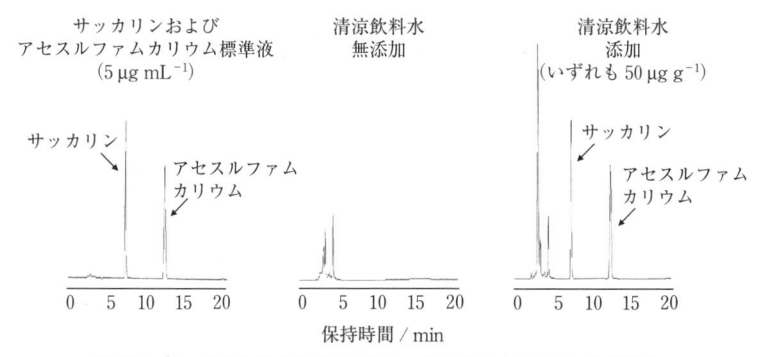

図 3.5 サッカリンおよびアセスルファムカリウムのクロマトグラム
カラム：Inertsil NH$_2$ (4.6 mm i.d.×250 mm, 粒径 5 μm).
その他の条件は本文中の測定条件と同様.

(2) 検量線： 検量線用標準液 10 μL ずつをそれぞれ HPLC 装置に注入し，得られたピークまたはピーク面積から検量線を作成する．

(3) 定 量： 試験溶液 10 μL を HPLC 装置に注入し，得られたピークまたはピーク面積と検量線によって試験溶液中のサッカリンあるいはアセスルファムカリウムの濃度を求め，次式によって試料中のそれぞれの濃度を求める[*50].

$$\text{サッカリンあるいはアセスルファムカリウム含量}(\text{g kg}^{-1}) = \frac{C \times 200 \times 25}{1000 \times 20 \times W}$$

C：試験溶液中のサッカリンまたはアセスルファムカリウムの濃度（μg mL^{-1}）

W：試料の採取量（g）

サッカリンナトリウムとしての含量を求めるときには，上記計算式から得られたサッカリンの含量に換算係数として 1.12 を乗ずる．

e. その他の試験法

（i） **HPLC 装置の検出器にホトダイオードアレー検出器を用いる方法**　標準物質と保持時間が近接したピークがあるなど，疑義が生じた場合にホトダイオードアレー検出器を用いて吸収スペクトルなどを測定し，標準物質のそれと比較して判定する[8]．

（ii） **GC/MS 装置を用いる方法**　透析外液中のサッカリンとアセスルファムカリウムを酢酸エチルで抽出し，溶媒を減圧留去したのち，ジアゾメタン-エーテル溶液を用いてこれらをメチル化し，GC/MS 装置で測定する方法である．これらの物

[*50] 本法による定量限界は試料中濃度として 0.01 g kg^{-1} である．

質の確認に有効である[10]．

（iii）**食品中のサッカリンおよびアセスルファムカリウムを含む甘味料9種をHPLC/MS装置で一斉分析する方法**　食品中の甘味料を溶媒で抽出し，C 18カートリッジカラムで精製したのち，HPLC/MS装置で測定する方法であり，高感度な分析が可能である[11]．

3.3.2　アスパルテームの分析法

a.　試験法の概要

食品中のアスパルテームを透析法により抽出し，オクタデシルシリル化シリカゲルカートリッジカラム（C 18カートリッジカラム）でクリーンアップしたのち，紫外部吸収検出器を用いたHPLCで測定する方法である[*51]．

b.　試　薬

（1）　標準原液[*52]：　アスパルテーム100 mgを正確に量り，水に溶解して正確に100 mLとする．本液1 mLはアスパルテーム1000 µgを含有する．

（2）　標準液：　標準原液10 mLを正確に量り，水を加えて正確に100 mLとする．これを10 mL正確に量り，水を加えて正確に50 mLとする．本液1 mLはアスパルテーム20 µgを含有する．

（3）　塩化ナトリウム：　試薬特級．

（4）　塩　酸：　試薬特級．

（5）　透析膜チューブ：　透析用セルロースチューブ．

（6）　透析内液用溶液：　塩化ナトリウム100 gを0.01 mol L^{-1}塩酸に溶かして1000 mLとする．

（7）　透析外液用溶液：　0.01 mol L^{-1}塩酸を用いる．

（8）　メタノール：　前処理には試薬特級，移動相にはHPLC用を用いる．

（9）　1% リン酸：　85% リン酸11.8 gに水を加えて1000 mLとする．

（10）　C 18カートリッジカラム：　使用前にメタノール5 mL，ついで水5 mLで順

[*51] アスパルテームはL-アスパラギン酸とL-フェニルアラニンからなるジペプチドであり，甘味だけでなく風味，呈味などを増強する効果を現わすこともある．水溶液中の本品の安定性はpH，温度により著しく影響を受け，分解してジケトピペラジンになり，甘味は失われる．本法における食品中のアスパルテームの抽出にはクリーンアップ効果も期待でき，かつ簡便に多数の試料が処理できる透析法を用いた．定量は透析液をカートリッジカラムに負荷して夾雑物を除いたのち，HPLCにより行う．

[*52] 冷蔵保存であれば6ヵ月程度使用可能である．

次洗浄する．

(11) 0.02 mol L^{-1} リン酸緩衝液： 0.2 mol L^{-1} リン酸水素ナトリウム 500 mL と 0.2 mol L^{-1} リン酸 470 mL を混和する．これを用時 10 倍量に希釈して pH 4.0 の緩衝液を作成する．

c. 装　置
HPLC 装置： 紫外部吸収検出器つき．

d. 試験法
(ⅰ) 検体の採取と試料調製法　3.3.1 d.(ⅰ)項に準じる．

(ⅱ) 試験溶液の調製　3.3.1 d.(ⅱ)(1)項と同様に操作して得られた透析外液[*53] 10 mL を正確に量り，C 18 カートリッジカラム[*54~*56] に負荷し，水 5 mL，ついでメタノール・水混液（2：8）5 mL[*57] で洗浄する．メタノール・1％リン酸混液（3：7）で溶出し，全量を 10 mL とし，0.45 μm のメンブランフィルターを用いて沪過し，沪液を試験溶液とする．

(ⅲ) 検量線用標準液の調製　標準液 1，2，5 および 10 mL を正確に量り，それぞれ水を加えて正確に 20 mL としたものを検量線用標準液とする．これらの液 1 mL 中には，それぞれアスパルテーム 1，2，5 および 10 μg を含む．

(ⅳ) 測定法

(1) 測定条件：　紫外部吸収検出器つき HPLC 装置を用い，次の条件によって測定する（図 3.6）．

　　　　　カラム：オクタデシル基を化学結合したシリカゲル（ODS カラム）[*58]（4.6〜6.0

[*53] アスパルテームは pH 6 以上では不安定であること，pH 3 以上では微生物が繁殖して分解される可能性があるため，透析外液の pH は 2〜3 がよい．本条件下ではアスパルテームは安定であるが，48 h を過ぎるとわずかに減少する傾向がみられるため，透析外液の長期間保存は好ましくない．

[*54] C 18 カートリッジカラムとしては，Sep-Pak Vac C 18（逆相系，充填量 1000 mg，Waters 社製）などがある．

[*55] C 18 カートリッジカラムは毎分 3〜4 mL の流速で流す．

[*56] このカートリッジカラムを使用すると，透析液の pH を調整することなく負荷できる．アスパルテームを溶出するさい，カラム内に残存する夾雑物の溶出を防ぐためには，メタノールの比率が小さいほうがよい．そのため，溶出液に 1％ リン酸を加えてメタノールの比率を小さくするとともに pH を下げ，アスパルテームのイオン化を促進した[12]．

[*57] 食品衛生検査指針[13] で示されている 10 mL ではアスパルテームの回収率低下がみられたため，5 mL とした．

[*58] ODS カラムとしては，ジーエルサイエンス社製 Inertsil ODS-3，ナカライテスク社製 Cosmosil 5 C$_{18}$-PAQ，Cosmosil 5 C$_{18}$-AR-Ⅱ，（財）化学物質評価研究機構製 L-column ODS などが使用できる．

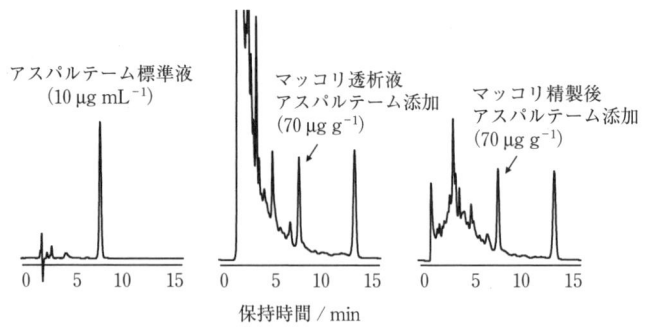

図 3.6 アスパルテームのクロマトグラム
カラム：Cosmosil 5 C_{18}-PAQ（4.6 mm i.d.×150 mm，粒径 5 μm）．
移動相の pH は 5.0．
その他の条件は本文中の測定条件と同様．

mm i.d.×150～250 mm，粒径 5 μm）．
カラム温度：40℃．
移動相[*59]：メタノール・0.02 mol L^{-1} リン酸緩衝液（pH 4.0）混液（1：3）．
流　速：1.0 mL min^{-1}．
測定波長：210 nm．
注入量：20 μL．

（2）検量線： 検量線用標準液（1, 2, 5, 10 μg mL^{-1}）および標準液（20 μg mL^{-1}）10 μL ずつをそれぞれ HPLC 装置に注入し，ピーク面積から検量線を作成する．

（3）定　量[*60]： 試験溶液 10 μL を HPLC 装置に注入し，得られたピーク面積と検量線によって試験溶液中のアスパルテームの濃度（μg mL^{-1}）を求め，次式によって検体中のアスパルテーム含有量（g kg^{-1}）を計算する．

$$\text{アスパルテーム含量 (g kg}^{-1}\text{)} = \frac{C \times 200}{1000 \times W}$$

C：試験溶液中のアスパルテーム濃度（μg mL^{-1}）
W：試料の採取量（g）

e．その他の試験法

イオン交換カートリッジカラムによる前処理ののち，イオンペアモードを用いた

[*59] 移動相の pH によりアスパルテームの保持時間が大きく変動する．pH 5 にしたとき夾雑ピークとの分離がもっともよい．
[*60] 本法による定量限界は試料中 0.01 g kg^{-1} である．

HPLCによる方法[14]，逆相系シリカゲルプレートを用いた薄層クロマトグラフィー（TLC法）による定性法[15]がある．なお，アスパルテームはpH 6以上またはpH 1以下では温度が高いと容易に分解するため，『衛生試験法・注解』[16]ではHPLCを用いて分解生成物のジケトピペラジンも同時に分別定量している．

3.3.3 スクラロースの分析法

a. 試験法の概要

食品中のスクラロースを透析法により抽出し，ポリマー系カートリッジカラムでクリーンアップしたのち，示差屈折計（RI検出器）を用いたHPLCで測定する方法である[*61]．

b. 試　薬

（1）　スクラロース[*62]．

（2）　標準原液：　スクラロース100 mgを量り，水に溶解して100 mLとする．この溶液1.0 mLはスクラロース1000 µgを含有する．

（3）　塩化ナトリウム：　試薬特級．

（4）　塩　酸：　試薬特級．

（5）　透析膜チューブ：　透析用セルロースチューブ[*63]．

（6）　透析内液用溶液：　塩化ナトリウム100 gを0.01 mol L^{-1}塩酸に溶かして1000 mLとする．

（7）　透析外液用溶液：　0.01 mol L^{-1}塩酸を用いる．

（8）　前処理用カートリッジカラム[*64]：　スチレンジビニルベンゼンポリマーを充填したカートリッジカラムをメタノール5 mL，水10 mLで順次洗浄したものを用いる．

（9）　水酸化ナトリウム：　試薬特級．

[*61] 本法は試料を透析後，逆相系ポリマーを充填したカートリッジカラムで精製したのち，RI検出器つきHPLC装置を用いて定性および定量を行う方法である．また，同一の試験溶液を用いてイオンクロマトグラフィーによる定性および定量も可能である[17,18]．

[*62] 市販品にHPLC用（和光純薬工業社製）がある．

[*63] 市販の透析膜チューブ（Viskase Sales社製，分画分子量約12 000〜14 000，直径21〜27 mm）を水洗後，一端を閉じて使用する．

[*64] 市販品にはBond Elut ENV（充填量1000 mg, Varian社製）などがある．本法ではカートリッジカラムをNaOH溶液で洗浄するため，使用するカートリッジは強アルカリ性で使用可能なものを用いること．メーカーにより溶出条件が異なるため，あらかじめチェックする必要がある．

(10) アセトニトリル： HPLC用．

c. 装　置
HPLC装置： RI検出器つき．

d. 試験法
（ⅰ）検体の採取と試料調製法　3.3.1 d.（ⅰ）項に準じて行う．

（ⅱ）試験溶液の調製

（1）透　析： 3.3.1 d.（ⅱ）（1）項と同様に操作する[*65]．

（2）精　製： 透析外液50 mLをとり，リザーバーを取りつけたカートリッジカラムに負荷し，水10 mL，0.2 mol L^{-1}水酸化ナトリウム溶液5 mL，水10 mLで順次洗浄後，メタノール5 mLで溶出する．溶出液を乾固し，残留物を水2.0 mLで溶解後，0.45 μmのメンブランフィルターで沪過したものを試験溶液とする．

（ⅲ）検量線用標準液の調製　スクラロース標準原液10 mLをとり，水を加えて100 mLとしたものを標準液とする（この液1 mLはスクラロース100 μgを含む）．標準液2.5，5，10 mLおよび標準原液2，5 mLをそれぞれ正確に量り，それぞれに水を加えて正確に10 mLとし，検量線用標準液とする（これらの液1 mLはスクラロース25，50，100，200，500 μgを含む）．

（ⅳ）測定法

（1）測定条件： RI検出器つきHPLC装置を用い，次の条件により測定する（図3.7）．

　　　　カラム：オクタデシル基を化学結合したシリカゲル（ODSカラム）[*66]（4.6 mm i.d.×250 mm，粒径 5 μm）．

　　　　カラム温度：40℃．

　　　　移動相：アセトニトリル・水（15：85）．

　　　　流　速：1.0 mL min^{-1}．

　　　　注入量：20～100 μL．

（2）検量線： 検量線用標準液20～100 μLの一定量をそれぞれHPLC装置に注入し，得られたピーク面積により検量線を作成する[*67,*68]．

[*65]　透析操作終了後の透析外液をサッカリン，アセスルファムカリウム，アスパルテームおよびサイクラミン酸の分析に利用することができる[19,20]．

[*66]　Inertsil ODS-3 V，東ソー社製 TSKgel ODS-80 TsQA などがある．

[*67]　本法の定量限界は試料当たり0.01 g kg^{-1}である．

[*68]　検量線は25～1000 μg mL^{-1}で直線性が認められる．

3.3 甘味料

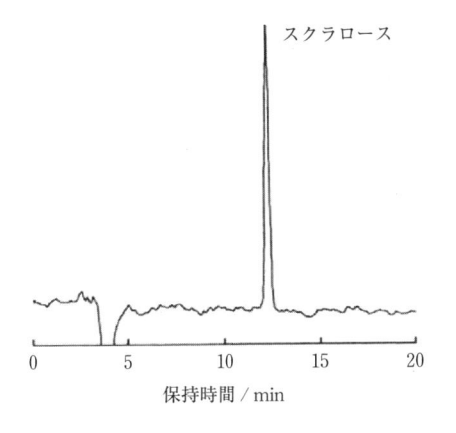

図 3.7 スクラロースのクロマトグラム
カラム：Inertsil ODS-3 V (4.6 mm i.d.×250 mm, 粒径 5 μm). その他の条件は本文中の測定条件と同様.

（3）定量[*69]： 試験溶液 20～100 μL の一定量を HPLC 装置に注入し，得られたピーク面積と検量線によって試験溶液中のスクラロースの濃度（μL mL^{-1}）を求め，次式によって検体中のスクラロース含量（g kg^{-1}）を計算する．

$$\text{スクラロース含量（g kg}^{-1}） = \frac{C \times 200 \times 2}{1000 \times 50 \times W}$$

C：試験溶液中のスクラロース濃度（μL mL^{-1}）
W：試料の採取量（g）

3.3.4 サイクラミン酸の分析法

a. 試験法の概要

食品中のサイクラミン酸は透析法により抽出したのち，強酸性溶液中で塩素と反応させ，N,N-ジクロロシクロヘキシルアミンに変換し，HPLC により定量する[20～23],[*70],[*71]．

b. 試薬

（1）標準原液： サイクラミン酸ナトリウム（シクロヘキシルアミドスルホン酸ナトリウム）112.3 mg を正確に量り，水に溶かし正確に 100 mL とする．本液 1 mL はサイクラミン酸 1000 μg を含有する．

[*69] スクラロースの HPLC によるクロマトグラムの例を図 3.7 に示す．
[*70] サイクラミン酸は紫外吸収をほとんどもたないが，強酸性溶液中で塩素と反応させると 210 nm および 314 nm 付近に比較的強い吸収をもつ N,N-ジクロロシクロヘキシルアミンに変換される．反応機構は図 3.8 のとおりである．　　　　　　　　　　　　　　　　　（つづく）

(2) 標準液： 標準原液 10 mL をとり，水を加えて正確に 100 mL とする．本液 1 mL はサイクラミン酸 100 µg を含有する．
(3) 塩化ナトリウム： 試薬特級．
(4) 塩　酸： 試薬特級．
(5) 透析膜チューブ： 透析用セルロースチューブ．
(6) 透析内液用溶液： 塩化ナトリウム 100 g を 0.01 mol L^{-1} 塩酸に溶かして 1000 mL とする．
(7) 透析外液用溶液： 0.01 mol L^{-1} 塩酸を用いる．
(8) 50% 硫酸溶液： 硫酸 10 mL を水 10 mL に注意しながら加える．
(9) n-ヘキサン： 特級．
(10) 次亜塩素酸ナトリウム試液： 次亜塩素酸ナトリウム溶液（化学用，有効塩素 5.0% 以上）を水で 2 倍に希釈する（用時調製）．
(11) 5% 炭酸水素ナトリウム溶液： 炭酸水素ナトリウム 5.0 g を水に溶かして 100 mL とする．
(12) アセトニトリル： HPLC 用．

c. 装　置
HPLC 装置： 紫外部吸収検出器つき．

d. 試験法
　（ i ） 検体の採取と試料調製法　　3.3.1 d.(i) 項に準じて行う．
　（ ii ） 試験溶液の調製
(1) 透　析： 3.3.1 d.(ii)(1) 項と同様に操作して得られた透析外液を用いる．

（前ページよりつづき）

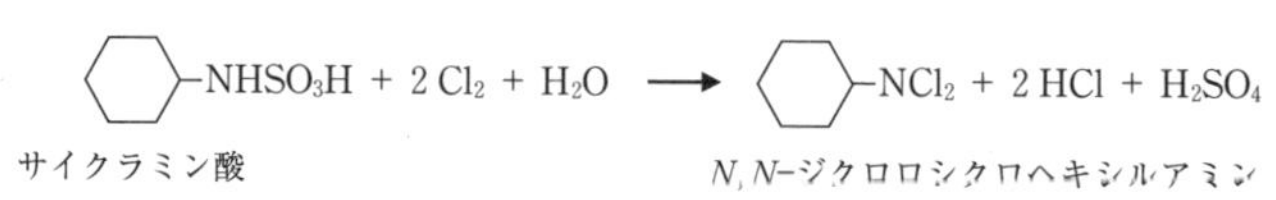

$$\bigcirc\!\!-\!NHSO_3H + 2\,Cl_2 + H_2O \longrightarrow \bigcirc\!\!-\!NCl_2 + 2\,HCl + H_2SO_4$$

　　　　サイクラミン酸　　　　　　　　　　N,N-ジクロロシクロヘキシルアミン

図 3.8　反応機構

*71　本法では試験溶液の調製に透析法を用いるが，文献 21) および文献 23) では，水による直接抽出法を用いている．試験溶液中の有機物はサイクラミン酸と同時に反応操作で塩素を消費してしまうことから，反応操作前に夾雑物をできるだけ除去しておく必要がある．透析法にはクリーンアップ効果もあることから，本法では固相抽出カートリッジによる精製を省略しているが，食品によっては透析外液にイオンペア試薬を加えて逆相系固相抽出カートリッジによる精製を行う必要がある[20,21]．水による直接抽出法を用いた場合は，逆相系固相抽出カートリッジおよび陰イオン交換カートリッジの二重カートリッジを用いた抽出液の精製を行う[23]．

（2） 反応操作： 透析外液 10 mL を正確にとり，これに 50% 硫酸溶液 2 mL および n-ヘキサン 5 mL を加えたのち[*72]，次亜塩素酸ナトリウム試液 1 mL を加えて[*73] 1 min 激しく振とうする．水層を除去したのち，n-ヘキサン層に 5% 炭酸水素ナトリウム溶液 25 mL を加えて 1 min 振とうする[*74]．水層を除去したのち，n-ヘキサン層を分取し，試験溶液とする[*75,*76]．

(iii) 検量線用標準液の調製　標準液 0.1，1，2.5，5 mL をそれぞれ正確に量り，水を加えて正確に 10 mL とし，標準液を含めて検量線用標準液とする（これらの液 1 mL はサイクラミン酸を 1，10，25，50 および 100 μg を含む）．

(iv) 測定法

（1） 測定条件： 紫外部吸収検出器つき HPLC 装置を用い，次の条件によって測定する（図 3.9）．

　　　　カラム[*77]：オクタデシル基を化学結合したシリカゲル（4.0～6.0 mm i.d.×150～250 mm）.

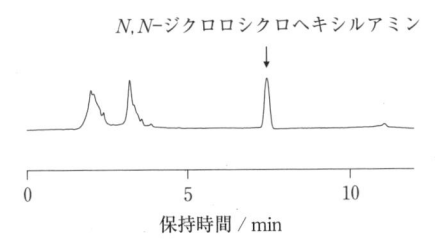

図 3.9　サイクラミン酸のクロマトグラム

　　　　カラム：Cosmosil 5 C_{18}-AR（4.6 mm i.d.×250 mm，粒径 5 μm）．カラム温度：40°C．移動相：アセトニトリル・水（7：3）混液．流速：1.0 mL min^{-1}．測定波長：314 nm．注入量：10 μL．
　　　　サイクラミン酸（10 μg mL^{-1}）→N,N-ジクロロシクロヘキシルアミン．

[*72] N,N-ジクロロシクロヘキシルアミンは揮発性があるため，反応前にあらかじめ n-ヘキサンを加えておき，反応と同時に反応生成物を n-ヘキサンに吸収させる．
[*73] 次亜塩素酸ナトリウム溶液は開栓後，徐々に有効塩素濃度が低下してしまうため，できるだけ未開栓の新しいものを使用するとよい．
[*74] 過剰の塩素を除去するための操作である．
[*75] N,N-ジクロロシクロヘキシルアミンは揮発性があるので，n-ヘキサン抽出後はただちに定量を行うほうがよい．保存する場合は密封して冷蔵する．
[*76] n-ヘキサン層を直接，HPLC 装置に注入するが，連続注入しても保持時間の変動はほとんど認められない．
[*77] 市販の充塡カラムとしては，Cosmosil 5C_{18}-AR-II，ジーエルサイエンス社製 Inertsil ODS-2，ワイエムシィ社製 YMC-Pack ODS-AM-312，関東化学社製 Mightysil RP-18GP などが使用できる．

移動相[*78]：アセトニトリル・水（7：3）．
カラム温度：40℃．
流　速：1.0 mL min^{-1}．
測定波長[*79,*80]：314 nm．

（2）検量線：　検量線用標準液それぞれ10 mLを（ii）（2）項にしたがって操作したのち，各10 μLをそれぞれHPLC装置に注入し，ピーク面積から検量線を作成する．

（3）定　量：　試験溶液10 μLをHPLC装置に注入し，得られたピーク面積と検量線によって試験溶液中のサイクラミン酸濃度を求め，計算によって試料中のサイクラミン酸含量（g kg^{-1}）を算出する[*81]．

$$\text{サイクラミン酸含量}\,(\text{g kg}^{-1}) = \frac{C \times 200}{W \times 1000}$$

C：試験溶液中のサイクラミン酸濃度（μg mL^{-1}）
W：試料の採取量（g）

3.4　着　色　料

　着色料とは食品に好ましい色調を与えるために添加された合成色素あるいは天然色素である．合成色素の多くはタール色素である．タール色素は石炭乾留の副産物であるコールタールを原料としたことに由来するが，現在は石油を原料として合成されている．また，タール色素は化学構造からアゾ系，キサンテン系，トリフェニルメタン系，インジゴイド系などに，染色的性質から酸性，塩基性などに分類される．1960年に第1版 食品添加物公定書が出版された当時，わが国では24種類のタール色素が許可されていた．その後，種々の動物実験の結果，毒性や発がん性の疑いなどにより指定外となったものがあり，現在は食用赤色2号（アマランス），食用赤色3号（エリスロシン），食用赤色102号（ニューコクシン），食用赤色104号（フロキシン），

---

*78　移動相としてメタノール・水（4：1）も使用できる．
*79　N,N-ジクロロシクロヘキシルアミンは，210 nmと314 nm付近に紫外吸収をもつ．210 nm付近の吸収が最大であるが，夾雑ピークが少なくベースラインも安定している314 nmを測定波長とした．
*80　サイクラミン酸を誘導体化することなく，高速液体クロマトグラフ質量分析計（LC/MS）[22]もしくは高速液体クロマトグラフタンデム質量分析計（LC/MS/MS）[24]で直接測定することもできるが，これらはサイクラミン酸が指定外添加物であることから，主として確認検査のために用いられる．
*81　本法による定量限界は試料中濃度として0.005 g kg^{-1}である．

食用赤色105号（ローズベンガル），食用赤色106号（アシッドレッド），食用赤色40号（アルラレッドAC），食用黄色4号（タートラジン），食用黄色5号（サンセットイエローFCF），食用緑色3号（ファストグリーンFCF），食用青色1号（ブリリアントブルーFCF），食用青色2号（インジゴカルミン）の12種類の酸性タール色素が指定されている．一方，天然色素はタール色素が利用される以前からさまざまな食品に使用され，タール色素の安全性に疑問がもたれたことで，近年好まれる傾向にある．ただ，天然色素はタール色素と比較して高価で，不安定なものも多く，毒性データも比較的少ないことなどから，タール色素が現在でも使用されている．そこで，本書では酸性タール色素について紹介する．酸性タール色素は菓子類や液状食品などさまざまな食品に利用されているが，カステラ，しょうゆ，鮮魚介類，茶，みそ，めん類，野菜，わかめなどには使用できない．また，世界各国によって，酸性タール色素の許可状況が異なり[25,26]，輸入食品から日本で許可されていない酸性タール色素が検出され，食品衛生法違反となる例がしばしば見受けられる．

3.4.1 酸性タール色素の分析法

a. 試験法の概要

食品中の酸性タール色素を水またはアンモニア水で抽出し，毛糸染色法またはポリアミド染色法により精製したのち，ペーパークロマトグラフィー（PC法），薄層クロマトグラフィー（TLC法）およびホトダイオードアレー（PDA）検出器を用いた高速液体クロマトグラフィー（HPLC）で定性を行う方法である[27〜33],*82．

b. 試薬

（1）標準原液*83：食用赤色2号，食用赤色3号，食用赤色102号，食用赤色104号，食用赤色105号，食用赤色106号，食用赤色40号，食用黄色4号，食用黄色5号，食用緑色3号，食用青色1号，食用青色2号をそれぞれ0.100 gずつ正確に量り，水に溶解して正確に100 mLとする．本液1 mLは各色素1000 µgを含有する．
（2）PC法およびTLC法用標準色素混合溶液：食用赤色2号，食用赤色102号，食用赤色40号および食用黄色5号標準原液をそれぞれ等量混合し，標準色素混合溶液1（STD 1）とする．本液1 mLは各色素250 µgを含有する．また，食用赤色3号，

---

*82 最近では確認法としてLC/MS法も用いられている[34,35]．
*83 各色素は東京化成社製，和光純薬工業社製，Sigma-Aldrich社製などが使用できる．なお，食用青色2号は紫外線などで分解しやすいため，標準液は用時調製するのが望ましい．

食用赤色104号,食用赤色105号および食用赤色106号標準原液をそれぞれ等量混合し,標準色素混合溶液2(STD 2)*84 とする。本液1 mL は各色素250 μg を含有する.
(3) 脱脂羊毛*85:　純毛で蛍光染料を含まない脱脂した白色羊毛.
(4) ポリアミド*86:　カラムクロマトグラフィー用ポリアミド(60〜80メッシュ).
(5) 定性用沪紙*87 および薄層板*88:　沪紙は PC 法用,薄層板は化学修飾型シリカゲル(ODS)薄層板およびシリカゲル薄層板を用いる.
(6) PC 法用展開溶媒*89:　① アセトン・3-メチル1-ブタノール(イソアミルアルコール)・水 (6:5:5)*90,② 1-ブタノール・エタノール・1% アンモニア水 (6:2:3)*91,③ エタノール・5% アンモニア (1:1)*92.
(7) ODS 薄層板用展開溶媒:　① メタノール・アセトニトリル・5% 硫酸ナトリウム溶液 (3:3:10),② エチルメチルケトン・メタノール・5% 硫酸ナトリウム溶液 (1:1:1).

---

*84　キサンテン系色素(食用赤色3号,食用赤色104号,食用赤色105号および食用赤色106号など)の分析に用いる.

*85　市販されている白色羊毛は蛍光染色を使用したもの,化繊との混紡品が多いので,入手にはとくに注意して純毛で蛍光染料を含まないものを選ぶようにする.試験には約5 cm の長さに切って用いる.なお,蛍光染料を含む羊毛の場合は脱蛍光染料法[26]により処理する.また,脱脂が必要な場合は純毛で蛍光染料を含まない無着色羊毛をソックスレー抽出器を用いて石油エーテルで十分に脱脂したのち,石油エーテルを室温で蒸発させ,水で十分に洗ったのち,軽く絞って風乾する.

*86　ポリアミドの種類により性質が異なる.カラムクロマトグラフィー用ポリアミド C-100(和光純薬工業社製)がよい.使用前に水に浸し,ゆっくりとかくはんしてから静置し,上澄みを捨てる操作を2〜3回繰り返し,ごみを取り除いた含水ポリアミドを約2 g 用いるのがよい.

*87　PC 法用沪紙は No. 50(アドバンテック東洋社製)が一般的である.10 mm の間隔をおいて,幅2 mm の切込みが入った9本溝入りの沪紙が市販されている.また,ペーパーの代わりにセルロース薄層板を用いてもよい.市販品にはセルロース HPTLC(Merck 社製),アビセル SF 薄層板(フナコシ薬品社製)などがあり,ペーパーに比べてスポットのまとまりがよい.

*88　ODS 薄層板の市販品には RP-18F$_{254}$S 薄層板(Merck 社製)などがあり,ガラス板のほかアルミニウムシートでもよい.シリカゲル薄層板の市販品にはシリカゲル60薄層板(Merck 社製)などがある.市販の薄層板を使用する場合はメーカーにより分離パターンおよび Rf 値が異なるので,あらかじめ分離の良好な条件を選定する.

*89　展開溶媒①,②および③をつねに併用して展開し,すべてのクロマトグラムを比較して判定する.また判定のさいには色調も比較するとよい.とくにキサンテン系色素は③を用いることで良好に分離することができる.

*90　本展開溶媒は酸性基,とくにスルホン酸基の有無またはその数によって水溶性色素を分類するものである.スルホン酸基のない色素は溶媒先端近くに上昇し,スルホン酸基の数が増加するにしたがって原点に近づく.このことはアゾ系色素(食用赤色2号,食用赤色40号,食用赤色102号,食用黄色5号など),トリフェニルメタン系色素(食用青色1号,食用緑色3号など)などについて共通しており,試料中に含まれる色素を推定するうえで非常に優れた方法である.この展開溶媒を用いて市販のペーパー(約15 cm)を展開するのに要する時間は通常約3 h (25℃) である.

(8) シリカゲル薄層板用展開溶媒： 酢酸エチル・メタノール・28%アンモニア水（3：1：1または4.5：1：1）[*93].

c. 装　置
HPLC装置： ホトダイオードアレー検出器つき．

d. 試験法
（i）抽　出[*94]
（1） 油脂の少ない試料における検体の採取と試料の調製： 着色が試料全体におよぶ場合には，そのままとるか，細切するか，加熱して溶かすか，または乳鉢もしくはホモジナイザーを用いて摩砕するなどして均一化して採取する．また，部分的に着色された試料あるいは着色部位がきわめて少ない試料は着色部位を採取する[27]．

半流動状または固形試料　試料10 g[*95]をとり，水50 mLを加え，加温しながらかくはんし色素を溶出または溶解したのち，遠心分離して上澄み[*96]を分取する．色素の溶出が十分でないときは，固形物にさらに0.5%アンモニア水[*97] 20～50 mLおよびエタノール[*98] 20～50 mLを加えてかくはんしたのち，遠心分離して再度上澄みを分取し，先の上澄みに合わせ，これを色素抽出液とする．なお，エタノールを加えた場合，エタノールの存在は毛糸染色に支障を与えるので水浴上でエタノールを蒸発さ

[*91] 展開溶媒①と比較して着色羊毛の水洗が若干悪い場合でもスポットのまとまりがよい．Rf値の再現性がよく青色系色素の分離がよいなどの利点を有する．この展開溶媒を用いて市販のペーパー（約15 cm）を展開するのに要する時間は通常約6 h（25℃）である．

[*92] キサンテン系色素の分離によい．この展開溶媒は調製直後には食用赤色104号と食用赤色105号の分離が不十分である．そのため，展開溶媒をすべて入れ替えず，減った分を追加して使用するとよい．この展開溶媒を用いて市販のペーパー（約15 cm）を展開するのに要する時間は通常約1.5 h（25℃）である．

[*93] 酢酸エチルの混合割合を3から順次増加させ4および5にするにつれて，各色素のRf値は相対的に低下するので，色素標準液についてあらかじめ分離の良好な条件を選定するとよい．酢酸エチル混合比が4および5のときはキサンテン系色素の分離がよく，またその比が3付近のときはその他の色素の分離が良好である．さらにその比が3以下のときは原点近くに分布しやすい色素の分離がよい．

[*94] 食品は油脂の少ない試料と油脂の多い試料に大別し抽出操作を行う．

[*95] 着色の程度により試料の採取量は異なる．10～100 gの範囲の適量を採取する．

[*96] 魚肉加工品，魚卵製品，畜肉加工品，穀類加工品などではタンパク質やデンプンが混入し，上澄みが混濁する．これらの混入は次の精製操作に悪影響を及ぼすため，エタノールにより沈殿させ除去する．一度エタノールを加えると食品成分が急激に固化し，色素が固形物に再吸着して抽出ができないことがある．

[*97] 固形試料は通常水で抽出できるが，かまぼこ，なると，ソーセージなどの場合は水では抽出が困難であるので，1%アンモニア水を加え，さらに同量のエタノールを加えて加温抽出を行う．あるいはホモジナイズによる抽出でもよい結果が得られる．

[*98] キサンテン系色素の場合はエタノールに溶けやすいので，エタノールの量を多くするとよい．

せ，除去する．
（2）油脂の多い試料における検体の採取と試料の調製： 試料10 g*95をとり，必要があれば加温して溶かし，石油エーテル*99 50 mLを加える．これに0.5%アンモニア水50 mLを加えてふりまぜ，水層を分取し，色素抽出液とする．

（ii）精 製*100

（1）毛糸染色法*101： 色素抽出液に約20～50 mLの水*102を加え，10%酢酸でpH 3～4*103とする．これに脱脂毛糸約4～5本を加え，沸騰水浴上で30 minときどきかくはんしながら加温したのち，着色した毛糸を取り出す．毛糸は水洗*104したのち，0.5%アンモニア水10～20 mLを加え，沸騰水浴上で15 min加温し，色素を溶出させる．毛糸を取り除いたのち，溶出液を減圧下または水浴上で濃縮乾固し，残留物に着色の度合いにより0.2～0.5 mLの水または50%エタノール*105を加えて溶かし，試験溶液とする．

（2）ポリアミド染色法*106： 色素抽出液に約50～100 mLの水*107を加え，10%酢酸でpH 3～4*108とする．これにポリアミド0.5～2 gを加え，ポリアミドが着色するまでゆっくりかくはんする．しばらく静置したのち，上澄みを捨て，これに水200 mLを加えてかくはん後，再度静置し，上澄みを捨てる．この洗浄操作を上澄みが透

---

*99 脱脂のために用いる．油脂分の多い試験溶液はあとの操作の障害となるので，あらかじめ油脂を除く．石油エーテル層が着色する場合は，1%アンモニア水で抽出を行い，水層を合わせて試験溶液とする．

*100 精製法には毛糸染色法とポリアミド法があり，どちらを用いてもよい．

*101 毛糸染色法は食品成分と色素との分離が行えるほか，染色に基づく色素の分類を容易にする．すなわち，スルホン基，ヒドロキシル基，カルボキシル基をもつ酸性色素は酸性で羊毛に染着する．毛糸染色法は多検体，多種の食品に使用でき，操作が簡便でかつ安価に分析できる優れた方法であるが，酸性タール色素の吸着，溶出に加熱操作が必要であるため，加熱で分解しやすい色素（食用青色2号など）の分析には注意が必要である．

*102 エタノール，塩類，糖類などの濃度が低くなるため色素が毛糸に吸着しやすくなる．

*103 酸が過剰になるにしたがって，色素は吸着しにくくなる．

*104 毛糸に付着している種々の妨害物を十分に洗い流すことにより良好なクロマトグラムが得られ，結果の判定が容易になる．中性洗剤および温水などで洗浄することにより，効果が上がる．

*105 色素の濃度により適宜増減する．キサンテン系色素の場合は水には溶けないので，50%エタノール溶液を用いる．ただし，HPLC分析する場合，50%エタノール溶液を注入すると色素の保持時間が変動（早くなる）することがあるため注意が必要である[36]．

*106 毛糸染色法にかわる方法として，ポリアミド染色法を用いることができる．本法は酸性タール色素の吸着，溶出を常温で行えるため加熱に弱い色素も分析が可能であり，ほぼ定量的に回収できることから，色素濃度が薄い食品にも十分応用ができる．

*107 抽出液に水を十分量加え希釈することにより，ポリアミド吸着の妨害となるアルコール，塩類，糖類などの影響が少なくなる．

*108 酢酸を用いて試料溶液のpHを約3～4としポリアミドへの吸着率を高める．

明*109 になるまで繰り返す．着色したポリアミドを水を用いてクロマト管*110 に流し込む．カラムはメタノール*111 50 mL で洗浄したのち，2% アンモニア水・エタノール (1:1) 溶液20～30 mL*112 で溶出し，溶出液を減圧下または水浴上で濃縮乾固*113 し，残留物に着色の度合いにより 0.2～0.5 mL の水または 50% エタノール*105 を加えて溶かし，試験溶液とする．

(iii) 試験操作

(1) PC 法*114： ペーパーの下端より約 4 cm のところに試験溶液および色素標準液を毛管にて直径約 5 mm 以下*115 になるように塗布し，ドライヤーなどで風乾する．各ペーパーに対応する展開溶媒*116 を選び，ペーパーの下端約 2 cm を展開溶媒に浸し，約 15 cm 展開する．展開終了後，試験溶液および色素標準液それぞれから得られたスポットの Rf 値と色を自然光および紫外線照射下*117 で比較観察*118,*119 す

---

*109 ポリアミドに付着したデンプン，タンパク質などの妨害成分を十分に除去するために行う．
*110 市販品 Bio-Rad Laboratories 社製のフィルターつきカラム（0.8 cm i.d.×4 cm）が簡便である．カラムにポリアミドを充填して試験を行うほか，簡易な方法としてビーカー内でバッチ法により十分洗浄したのち，漏斗や注射筒にガラスウールを詰め，同様に操作してもよい．
*111 ポリアミドに吸着したカロテン，クロロフィル，銅クロロフィル，パプリカ色素はメタノールで完全に溶出し除去できる．一方，ウコン色素，アナトー色素，ノルビキシン，銅クロロフィリン，ベニコウジ色素はメタノールで一部が溶出し，残りはアンモニア水・メタノール溶液で溶出する．
*112 ポリアミドから色素が溶出しなくなるまで 2% アンモニア水・エタノール (1:1) を流す．溶出液はアンモニア水・メタノール溶液とアンモニア水・エタノール溶液で同様の結果が得られる．沸騰水浴中で濃縮するときは安全性の点からアンモニア水・エタノール溶液を溶出液として用いたほうがよい．
*113 食用色素として許可されている酸性タール色素はアンモニア水・エタノール溶液を濃縮するさいにいずれも安定である．
*114 セルロース薄層板の場合は，TLC 法にしたがう．
*115 スポットしたときのスポットの大きさはできるだけ小さいほうがよい．試験溶液をあまり多量につけるとテーリングが起こり，Rf 値の近接している色素が存在するときは重なるおそれがある．
*116 展開溶媒は古くなったものや数回使用したものは溶媒の組成が変化しているため，良好な結果が得られないことがあるので，標準色素の分離度を参考にしながらできるだけ新しく調製したものを用いること．一例として展開溶媒アセトン・3-メチル-1-ブタノール（イソアミルアルコール）・水 (6:5:5) を用いて標準色素混合溶液を分離させると，食用赤色2号，食用赤色102号，食用黄色5号および食用赤色106号それぞれの色素間の間隔はほぼ等しくなる．色素間の距離が変化してきた場合は溶媒を新しくつくり直す目安となる．また，シリカゲル薄層板用展開溶媒は速やかに組成が変化するので，展開するたびに新たにつくり直す必要がある．
*117 紫外線は一般に 365 nm のものが用いられているが，このほか 254 nm のものも用いられている．とくにキサンテン系色素は 365 nm の照射により蛍光（食用赤色3号および食用赤色104号は黄色蛍光，食用赤色105号は弱い赤色蛍光，食用赤色106号は強い橙色蛍光）を発するので判別に有効である．一般に蛍光はシリカゲル上では弱く，セルロース上のほうが明確である．

る．図 3.10〜図 3.12 に PC 法によるクロマトグラムを示す．

（2）TLC 法： 薄層板の下端より 1.5〜2.0 cm のところに試験溶液および色素標準液を毛管にて直径約 3 mm 以下[115]になるように，1 cm の間隔に塗布し，風乾する．各薄層板に対応する展開溶媒[116]を選び，薄層の下端約 1 cm を展開溶媒に浸し，薄層板の上端付近まで展開する．展開終了後，試験溶液および色素標準液それぞれから得られたスポットの Rf 値と色を自然光および紫外線照射下[117]で比較観察する．図 3.13〜図 3.15 に TLC 法によるクロマトグラムを示す．

（3）HPLC： 標準原液を適宜希釈して 10〜20 µg mL^{-1} の混合標準液を作製する．試験溶液は 0.45 µm のメンブランフィルターを用いて濾過したものを HPLC 分析に用いる．

① 測定条件：PDA 検出器つき HPLC 装置を用い，次の条件によって測定する．

　　　　カラム：オクタデシルシリル化シリカゲル（4.6 mm i.d.×250 mm）．
　　　　カラム温度：40℃．
　　　　移動相：A 液　0.5% 酢酸アンモニウム含有メタノール・アセトニトリル・水（3：3：4）混液．
　　　　　　　　B 液　0.5% 酢酸アンモニウム溶液．

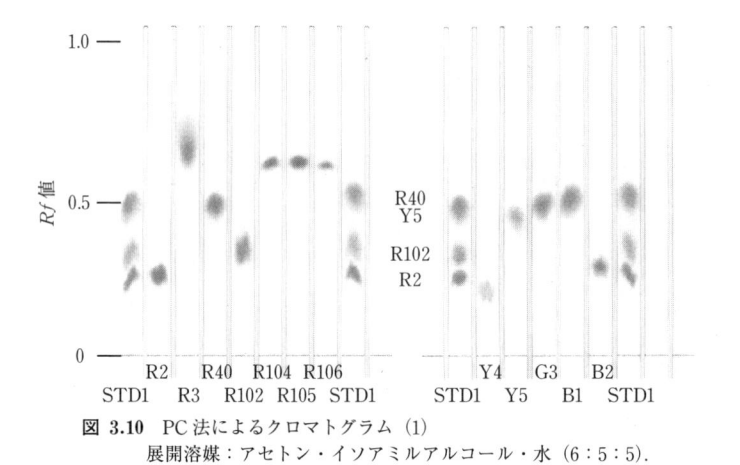

図 3.10 PC 法によるクロマトグラム（1）
　　　　展開溶媒：アセトン・イソアミルアルコール・水（6：5：5）．

---

[118] Rf 値が類似の色素が共存している場合は，それらが混合した色になるので判定に注意を要する．
[119] インジゴカルミンは展開中や展開後のドライヤーによる風乾により退色する場合があるので注意する．

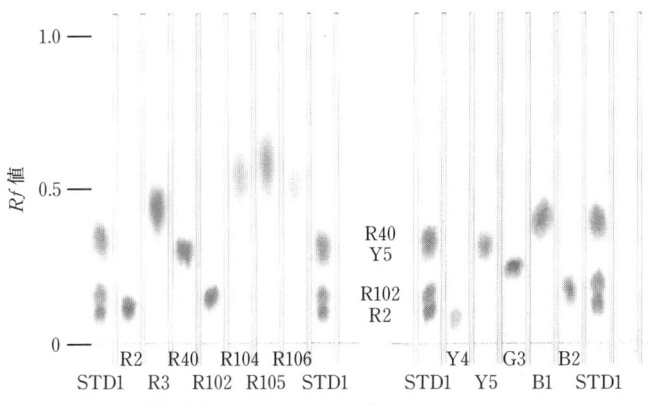

図 3.11 PC 法によるクロマトグラム（2）
展開溶媒：1-ブタノール・エタノール・1% アンモニア（6：2：3）．

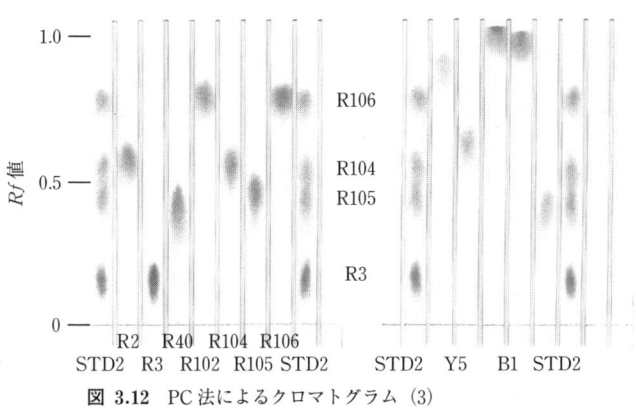

図 3.12 PC 法によるクロマトグラム（3）
展開溶媒：エタノール・5% アンモニア（1：1）．

A：B の比が（1：9）から（10：0）まで 30 min で直線濃度勾配を行い，さらに 10 min 保持する．

流　速：1.0 mL min^{-1}．

測定波長：350～750 nm．

注入量：10 μL．

② 定　性：試験溶液および混合標準液 10 μL を HPLC 装置に注入し，得られた保持時間と PDA によるスペクトルを比較し定性を行う．図 3.16 に HPLC によるクロマトグラムを示す．

第3章 食品添加物

図 3.13 TLC 法によるクロマトグラム（ODS(1)）
展開溶媒：メタノール・アセトニトリル・5% 硫酸ナトリウム（3：3：10）．
薄層板：RP-18F$_{254}$S．

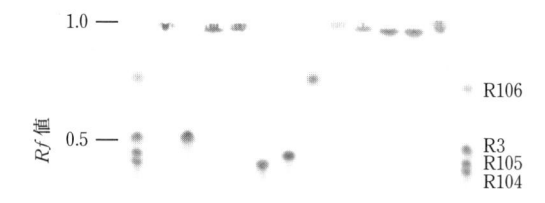

図 3.14 TLC 法によるクロマトグラム（ODS(2)）
展開溶媒：エチルメチルケトン・メタノール・5% 硫酸ナトリウム（1：1：1）．
薄層板：RP-18F$_{254}$S．

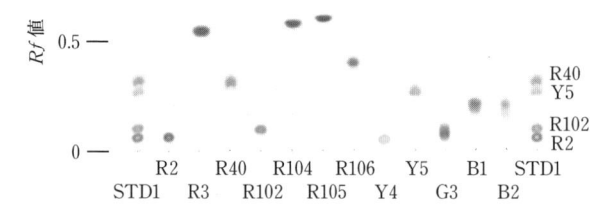

図 3.15 TLC 法によるクロマトグラム（シリカゲル）
展開溶媒：酢酸エチル・メタノール・28% アンモニア（3：1：1）．
薄層板：Keselgel 60．

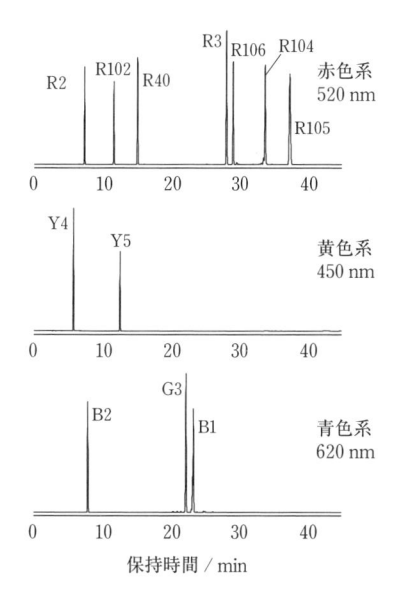

図 3.16 HPLC によるクロマトグラム
カラム：Cosmosil $5C_{18}$-AR-Ⅱ（4.6 mm i.d.×250 mm，粒径 5 μm）．
その他の条件は本文中の測定条件と同様．
STD 濃度：50 μg mL^{-1}（ただし，R104 は 100 μg mL^{-1}，R105 は 150 μg mL^{-1}）．

3.5 酸化防止剤

　食品に含まれる多様な成分の中には，酸素に触れることで自動酸化してしまうものが少なくない．現象としては油脂の変敗や食品の変色，褐変などがあるが，これらは食品としての商品価値を下げてしまうばかりか，さらに酸化が進んだ油脂の過酸化物などは，人体に悪影響を及ぼしかねない．酸化防止剤とは，こうした酸素による油脂の酸化や食品の変色，褐変などを防止するために添加する食品添加物である．酸化防止の作用から分類すると大きく二つに分けられ，狭義の酸化防止剤としては酸化防止剤自身が先に酸化されることによって食品中成分の酸化を防止する，いわゆる還元剤としての酸化防止剤がある．また，直接酸化防止作用を有するものではないが，広義の酸化防止剤として，酸素による酸化の促進因子となる銅や鉄などの金属の作用を阻害する物質や，還元性をもつ酸化防止剤と共存することでその作用を増強させる物質があり，これらも広く酸化防止剤の範ちゅうに入れている．還元性をもつ酸化防止剤としては，ブチルヒドロキシアニソール（BHA），ジブチルヒドロキシトルエン（BHT），没食子酸プロピル（PG），t-ブチルヒドロキノン（TBHQ），トコフェロールなどのフェノール系酸化防止剤のほか，アスコルビン酸，エリソルビン酸，亜

硫酸塩類などがある．キレート剤として金属の作用を阻害する酸化防止剤としては，エチレンジアミン四酢酸（EDTA）やクエン酸などがある．アスコルビン酸はフェノール系酸化防止剤に相乗効果を示す．また，溶解性による分類では水溶性と油溶性の酸化防止剤がある．油溶性酸化防止剤は油脂の酸化防止に使用され，フェノール系酸化防止剤のほかに，油溶性を高めるためにエステル化されたクエン酸イソプロピル，アスコルビン酸ステアリン酸エステルなどがある．水溶性酸化防止剤は食品の変色，褐変防止などに使用され，アスコルビン酸，エリソルビン酸，亜硫酸塩類，EDTAなどがある．

（1）BHA，BHT，PG，TBHQなどのフェノール系酸化防止剤は，フェノールのヒドロキシル基が先に酸化されることによる還元剤としてその効果を発揮し，油溶性の酸化防止剤として油脂の酸化防止を目的に使用される．わが国で現在使用できるトコフェロール以外のフェノール系酸化防止剤は，BHA，BHT，PGの3種で，BHA，BHTは魚介，鯨冷凍品に $1\,\mathrm{g\,kg^{-1}}$ 以下，油脂，バター，魚介乾製品，魚介塩蔵品，乾燥裏ごしいもに $0.2\,\mathrm{g\,kg^{-1}}$ 以下，両者を併用する場合はその合計量として，対象食品，使用基準が設けられている．BHTのみチューインガムに $0.75\,\mathrm{g\,kg^{-1}}$ まで使用できる．PGは油脂に $0.2\,\mathrm{g\,kg^{-1}}$，バターに $0.10\,\mathrm{g\,kg^{-1}}$ 以下とされているが，現在はあまり使用されていない．TBHQは，わが国では使用することができない指定外添加物である．EUでは不許可であるが，米国で許可されていることから，輸入食品からの検出事例が多い．これまでに検出された食品は油脂を使用したもので，洋焼菓子，油菓子，スナック菓子，調味料，野菜調製品など多岐に及んでいる．

（2）アスコルビン酸（ビタミンC）は酸化防止剤としてはL-アスコルビン酸とL-アスコルビン酸ナトリウムが許可されており，酸化防止剤のほか，栄養強化剤，品質改良剤，膨張剤としての用途もある．酸化防止剤としては，その強い還元性から褐変防止，鮮度保持，風味の保持，発色助剤などとして多用される．おもに果物加工品，野菜加工品，漬物などの褐変防止や退色防止，畜肉・食肉製品の発色助剤や退色防止，水産食品の変質防止などに用いられる．また，アスコルビン酸の脂溶性を高め，油脂への使用を可能にしたL-アスコルビン酸ステアリン酸エステルとL-アスコルビン酸パルミチン酸エステルもある．いずれも使用基準は設定されていない．

（3）エリソルビン酸はアスコルビン酸の異性体であり，イソアスコルビン酸ともいう．自然界には存在しないが，微生物によって糖類から生成されることが知られている．食品添加物としてはエリソルビン酸とエリソルビン酸ナトリウムが許可されている．エリソルビン酸はアスコルビン酸より酸化速度がやや速いために，アスコルビ

3.5 酸化防止剤

ン酸の酸化を抑制する働きがある．対象食品や使用量は設定されていない．食品への使用は酸化防止の目的に限るとされているが，魚肉ねり製品（魚肉すり身を除く）とパンでは品質改良剤としての使用を認めている．ハム，ソーセージなどの食肉製品，魚介冷凍品，野菜や果物の缶詰，果汁飲料など，広く利用されている．

（4） EDTA は食品添加物として，エチレンジアミン四酢酸カルシウム二ナトリウム（EDTA・CaNa$_2$）およびエチレンジアミン四酢酸二ナトリウム（EDTA・Na$_2$）が許可されている．これらは水溶性の金属キレート化剤である．缶詰や瓶詰食品中の酸化促進作用を有する不要な金属の作用を隠ぺいするのに使われる．缶詰，瓶詰清涼飲料水の変色，退色の防止，カニ，サケ，マグロなどの水産物缶詰に生ずるガラス状結晶（ストラバイト）の生成の防止などに利用される．使用基準があり，EDTA・CaNa$_2$として，缶詰，瓶詰清涼飲料水に 0.035 g kg^{-1} 以下，その他の缶詰，瓶詰に 0.25 g kg^{-1} とされている．

とくに，EDTA・Na$_2$ を使用した場合，EDTA・Na$_2$ の形で体内に入ると Ca などを排除してしまう可能性があるので，過剰の EDTA・Na$_2$ を最終食品の完成前に EDTA・CaNa$_2$ にすることが義務づけられている．

3.5.1 ブチルヒドロキシアニソール，ジブチルヒドロキシトルエン，没食子酸プロピルおよび t-ブチルヒドロキノンの分析法

a. 試験法の概要

食品中のブチルヒドロキシアニソール（BHA），ジブチルヒドロキシトルエン（BHT），没食子酸プロピル（PG）および t-ブチルヒドロキノン（TBHQ）をアセトニトリル・2-プロパノール・エタノール混液（2:1:1）で抽出する．抽出溶液は冷凍庫で$-20\sim-5$℃に冷却し，油脂分と分離したのち，溶媒を濃縮し，高速液体クロマトグラフィー（HPLC）により定量する[37,38],[*120,*121]．

b. 試　薬

（1）　標準原液：　BHA，BHT，PG，TBHQ 各 100 mg を量り，それぞれメタ

---

*120　本法は，BHA, BHT, PG, TBHQ のフェノール系酸化防止剤を同時分析する方法である．ここでは4種のみを示したが，ほかのフェノール系酸化防止剤である没食子酸オクチル（OG），同ラウリル（DG），ノルジヒドログアヤレチック酸（NDGA），2,4,5-トリヒドロキシブチロフェノン（THBP）および4-ヒドロキシメチル-2,6-ジ-t-ブチルフェノール（HMBP）も同時分析することができる[38]．

*121　TBHQ については，厚生労働省より「$tert$-ブチルヒドロキノン（TBHQ）に係る試験法について」[39]の通知がある．

ノールに溶解して 100 mL とする．本液 1 mL は BHA，BHT，PG，TBHQ 各 1000 μg を含有する．

（2） 混合標準液： それぞれの標準原液 10 mL をとり，メタノールを加えて 100 mL とする．本液 1 mL は BHA，BHT，PG，TBHQ 各 100 μg を含有する．

（3） 無水硫酸ナトリウム： 試薬特級．
（4） アセトニトリル： HPLC 用．
（5） メタノール： HPLC 用．
（6） 2-プロパノール： 試薬特級．
（7） エタノール： 試薬特級．
（8） 混合溶媒： アセトニトリル・2-プロパノール・エタノール混液（2：1：1）．
（9） 酢　酸： 試薬特級．

c. 装　置
HPLC 装置： 紫外部吸収検出器つき．

d. 試験法

（ⅰ） 検体の採取と試料調製法　　液状試料，半流動状試料はそのまま，固体試料は細切してかきまぜるか，加熱して溶かすか，または乳鉢もしくはホモジナイザーを用いて摩砕するなどして均一化したものを用いる．なお，試料が均質でないものについては，全量をとるか，あるいは均等に輪切りにするか，または対称形に 4 等分もしくは 8 等分し，その 1/4～1/2 をとり，ホモジナイザーなどで均一化したものを用いる．

（ⅱ） 試験溶液の調製　　液状試料はそのまま，バターなどの固形油脂は加温溶解し，固体試料[*122] は上記にしたがって均一化したのち，その約 5 g を精密に量り，ホモジナイザーのカップにとる．これに無水硫酸ナトリウム 10 g およびアセトニトリル・2-プロパノール・エタノール（2：1：1）の混合溶媒 50 mL を加えて 10 min ホモジナイズする．蓋をしたままのカップを －20～－5℃ の冷凍庫に移し，1 h 以上冷却したのち，庫内ですばやく沪紙で沪過する．沪紙上の残査はあらかじめ冷却した混合溶媒 15 mL で洗い，沪液を合わせて抽出液とする[*123]．抽出液を 40℃ 以下の水浴を用いて 1～2 mL となるまで減圧濃縮し，混合溶媒を加えて正確に 5 mL とする．

[*122] 本法は動物性油脂，植物油，バター，魚介乾製品，魚介冷凍食品，油揚げ菓子，ビスケット，クッキー類，即席めんなどに適用できる．

[*123] 抽出液の入ったホモジナイザーカップを冷凍庫に移すと同時に，沪過に使用するガラス器具や洗浄用の混合溶媒も冷凍庫に移し冷却しておくとよい．沪過する操作は，固まった油などが沪液に溶け込まないように，庫内でなるべく手早く行う．

これを 0.45 μm のメンブレンフィルターで沪過し,試験溶液とする.

(iii) 検量線用標準液の調製　　混合標準液 0.1, 0.5, 1, 2, 5 mL をそれぞれ正確に量り,抽出に用いた混合溶媒を加えて正確に 10 mL とし,検量線用標準液とする(これらの液 1 mL は各酸化防止剤を 1, 5, 10, 20 および 50 μg を含む).

(iv) 測定法

(1) 測定条件:　紫外部吸収検出器つき,グラジエント装置つき HPLC 装置を用い,次の条件によって測定する(図 3.17).

　　　　カラム[*124]:オクタデシル基を化学結合したシリカゲル(ODS カラム,4.6 mm i.d.×150〜250 mm,粒径 5 μm).

　　　　移動相[*125]:A 液　アセトニトリル・メタノール混液(1:1).
　　　　　　　　 B 液　5% 酢酸溶液.
　　　　A 液の割合を 15 min で 40〜100% まで変化させ,そのまま 100% を 5 min 保持したのち,A 液を 40% に戻してベースラインの安定を確認後,次の注入を行う(1 注入に約 30 min を要する).

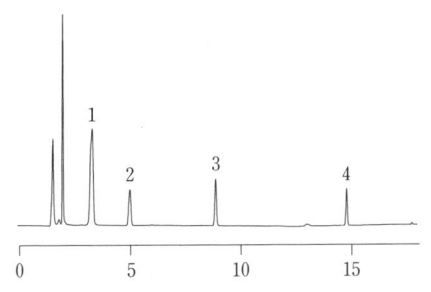

図 3.17　酸化防止剤のクロマトグラム
　　カラム:Cosmosil 5 C_{18}-AR (4.6 mm i.d.×150 mm,粒径 5 μm).　カラム温度:40℃.
　　移動相:[A 液]　アセトニトリル・メタノール(1:1)混液,[B 液]　5% 酢酸溶液.A 液の割合を 40〜100% まで変化させ,そのまま 5 min 保持する.　流　速:1.0 mL min^{-1}.
　　測定波長:280 nm.　注入量:10 μL.
　　各標準液(10 μg mL^{-1}):1. PG, 2. TBHQ, 3. BHA, 4. BHT.

　[*124]　各社の ODS カラムが使用できるが,移動相に酢酸が含まれることから,耐酸性のあるものが好ましい.

　[*125]　グラジエント装置を用い,有機溶媒のみの A 液を 100% まで増やすことで,ODS カラムへの保持が強い BHT を 20 min 以内で測定することができる.また,ほとんどの油脂成分を溶出することができる.なお,グラジエント装置がない場合は,A 液と B 液の割合を適宜変更したイソクラティック条件でも分析可能である[38].

カラム温度：40℃．
流　速：1.0 mL min^{-1}．
測定波長^{*126}：280 nm．

（2）　検量線：　検量線用標準液 10 μL ずつをそれぞれ HPLC 装置に注入し，ピーク面積から検量線を作成する．

（3）　定　量：　試験溶液 10 μL を HPLC 装置に注入し，得られたピーク面積と検量線によって試験溶液中の BHA，BHT，PG，TBHQ の各濃度を求め，計算によって試料中の各含量（g kg^{-1}）を算出する^{*127}．

$$\text{BHA，BHT，PG，TBHQ の各含量 (g kg}^{-1}) = \frac{CV}{W \times 1000}$$

C：試験溶液中の BHA，BHT，PG，TBHQ の各濃度（μg mL^{-1}）
V：試験溶液の量（mL）
W：試料の採取量（g）

3.5.2　エリソルビン酸およびアスコルビン酸の分析法

a.　試験法の概要

食品中に残留しているエリソルビン酸（アラボアスコルビン酸，イソアスコルビン酸ともいう）およびアスコルビン酸を還元型エリソルビン酸および還元型アスコルビン酸として，また，酸化型となったデヒドロエリソルビン酸およびデヒドロアスコルビン酸を還元することによって総エリソルビン酸および総アスコルビン酸としておのおの HPLC で測定する方法である^{*128,*129}．必要があれば分子量比を乗じてエリソルビン酸ナトリウムあるいはアスコルビン酸ナトリウムの量として求める[40]．

---

*126　4種を同時分析するためには，紫外部吸収（UV）検出器を用いるが，BHA，TBHQ は蛍光検出器（励起波長 293 nm，蛍光波長 332 nm）でも感度よく測定することができる．

*127　本法の定量限界は試料中濃度として BHA，BHT および PG で 0.01 g kg^{-1}，TBHQ で 0.001 g kg^{-1} である．

*128　エリソルビン酸およびアスコルビン酸を同時に分析する方法である．エリソルビン酸はアスコルビン酸の異性体であり，食品添加物としては酸化防止剤としての使用に限られ，使用基準がある．一方，アスコルビン酸には使用基準はなく，酸化防止のほか，栄養強化剤や品質改良剤などとしても幅広く用いられ，食品への使用頻度はきわめて高い．両者は分析上ほとんど同じ挙動を示すことから，両者を分別して定性・定量を行う分析条件を設定している．

*129　エリソルビン酸およびエリソルビン酸ナトリウムは酸化防止剤として使用する限りにおいては，対象食品や使用量に制限はなく，表示の有無のみが問題となるので，食品中に残留する還元型エリソルビン酸を測定すればほぼ分析目的は達せられる．しかし，食品への添加量を検証するためには酸化型となったものを含めて総エリソルビン酸あるいは総エリソルビン酸ナトリウムとして測定する必要がある．

b. 試　薬

（1）標準原液： エリソルビン酸およびL-アスコルビン酸50 mgを量り，2%メタリン酸に溶解して100 mLとする．本液1 mLはエリソルビン酸およびL-アスコルビン酸500 μgを含有する．褐色のメスフラスコを使用する．

（2）標準液： 標準原液10 mLを褐色のメスフラスコにとり，2%メタリン酸で100 mLとする．本液1 mLはエリソルビン酸およびL-アスコルビン酸50 μgを含有する．

（3）アセトニトリル： HPLC用．

（4）メタノール： HPLC用．

（5）リン酸二水素ナトリウム二水和物： 試薬特級．

（6）リン酸水素二ナトリウム12水塩： 試薬特級．

（7）メタリン酸： 試薬特級．

（8）4%メタリン酸溶液： メタリン酸40 gに水を加えて溶解し，1000 mLとする．冷所に保存する．

（9）2%メタリン酸溶液： メタリン酸20 gに水を加えて溶解し，1000 mLとする．冷所に保存する．

（10）10%リン酸水素二ナトリウム溶液： リン酸水素二ナトリウム（12水塩）1 gに水を加えて溶かし10 mLとする．

c. 装　置

HPLC装置： 紫外部吸収検出器つき．

d. 試験法[*130]

（i）検体の採取と試料調製法　　3.5.1 d.（i）項に準じて行う．

（ii）試験溶液の調製

（1）食品に残留している還元型エリソルビン酸および還元型L-アスコルビン酸：
① 液状および半流動状食品：試料約10 gを精密に50 mLの褐色メスフラスコ[*131]に量りとり，これに，試料と同量の4%メタリン酸溶液を加えたのち，2%メタリン酸溶液を加え，50 mLに定容する[*132]．これを0.45 μmのメンブランフィルターで沪

[*130] エリソルビン酸およびアスコルビン酸は酸化されやすいので，試料の調製は手早く行い，長時間空気と接触させないようにする．試験前の検体および試料は必ず冷凍保存する．また，光や熱や金属は酸化を促進するので操作は遮光条件で，なるべく熱を加えず，金属との接触も避ける．

[*131] 50 mLあるいは100 mLの標線つき褐色遠心管などを使用してもよい．

過したものを試験溶液とする.

② 粉体および固形食品:試料約 10 g を精密に 100 mL 容の褐色沈殿管に量りとり,これに試料と同量の 4% メタリン酸溶液を加えたのち,2% メタリン酸溶液 30 mLを加えて 5 min 振とうする.さらに超音波を用いて 10 min 抽出を行ったのち,2% メタリン酸溶液を加えて 50 mL に定容する.これを 0.45 μm のメンブランフィルターで沪過したものを試験溶液とする.

(2) 総エリソルビン酸および総アスコルビン酸: 上記① あるいは ②の操作で得られた試験溶液 2 mL をとり,0.1% ホモシステイン溶液[*133] 1 mL および 10% リン酸水素二ナトリウム溶液 1 mL を加えて混合したのち,40℃で 20 min 加熱し[*134],総エリソルビン酸測定用の試験溶液とする.

(iii) 検量線用標準液の調製 　　標準液の 0,1,5,10,20 mL を 50 mL の褐色メスフラスコに正確にとり,それぞれに 2% メタリン酸溶液を加えて正確に 50 mLとし,検量線用標準液とする.これらの液 1 mL にはエリソルビン酸および L-アスコルビン酸 0,1,5,10 および 20 μg を含有する.

(iv) 測定法

(1) 測定条件: 　紫外部吸収検出器つき HPLC 装置を用い,次の条件によって測定する (図 3.18).

　　　　カラム:アミノプロピル基を化学結合したシリカゲル (4.6~5.0 mm i.d.×150~250 mm)[*135].

　　　　カラム温度:30℃.

　　　　移動相:アセトニトリル・$0.01\ mol\ L^{-1}$ リン酸二水素ナトリウム溶液・0.03% ホモ

[*132] エリソルビン酸およびアスコルビン酸の酸化防止のためにメタリン酸溶液を用いる.抽出液中のメタリン酸濃度を 2% としたのは,タンパク質の除去ができ,かつ,カラムの劣化防止のためである.また,メタリン酸の添加はエリソルビン酸およびアスコルビン酸の酸化を抑制し,酸化促進剤である銅イオンや鉄イオンの活性を抑制する.

[*133] 0.1% ホモシステイン溶液は酸化型となったデヒドロエリソルビン酸およびデヒドロアスコルビン酸を還元するために用いる.この反応は中性で進むため,中和の目的で 10% リン酸水素二ナトリウム溶液を加える.

[*134] 40℃に加温することにより還元反応を促進する.

[*135] HPLC カラムとしては NH_2 タイプのカラムを用いる.本カラムを用いるとエリソルビン酸とアスコルビン酸の同時分析が可能である.これはエリソルビン酸イオンあるいはアスコルビン酸イオンとアミノプロピル基に結合したリン酸イオンとの交換反応を利用したものであり,したがって,カラムに十分移動相を流して,アミノプロピル基にリン酸イオンを結合させておく必要がある.分析終了後も移動相で十分洗い,ほかの移動相に交換しないで保存すれば,次回の分析が容易である.

3.5 酸化防止剤

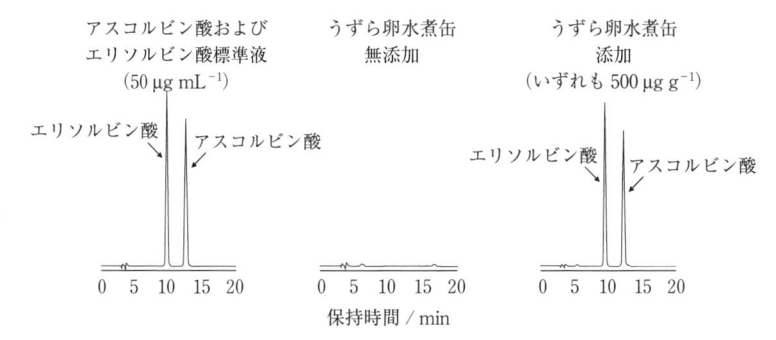

図 3.18 アスコルビン酸およびエリソルビン酸のクロマトグラム
カラム：Wakosil 5 NH$_2$ (4.6 mm i.d. × 250 mm, 粒径 5 μm).
その他の条件は本文中の測定条件と同様.

システイン・メタノール混液（600：100：30：30）[*136].

流　速：1.0 mL min^{-1}.

測定波長：270 nm[*137].

（2）検量線：　検量線用標準液 5 μL ずつをそれぞれ HPLC 装置に注入し，得られたピーク高またはピーク面積から検量線を作成する[*138].

（3）定　量：　試験溶液 5 μL を HPLC 装置に注入し，得られたピーク高またはピーク面積と検量線によって試験溶液中のエリソルビン酸あるいはアスコルビン酸濃度を求め，次式によって試料中の還元型エリソルビン酸あるいは還元型アスコルビン酸，また，総エリソルビン酸あるいは総アスコルビン酸の定量値を求める．

$$還元型エリソルビン酸あるいは還元型アスコルビン酸含量 (g\ kg^{-1}) = \frac{C_1 V}{1000 \times W}$$

$$総エリソルビン酸あるいは総アスコルビン酸含量 (g\ kg^{-1}) = \frac{C_2 V \times 2}{W \times 1000}$$

C_1：試験溶液中の還元型エリソルビン酸または還元型アスコルビン酸濃度（μg mL^{-1}）

C_2：試験溶液中の総エリソルビン酸または総アスコルビン酸濃度（μg mL^{-1}）

V：還元型エリソルビン酸および還元型アスコルビン酸用試験溶液の量（mL）

W：試料の採取量（g）

[*136] 移動相にアセトニトリル・酢酸・水（87：2：11）[41] やアセトニトリル・0.01 mol L^{-1} リン酸一カリウム溶液（8：2）[42] なども使用可能である．

[*137] 還元型のエリソルビン酸は本移動相条件下で 270 nm 付近に吸収極大を示す．

[*138] 検量線は 1～20 μg mL^{-1} の範囲で直線関係が得られる．本法の定量限界は還元型エリソルビン酸で 0.005 g kg^{-1}，総エリソルビン酸で 0.01 g kg^{-1} である．

e. その他の試験法

（1） エリソルビン酸およびアスコルビン酸を試料からメタリン酸溶液で抽出したのち，これらをインドフェノールによって酸化する．続いて o-フェニレンジアミン溶液で蛍光誘導体化を行い，Sep-Pak VAC C 18 でクリーンアップを行ったのち，蛍光検出器つき HPLC 装置で総エリソルビン酸および総アスコルビン酸として測定する方法が報告されている．妨害物の多い試料でのエリソルビン酸およびアスコルビン酸の確認法として有用である[43]．

（2） メタリン酸を噴霧して，自然乾燥させたセルロースプレートを用いた薄層クロマトグラフィーによるアスコルビン酸およびエリソルビン酸の定性試験法も報告されている[42]．

3.5.3　エチレンジアミン四酢酸（EDTA）の分析法

a. 試験法の概要

食品中の EDTA の遊離型およびキレート型を透析によって抽出し，塩化鉄(III)溶液を用いて両者を鉄キレートに変換したのち，強陰イオン交換型カートリッジを用いて精製し，HPLC によって測定する．本法では遊離型とキレート型の分別はできない[*139]．

b. 試　薬

（1） エチレンジアミン四酢酸二ナトリウム（EDTA・Na_2）標準原液： EDTA・Na_2 二水和物を 80℃ で 30 min 以上乾燥し，その 110.8 mg を正確に量り，水を加えて溶解し，100 mL とする．この液 5 mL をとり，水を加えて 100 mL としたものを標準液とする．本液 1 mL は EDTA・Na_2 として 50 μg を含有する．

（2） 透析内液用溶液（0.2 mol L^{-1} トリス・塩酸緩衝液）： トリス(ヒドロキシメチル)アミノメタン（試薬特級）24.2 g を量り，水 500 mL を加えて溶かし，2 mol L^{-1} 塩酸で pH 8.5 に調整したのち，水を加えて 1000 mL とする．

（3） 透析外液用溶液（0.02 mol L^{-1} トリス・塩酸緩衝液）： 0.2 mol L^{-1} トリス・

[*139]　EDTA は食品添加物としてエチレンジアミン四酢酸カルシウム二ナトリウム（EDTA・$CaNa_2$，キレート型）と EDTA・Na_2（遊離型）が許可されている．ただし，EDTA・Na_2 を用いた場合は，過剰の EDTA・Na_2 を最終食品完成前にカルシウムキレートにしなければならないとされている．そのため，本来は遊離型の存在の有無を確認しなければならないが，食品中では食品に存在するミネラルなどとキレートを形成し，遊離型としてはほとんど存在しないと推定されるため，キレート型の測定のみで十分と考えられる．

塩酸緩衝液 100 mL をとり，水を加えて 1000 mL としたもの．
（4） 0.01 mol L^{-1} 塩化鉄(III) 溶液： 塩化鉄(III) 六水和物（試薬特級） 0.27 g を量り，0.01 mol L^{-1} 塩酸に溶かして 100 mL とする．
（5） 透析膜チューブ： 透析用セルロースチューブ[*140]．
（6） 前処理用カートリッジカラム： 強陰イオン交換樹脂[*141] 500 mg を充填したもの．使用前にメタノール 5 mL，0.05 mol mL^{-1} トリス・塩酸緩衝液 5 mL で洗浄する．
（7） 臭化テトラブチルアンモニウム： HPLC 用．
（8） リン酸： 試薬特級．
（9） 塩 酸： 精密分析用．

c. 装 置
HPLC 装置： 紫外部吸収検出器つき．

d. 試験法
（i） 検体の採取と試料調製法　3.5.1 d.（i）項に準じて行う．
（ii） 試験溶液の調製
（1） 透 析： 試料約 20 g を精密にビーカーに量りとり，透析内液用溶液 20 mL を用いて下端を閉じた透析膜チューブに移し，さらに透析内液用溶液 15 mL で洗い込み，よく混和したのち，チューブの上端を密封する．このチューブを 200 mL のメスシリンダーに入れ，透析外液用溶液を加えて全量を 200 mL とする．ときどきゆり動かしながら室温で 24 h 透析を行う．透析終了後，透析外液をよくふりまぜて試料溶液とする[*142]．
（2） 鉄キレートの作製： 試料溶液の 10 mL をとり，0.1 mol L^{-1} 塩酸を用いて pH 2.5 に調整し，これに 0.01 mol L^{-1} 塩化鉄(III) 溶液 5 mL を加え，室温で 5 min 放置したのち，水を加えて 20 mL としたものを，精製用試料溶液とする[*143]．
（3） カートリッジカラムによる精製[*144]： 精製用試料溶液全量を強陰イオン交

[*140] 透析膜チューブ（透析用セルロースチューブ）としては，透析膜 36/32（平面幅 43 mm，直径 27 mm，膜圧 0.0203 mm，分画分子量 12 000～14 000，Viskase Sales 社製）などがある．
[*141] 強陰イオン型カートリッジカラムとしては，Mega Bond Elut SAX（充填量 1000 mg，Varian 社製）などがある．
[*142] 本透析法はキレート型と遊離型を分別して測定するための前処理操作であるが[44]，マヨネーズなどの脂肪含有食品にも適用できる．
[*143] 透析操作はそれ自体でも精製効果がかなりあるため，次のカートリッジによる精製操作を省略してもよい．

換型カートリッジカラムに負荷し,0.02 mol mL^{-1} トリス・塩酸緩衝液 30 mL で洗浄したのち,0.2 mol L^{-1} 塩酸で溶出する.溶出液の全量を正確に 10 mL としたものを試験溶液とする.

(iii) 検量線用標準液の調製　標準液の 0, 1, 2, 3, 4, 5 mL を正確にとり,それぞれに 0.01 mol L^{-1} 塩化鉄(III)溶液 5 mL を加え,室温で 5 min 放置後,水を加えて正確に 10 mL としたものを検量線用標準液とする.これらの液 1 mL には EDTA・Na$_2$ として 0, 5, 10, 15, 20 および 25 μg を含有する.

(iv) 測定法

(1) 測定条件:　紫外部吸収検出器つき HPLC 装置を用い,次の条件によって測定する(図 3.19).

　　　カラム:オクタデシル基(ODS)を化学結合したシリカゲル[145] (4.6 mm i.d.×250 mm,粒径 5 μm).
　　　カラム温度:40℃.

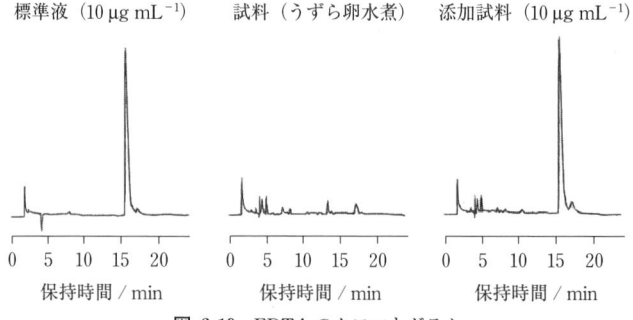

図 3.19　EDTA のクロマトグラム

HPLC 条件
　　カラム:Mightysil RP-18GP Aqua (4.6 mm i.d.×250 mm,粒径 5 μm).
　　移動相:0.01 mol L^{-1} TBA-OH (pH 4.0).　流　速:1.0 mL min^{-1}.
　　検出波長:UV 254 nm.　カラム温度:40℃.　注入量:20 μL.

---

[144] 精製用試料溶液中の塩濃度が高いとカートリッジカラムからの EDTA・鉄キレートの脱離が促進され,回収率が低下する.透析液中の試料由来の食塩濃度を 1% 以下に調整する必要がある.

[145] ODS ならば各社のカラムが使用できる.例:Mightysil RP-18GP Aqua(関東化学社製),Inertsil ODS-3(ジーエルサイエンス社製),J'sphere ODS-M80(ワイエムシィ社製)など.

3.5 酸化防止剤   115

　　　　移動相：0.01 mol L^{-1} 臭化テトラブチルアンモニウム溶液*146 をリン酸で pH 3.0
　　　　　に調整したもの．
　　　　流　速：1.0 mL min^{-1}．
　　　　検出波長：254 nm*147．
（2）　検量線：　検量線用標準液 10 μL ずつをそれぞれ HPLC 装置に注入し，得ら
れたピーク高またはピーク面積から検量線を作成する*148．
（3）　定　量：　試験溶液 10 μL を HPLC 装置に注入し，得られたピーク高または
ピーク面積と検量線によって試験溶液中の濃度を求め，次式によって試料中の
EDTA・Na$_2$ の定量値を求める*149．

$$\text{エチレンジアミン四酢酸二ナトリウム含量}(\text{g kg}^{-1}) = \frac{C \times 200}{1000 \times W}$$

　　　　C：試験溶液中の EDTA・Na$_2$ 濃度（μg mL^{-1}）．
　　　　W：試料の採取量（g）
　　　　エチレンジアミン四酢酸カルシウム二ナトリウムの換算係数＝1.113

e．その他の試験法

（1）　遊離型とキレート型を分別して分析する方法がある．食品中のキレート型
EDTA と遊離型 EDTA を透析によって抽出し，第四級アミン型陰イオン交換カート
リッジでキレート型と遊離型を分離する．次に両者を銅キレートに変換したのち，そ
れぞれ陰イオン交換樹脂カラムに流して過剰の試薬などを除き，キレート型は
EDTA・CaNa$_2$ として，遊離型は EDTA・Na$_2$ として，HPLC によって測定する．た
だし鉄キレートが存在する場合は遊離型 EDTA の画分に混入し，かつ鉄キレートの
まま定量されるのでその量をキレート型 EDTA の量に加える必要がある[44,45]．

　＊146　臭化テトラブチルアンモニウムは EDTA・鉄キレートとイオンペアを形成させ，カラムへ
　　　　の保持能を高めるために加える．
　＊147　EDTA・鉄キレートの極大吸収波長である．
　＊148　本法の検出限界は 0.01 g kg^{-1} である．
　＊149　EDTA の簡単な確認法を紹介する．精製用試料溶液 10 mL または試験溶液の 5 mL をとり，
　　　　これに 1% アスコルビン酸溶液 1 mL を加えて 5 min 放置してキレート中の 3 価の鉄を 2 価に
　　　　還元し，これに 0.01 mol 硫酸銅溶液 5 mL を加えて銅キレートに変換し，HPLC でその存在
　　　　を確認することで，EDTA であることの証明を行うとよい．
　　　　EDTA・銅キレートの測定条件
　　　　　カラム：オクタデシル基（ODS）を化学結合したシリカゲル（4.6 mm i.d.×150 mm）．
　　　　　カラム温度：40°C．
　　　　　移動相：0.01 mol L^{-1} 臭化テトラブチルアンモニウムを含む 0.03 mol L^{-1} 酢酸緩衝液
　　　　　　（pH 4.0）・アセトニトリル（8：2）．
　　　　　流　速：1.0 mL min^{-1}．
　　　　　検出波長：254 nm．

(2) EDTA およびその塩類を水で抽出し，ジエチルアミノエチル（DEAE）-Sephadex カラムクロマトグラフィーで精製後，塩化鉄(III) 溶液を加えて生成する EDTA・鉄キレートを HPLC で測定する方法がある．本法では遊離型とキレート型の分別はできない[46,47]．

3.6 漂白剤

　食品は製造加工時に酸素，熱，光，金属などにより褐変したり，また，古くなるとアミノカルボニル反応などによって褐変をきたすなど，食品の外観を著しく損なうことがある．このような食品中の褐変物質や商品として好ましくない色素（カロチンなどの天然色素など）を分解または変化させて脱色するために使用するのが漂白剤である．また，食品を着色する前に漂白して着色を鮮明にするために漂白剤が用いられることもある．

　食品に使用できる漂白剤としては，亜硫酸ナトリウム，次亜硫酸ナトリウム，二酸化硫黄，ピロ亜硫酸カリウム，ピロ亜硫酸ナトリウム（以上，亜硫酸塩類）および亜塩素酸ナトリウムがある．亜塩素酸ナトリウムを除く亜硫酸塩類はすべて食品中の二酸化硫黄の残存量として使用基準が定められている．

　亜硫酸塩類はその還元力を利用する漂白剤としてばかりではなく，酸化防止，変色防止，防腐効果も有することから，多くの食品に広く使用されている（ごま，豆類および野菜に使用してはならない）．よく使用される食品としては，かんぴょう $5.0\,\mathrm{g\,kg^{-1}}$ 未満（二酸化硫黄の残存量として，以下同じ），乾燥果実 $2.0\,\mathrm{g\,kg^{-1}}$ 未満，ワインなどの果実酒 $0.35\,\mathrm{g\,kg^{-1}}$ 未満，水あめ $0.20\,\mathrm{g\,kg^{-1}}$，煮豆 $0.10\,\mathrm{g\,kg^{-1}}$ 未満などがある．ワインに対しては主として酸化防止の目的で使用されている．亜硫酸塩類の FAO/WHO の合同食品添加物専門委員会（JECFA）による評価は，ADI（旧摂取許容量）が $0\sim0.7\,\mathrm{mg/kg}$ 体重/日（SO_2 として）で A 1 ランクに分類され，比較的安全性が高いとされている．しかし，米国では，野菜サラダに使用された亜硫酸塩類によるアレルギー事故が発生したことから，生鮮果実や野菜への使用が禁止されるなど，食品衛生上の問題となったことがある[48]．

3.6.1 亜硫酸，次亜硫酸およびこれらの塩類の分析法

a. 試験法の概要

　食品中の亜硫酸，次亜硫酸およびこれらの塩類の定性，定量法は，いずれもこれら

3.6 漂白剤

の還元力を利用したもので，定性法はヨウ素酸カリウム・デンプン試験紙法[49]を，定量法は通気蒸留-アルカリ滴定法を用いる[49,50],*150．

b. ヨウ素酸カリウム・デンプン試験紙による定性法[*151]

（i）試薬

（1）デンプン溶液：　水約20 mLにデンプン1 gを懸濁させたものを熱湯約180 mLにかくはんしながら少量ずつ加え，全体をかくはんして液が半透明になるまで煮沸し，放冷後，上澄み液を用いる（用時調製）．

（2）ヨウ素酸カリウム・デンプン試験紙：　0.2％ヨウ素酸カリウム溶液およびデンプン溶液の等量混液に沪紙を浸し，暗所で風乾する．約7×0.8 cmの短冊形に切ったのち，遮光，密封して保存する[*152]．

（3）リン酸：　試薬特級（85％）．

（ii）試験操作　液体試料はそのまま，固体試料は細切し10 gを100 mLの三角フラスコにとり[*153]，水10～20 mLを加えてふりまぜ3～5 min放置する[*154]．この間にコルク栓にヨウ素酸カリウム・デンプン試験紙を三角フラスコ内溶液の面から約1 cm上方になるように吊るしておく．三角フラスコにリン酸2～5 mLを加え[*155]，

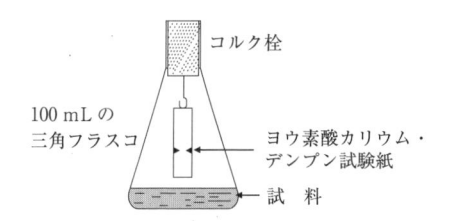

図 3.20　定性試験

---

*150　亜硫酸，次亜硫酸およびこれらの塩類の定量法としては，通気蒸留-アルカリ滴定法のほかに通気蒸留-比色法[49,50]，通気蒸留-HPLC[49,51]がある．いずれも通気蒸留の方法は同じであるが，測定法に合わせた異なる捕集液を用いる．アルカリ滴定法はSO_2含有量の比較的多い試料に適用する．比色法はアルカリ滴定法で滴定量が0.1 mL以下のSO_2含有量の少ない試料に適用する．HPLCは，SO_2含有量の多少にかかわらず適用できるが，酢など有機酸の多い食品でも妨害なく測定でき，ホトダイオードアレーにより紫外吸収測定を行えば確認法としても用いることができる．

*151　本定性法は試料中の亜硫酸，次亜硫酸およびこれらの塩類をリン酸酸性下で亜硫酸（SO_2）として気化させ，ヨウ素酸カリウム・デンプン試験紙との呈色反応を観察するものである．本定性試験法はSO_2として10 μgまで確認できる[49]．

*152　市販品（アドバンテック東洋社製）も使用できる．

*153　かさが大きい試料には，200 mLの三角フラスコも使用できる．この場合は加える蒸留水，リン酸の量を適宜調整する．

*154　固体の試料の場合，水となじませるために放置する．

*155　リン酸は，加えた蒸留水量に応じた十分な量とする．

ただちにコルク栓に吊るされたヨウ素酸カリウム・デンプン試験紙の下端約 1 cm 弱を蒸留水でうるおし,軽く栓をする.室温で 60 min 放置して試験紙の変色を観察する[156].亜硫酸,次亜硫酸およびこれらの塩類が存在するときは,試験紙の水でうるおした部分と乾いた部分の境界面が沪紙短冊の両脇から徐々に藍色を呈する[157](図3.20).

c. 通気蒸留-アルカリ滴定法による定量法[158]

(i) 試 薬

(1) 混合指示薬: メチルレッド 0.2 g およびメチレンブルー 0.1 g をエタノールに溶かし,全量を 100 mL とする.

(2) 0.3% 過酸化水素溶液: 30% 過酸化水素水 1 mL を蒸留水に溶かし,全量 100 mL とする(用時調製).

(3) 25% リン酸溶液: 85% リン酸 100 mL に蒸留水 240 mL を加える.

(4) 0.01 mol L^{-1} 水酸化ナトリウム溶液: 容量分析用[159].

(5) 捕集液: 0.3% 過酸化水素溶液 100 mL に溶液が薄紫色になるまで混合指示薬を数滴加える.ついで 0.01 mol L^{-1} 水酸化ナトリウム溶液を 1 滴ずつ,溶液の色調がオリーブグリーンとなるまで加える[160].

(6) エタノール: HPLC 用.

(7) 消泡用シリコーン: 食品添加製剤用シリコーン樹脂(ホルマリンを含まないこと)を適宜希釈して用いる.

(ii) 試験溶液の調製

あらかじめ図 3.21 の通気蒸留装置を組み立て,フラスコ(もしくは試験管)A,フラスコ B に蒸留水をおのおの 10, 20 mL 入れて装置に取りつけて窒素ガスを 5 min 通気し,装置内の空気を除去しておく.装置のフラスコ A,B をはずし,新たなフラスコ A に捕集液 10 mL,フラスコ B に試料の一定

---

[156] 室温で 60 min 放置しても試験紙が藍色に変わらないときは,亜硫酸,次亜硫酸およびこれらの塩類は存在しない.ただし,試料によっては加熱したほうが SO_2 を発生しやすいものがあることから,放置中に水浴やホットプレート上などで数分間加温して観察する方法もある.

[157] $2 KIO_3 + 5 SO_2 + 4 H_2O \rightarrow I_2 + K_2SO_4 + 4 H_2SO_4$ 発生した I_2 がデンプンで藍色になる(図 3.20).過量の SO_2 が存在するときは,一度発現した藍色は消失する.
$I_2 + SO_2 + 2 H_2O \rightarrow 2 HI + H_2SO_4$ したがって,試験紙は注意深く観察すること.なお,しょうゆ,酢など擬似物質を含む試料は,両脇から始まる明瞭な呈色を示さない.

[158] 本定量法は試料中の亜硫酸,次亜硫酸およびその塩類をリン酸酸性下で加熱し,発生した SO_2 ガスを過酸化水素水に捕集し,酸化して生成された硫酸をアルカリ液で滴定する方法である.

[159] 標定品を使用すれば,ファクターが記載されている.

[160] 捕集液をあらかじめ中性とするための操作である.

3.6 漂白剤

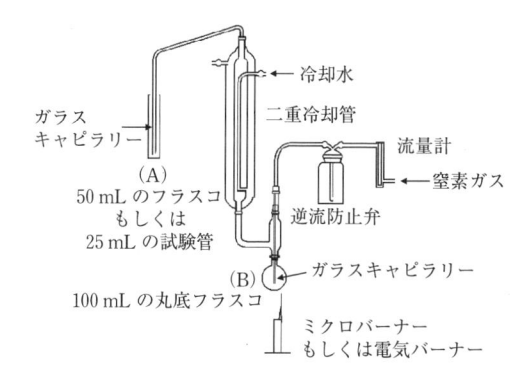

図 3.21 通気蒸留装置

量*161，蒸留水 20 mL，エタノール 2 mL*162，消泡用シリコーン 2 滴および 25% リン酸 10 mL を加え，すみやかに装置に取りつける．窒素ガスを 0.5～0.6 L min^{-1} の速度で通気し，フラスコ B を約 10 min 加熱する*163．フラスコ A をはずし試験溶液とする．試料の代わりに蒸留水 20 mL を用い，同様に操作して空試験溶液とする．

（iii） 定量試験操作　フラスコ A の試験溶液および空試験溶液を 0.01 mol L^{-1} 水酸化ナトリウム溶液で最初のオリーブグリーンになるまで滴定し，次式によって試料中の亜硫酸塩類（二酸化硫黄として）の含量を計算する*164．

$$\text{二酸化硫黄含量}(\text{g kg}^{-1}) = \frac{(a-b) \times f \times 0.32}{W}$$

0.01 mol L^{-1} NaOH 溶液 1 mL＝SO$_2$ 0.32 mg
a：試験溶液の滴定量（mL）
b：空試験溶液の滴定量（mL）
f：0.01 mol L^{-1} 水酸化ナトリウム溶液のファクター

---

*161　液体試料は 20 g までとし，次の水は加えない．固体試料はばらつきが大きく，使用基準値も食品によって大きく異なる．また，通気蒸留中に膨潤する食品や，加熱により焦げやすい食品があることから，試料採取量は食品別に考慮しなければならない．通常は 5 g を目安とし，使用基準値の高いかんぴょうは 0.1 g，使用基準値の低い食品では 10 g までとして，適宜採取量を調整する．

*162　試料が膨潤し流動性が失われるのを防ぐために用いる．

*163　通気蒸留時の通気，加熱時間は，通気装置，加熱装置によって若干異なることから，あらかじめ標準品として亜硫酸水素ナトリウム溶液を添加し，回収率の良好な通気，加熱時間を決めておくことが必要である．本定量法は酸アルカリ滴定によるものであることから，試料中有機酸の捕集液への混入を防ぐ必要があり，窒素ガス量を 0.5～0.6 L min^{-1} の一定量とし，さらに二重冷却管を使用する．

*164　亜硫酸塩類はすべて食品中の二酸化硫黄の残存量として使用基準が定められていることから，定量値は二酸化硫黄として算出する．本法が適用できるのは，0.01 mol L^{-1} NaOH 溶液の滴定量が 0.1 mL 以上の場合で，定量限界は SO$_2$ として 32 μg である．

W：試料の採取量（g）

3.7 発色剤

　発色剤の起源は古くヨーロッパで肉の保存に使用された岩塩が保存性向上だけでなく，それを使用することで肉の色調や風味が向上することが知られるようになったことに由来する．岩塩には硝酸塩が含まれ，硝酸塩が微生物により亜硝酸塩になることが解明され，この亜硝酸塩が筋肉色素のミオグロビンと血色素のヘモグロビンと反応し，これが加熱により安定な赤色色素を形成する．現在ではこの亜硝酸塩はハム，ソーセージなどの色調，風味の改善のほか，食中毒の原因となるボツリヌス菌の発育阻止効果もあるので保存目的にも利用される．

　発色剤には亜硝酸ナトリウム，硝酸カリウム，硝酸ナトリウムの3種がある．このうち亜硝酸ナトリウムは第二級アミンと亜硝酸との反応で，発がん物質の一つであるニトロソアミンを生成することが知られているため，亜硝酸ナトリウムとしての使用基準が定められている．また，アスコルビン酸の添加により，ニトロソアミンの生成を阻害する作用があることが知られ，現在は亜硝酸ナトリウムとアスコルビン酸を併用する場合が多い．硝酸カリウムおよび硝酸ナトリウムの発色機序は原料肉中の硝酸還元菌より亜硝酸になることによる．本書では亜硝酸ナトリウムの分析法について紹介する．亜硝酸ナトリウムの使用基準（亜硝酸根としての残存量）は食肉製品，鯨肉ベーコンでは $0.070 \mathrm{~g~kg^{-1}}$ 以下，魚肉ソーセージ，魚肉ハムでは $0.050 \mathrm{~g~kg^{-1}}$ 以下となっており，いくら，すじこ，たらこでは $0.0050 \mathrm{~g~kg^{-1}}$ 以下であり，生鮮食肉や鮮魚介類に使用することは禁止されている．

3.7.1 亜硝酸の分析法

a. 試験法の概要

　食品中の亜硝酸ナトリウムをジアゾ化反応による発色を利用した比色法により亜硝酸根（NO_2^-）として定量する方法である[*165]．

[*165] 食品中の亜硝酸ナトリウムをアルカリ性で抽出し，除タンパク剤で食品中のタンパク質および脂質を除去したのち，ジアゾ化による発色を利用した比色法[52]である．本法では食肉中の色素やタンパク質に結合した亜硝酸は分析の対象としない．また，亜硝酸イオンそれ自身を測定するのではなく，そのジアゾ化物を，生成したジアゾニウム塩とカップリングしてできたアゾ色素の量から検量線をもとに算出する．定量値は亜硝酸根（NO_2^-）の量（$\mathrm{g~kg^{-1}}$）として表す．

b. 試薬

（1） 標準原液： 亜硝酸ナトリウム150 mgを正確に量り，1000 mLのメスフラスコに入れ，水を加えて溶かして正確に1000 mLとする．本液1 mLは亜硝酸根100 µgを含む．

（2） 標準液： 標準原液10 mLを正確に量り，100 mLのメスフラスコに入れ，水を加えて正確に100 mLとし，その10 mLを正確に量り，水を加えて正確に100 mLとし標準液とする．本液1 mLは亜硝酸根1 µgを含む．

（3） スルファニルアミド： 試薬特級．

（4） スルファニルアミド溶液： スルファニルアミド0.50 gを水50 mLと濃塩酸50 mLをまぜた溶液に溶かす．

（5） N-1-ナフチルエチレンジアミン二塩酸塩： 試薬特級．

（6） ナフチルエチレンジアミン溶液： N-1-ナフチルエチレンジアミン二塩酸塩0.12 gを水100 mLに溶かす．

（7） 硫酸亜鉛七水和物： 試薬特級．

c. 装置

分光光度計．

d. 試験法

（ⅰ） 検体の採取と試料調製法　　試料は可食部のみを対象とし，細切してかきまぜるか，または乳鉢もしくはホモジナイザーを用いて摩砕するなどして均一化したものを用いる．なお，試料が均質でないものについては，全量をとるか，あるいは均等に輪切りにするか，または対称形に4等分もしくは8等分し，その1/4～1/2をとり，ホモジナイザーなどで均一化したものを用いる．

（ⅱ） 試料溶液の調製　　試料[*166]約5 gを精密に量り，約80℃の水40 mL[*167]および0.5 mol L^{-1}水酸化ナトリウム溶液6 mL[*168]を加え，ホモジナイズしたのち，容量100 mLの栓つきメスシリンダーに移す．これにさらに0.5 mol L^{-1}水酸化ナトリ

[*166] 対象となる試料は食肉および魚肉製品，魚卵（すじこ，いくら）などである．
[*167] 試料中の酵素反応を停止するため．
[*168] 試料溶液の液性を微アルカリにすると，除タンパクのほかに試料から抽出するさいの回収率が高くなる．pH 5以下の酸性ではNO_2^-は筋肉中のミオシンのスルフヒドリル基と反応してニトロソチオールを生成するために消費される．なお，試料が中性またはアルカリ性を示す食品の場合は水のみでホモジナイズしたのち，0.5 mol L^{-1}水酸化ナトリウム溶液10 mLおよび9％（w v^{-1}）硫酸亜鉛溶液10 mLを加えるだけでよい．試料溶液のアルカリ性が強すぎると，沪過液が白濁する．

ウム溶液 10 mL および 9％ (w v^{-1}) 硫酸亜鉛溶液 10 mL*^{169} を加えてよくふりまぜたのち，ときどきふりまぜながら 80℃ の水浴中で 20 min 加温する．次に，冷水中または冷蔵庫内で室温まで冷却したのち，水を加えて正確に 100 mL とする．沪紙で沪過し，最初の沪液約 10 mL を捨て，試料溶液とする．

(iii) 空試料溶液の調製*^{170}　　水 5 mL を容量 100 mL の栓つきメスシリンダーに量り，(ii) 項と同様に操作し，空試料溶液とする．

(iv) 検量線用標準液の調製　　標準液 1, 2, 4, 6, 8 および 10 mL をそれぞれ正確に量り，それぞれ水を加えて正確に 20 mL とし，それぞれを検量線用標準液とする．これらの液 1 mL 中には，それぞれ亜硝酸根 0.05, 0.1, 0.2, 0.3, 0.4 および 0.5 µg を含む．

(v) 測定法*^{171}

(1) 反応操作および測定：　試料溶液および空試料溶液のおのおの 5 mL*^{172} を正確に量り，それぞれ 10 mL の試験管に入れ，おのおのに，スルファニルアミド溶液 1 mL*^{173} を加えふりまぜ，これにすみやかにナフチルエチレンジアミン溶液

---

*169　次式に示す $Zn(OH)_2$ のコロイド性沈殿形成により除タンパクを行う．
$$2\,NaOH + ZnSO_4 \rightarrow Zn(OH)_2\downarrow + Na_2SO_4$$
　　除タンパク剤として $ZnSO_4$ を用いることにより，食肉および魚肉製品，魚卵（すじこ，いくら）などの試料で沪過速度が速く澄明な試料溶液が得られる．これらの試料ではとくに pH の調整をしなくてもよい結果が得られる．なお，魚卵のように脂質含量が多く澄明な試料溶液が得られない場合には，除タンパク剤を倍量用いて脂質を除去する．

*170　水酸化ナトリウム試薬には微量の亜硝酸ナトリウムが含まれる場合があり，試薬量を一定にすることにより誤差を少なくした．したがって，空試験は必ず行う必要がある．

*171　本法の原理を図 3.22 に示した．

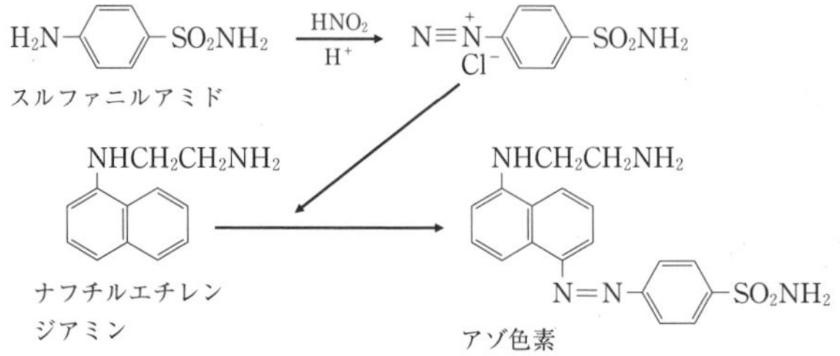

$H_2N-\text{◯}-SO_2NH_2 \xrightarrow[H^+]{HNO_2} N\equiv\overset{+}{N}-\text{◯}-SO_2NH_2$
　　　スルファニルアミド　　　　　　　　　　　Cl$^-$

$\underset{\text{ナフチルエチレンジアミン}}{NHCH_2CH_2NH_2\text{-◯◯}} \longrightarrow \underset{\text{アゾ色素}}{NHCH_2CH_2NH_2\text{-◯◯}-N=N-\text{◯}-SO_2NH_2}$

図 3.22 亜硝酸の呈色機構

　　また，呈色試薬を加えることにより，懸濁する試料がある．これは食品の夾雑成分が液性により生じるものであり，反応溶液を沪過することにより測定できる．

*172　使用基準 0.0050 g kg^{-1} 以下の魚卵では操作通りでよいが，肉，魚肉製品など亜硝酸根濃度の高い場合は，検量線範囲（0.05〜0.5 µg mL^{-1}）に入るよう試料溶液を希釈する．

*173　発色時に塩酸酸性下でスルファニルアミドを加えると亜硝酸根はスルファニルアミドと食品成分由来の $-NH_2$ および $-OH$ などとの競合反応が行われる．塩酸濃度が低いと亜硝酸根は食

(つづく)

3.7 発色剤

1 mL*174 を加えふりまぜたのち，水 3 mL を正確に加えてよくふりまぜ，20 min 放置し*175，測定溶液および空測定溶液とする．これらを水 5 mL を用いて同様に操作したものを対照として，分光光度計を用いて波長 540 nm の吸光度を測定する．測定溶液 E_a および空測定溶液 E_b とし，吸光度差 E_a-E_b を求める．試料溶液が着色しているときは試料溶液 5 mL を正確に量り，濃塩酸・水（1：1）1 mL およびナフチルエチレンジアミン溶液 1 mL および水 3 mL を正確に加えて吸光度 E_c を測定し，吸光度差 $E_a-(E_b+E_c)$ を求める*176．

（2）検量線*177：　検量線用標準液 5 mL ずつを正確に量り，それぞれ 10 mL の試験管に入れ，上記（1）項の試料溶液と同様に操作し，検量線を作成する．

（3）定量*178：　測定溶液の吸光度差を検量線にあてはめ，測定溶液中の亜硝酸根（NO_2^-）の濃度（$\mu g\ mL^{-1}$）を求め，次式によって検体中の亜硝酸根*179,*180 含有量を計算する．

$$亜硝酸根含量(g\ kg^{-1})=\frac{CV}{1000\times W}$$

C：測定溶液中の亜硝酸根濃度（$\mu g\ mL^{-1}$）
V：試料溶液の量（mL）
W：試料の採取量（g）

亜硝酸ナトリウムとして算出する場合は以下の係数を用いる．

$$亜硝酸ナトリウム含有量\ (g\ kg^{-1})=亜硝酸根含有量\ (g\ kg^{-1})\times 1.500$$

（前ページよりつづき）

品成分との反応に消費され，スルファニルアミドとのジアゾ化反応の比率が低くなり，食品種によっては呈色度が低くなる場合がある．そこで，各操作ごとにふりまぜる．また，抽出時のアルカリ性が強く，発色時には酸性を強くしなければならないので，試料溶液と呈色試薬量比を小さくする．

*174　N-1-ナフチルエチレンジアミン溶液は褐色の瓶に入れて保存し，調製後 1 週間以内に使用する．
*175　呈色は反応時間 10 min から 2 h 程度まで安定であるが，試料溶液の場合は少し反応が遅くなるので，20 min ぐらい放置したほうがよい．
*176　試料中にアスコルビン酸などの還元物質が含まれている場合は定量妨害となり，亜硝酸の測定値は低くなる．そのときは試料量の 10 g を 5 g または 2 g に減らすか，試料溶液の 5 mL を 2.5 mL または 1 mL 減らすことにより，その測定値の低下をやや防止することができる．
*177　検量線は亜硝酸根標準液濃度 0.01～1.0 $\mu g\ mL^{-1}$，試料換算として 0.2～20.0 $mg\ kg^{-1}$ の範囲で直線性がある．呈色液中の測定値が検量線からはずれる場合は濃塩酸・水（1：1）で希釈して吸光度を測定し直すか，試料溶液を水で希釈して呈色反応から再操作してもよい．
*178　試料 5 g を採取して本法に従ったときの定量限界は 0.2 $mg\ kg^{-1}$ である．
*179　岩塩を含む試料では微量の亜硝酸根が検出される場合がある．これは岩塩に含まれる硝酸塩が微生物の作用で亜硝酸塩に変化することによる．
*180　スモーク製品では微量の亜硝酸根が検出される場合がある[53]．

e. その他の試験法

イオンクロマトグラフィー[54~58]，HPLC法[59,60]およびキャピラリー電気泳動法[61]などがあるが，感度が低く，妨害物質が多い．

3.8 防かび剤

食品添加物としての防かび剤には，現在わが国ではジフェニル，オルトフェニルフェノール，チアベンダゾール，イマザリルの4種が食品衛生法で指定されている．これら4種は本来防かびを目的とした農薬であるが，収穫後に農産物に塗布などして用いるものは，わが国では食品衛生法上，食品添加物とされる．

（1）ジフェニルは柑橘類の腐敗菌である緑かび病菌（*Penicillium digitatum*）や青かび病菌（*Penicillium italicum*）などに効果があるとされる．使用法は柑橘類の運搬や貯蔵に用いる段ボール箱に敷くケーシングのクラフト紙に浸潤させ，柑橘類の格段ごとに敷いて用いる．ジフェニルは箱中で徐々に昇華して柑橘類の果皮に浸透して病害菌の発生増殖を防止する．わが国では1971年に食品添加物に指定された．対象はグレープフルーツ，レモン，オレンジ類で，基準値は残存量として0.070 g kg^{-1}未満である．

（2）オルトフェニルフェノールおよびそのナトリウム塩は糸状菌，細菌，酵母などに幅広い抗菌性を有することから，ヨーロッパをはじめ，諸外国で農薬あるいは食品添加物の防かび剤，保存料として用いられている．わが国では，とくに柑橘類に腐敗を起こすかびに対し，生育抑制効果を示すことから，1977年に柑橘類の防かび剤として指定された．本品はジフェニルやチアベンダゾールに耐性を示す白かび病菌（*Geotrichum canadium*）による腐敗を阻止することができるほか，緑かび病，軸腐れ病などにも有効である．チアベンダゾールなどと併用されることが多い．使用法はオルトフェニルフェノールをワックス液剤にまぜ，収穫後の柑橘類の表皮に塗布またはスプレーする方法が一般的である．使用基準は柑橘類に対して，オルトフェニルフェノールとしての残存量で0.010 g kg^{-1}以下である．

（3）チアベンダゾールは植物に病原性を有する多くの糸状菌に対して有効性が認められており，とくにバナナの冠腐れ病やジフェニルやオルトフェニルフェノールの効果の乏しい柑橘類の緑かび病や軸腐れ病などに有効とされる．諸外国では農薬として広く使用されている．わが国では1978年，柑橘類およびバナナの防かび剤として食品添加物に指定された．使用法は柑橘類については，チアベンダゾールをワックス

3.8 防かび剤

液剤にまぜ，塗布，浸漬またはスプレーする方法が一般的である．バナナについては溶液に浸漬するか，スプレーする方法が用いられる．使用基準は柑橘類に対して，残存量として $0.010\,\mathrm{g\,kg^{-1}}$ 以下であり，バナナについては残存量として $0.0030\,\mathrm{g\,kg^{-1}}$ 以下，とくに果肉については $0.0004\,\mathrm{g\,kg^{-1}}$ 以下と規定されている．

（4）イマザリルは抗菌剤で，諸外国ではポストハーベスト農薬として広く使用されている．わが国では 1992 年にミカンを除く柑橘類とバナナに対する防かび剤として食品添加物に指定された．使用方法はチアベンダゾールとほぼ同様である．使用基準は柑橘類では $0.0050\,\mathrm{g\,kg^{-1}}$，バナナでは $0.0020\,\mathrm{g\,kg^{-1}}$ を超えて残存してはならないとなっている．

3.8.1 ジフェニル，オルトフェニルフェノールおよびチアベンダゾールの分析法

a. 試験法の概要

柑橘類中のジフェニル，オルトフェニルフェノールおよびチアベンダゾールとバナナ中のチアベンダゾールを蛍光検出器つき高速液体クロマトグラフ（HPLC 装置）で測定する方法である[62,63],*181．

b. 試薬

（1）標準原液： ジフェニル，オルトフェニルフェノールおよびチアベンダゾール各 10 mg を量り，それぞれメタノール 10 mL に溶解したのち，移動相を加えて 100 mL とする．本液 1 mL はジフェニル，オルトフェニルフェノールおよびチアベンダゾール 100 µg を含有する．

（2）混合標準液： それぞれの標準原液 10 mL をとり，1-ブタノール 25 mL および移動相を加えて 100 mL とする．本液 1 mL はジフェニル，オルトフェニルフェノールおよびチアベンダゾール各 10 µg を含有する．

（3）硫酸ドデシルナトリウム： イオンペアクロマトグラフィー用．

（4）アセトニトリル： HPLC 用．

（5）メタノール： HPLC 用．

（6）無水酢酸ナトリウム： 試薬特級．

---

*181 本法は柑橘類中のジフェニル，オルトフェニルフェノールおよびチアベンダゾールの 3 種の防かび剤の同時分析とバナナ中のチアベンダゾールの分析に使用できる．柑橘類には防かび剤が複数使用されている例があり，そのため同時分析が便利である．

(7) 無水硫酸ナトリウム： 試薬特級．
(8) 酢酸エチル： 試薬特級．
(9) 1-ブタノール： 試薬特級．
(10) リン酸： 試薬特級．

c. 装　置
HPLC 装置： 蛍光検出器つき．

d. 試験法

（ⅰ） 検体の採取と試料調製法
（1） 柑橘類： 検体5～10個[182]を選び，皮つきのまま[183]図3.23のように分割し，図中の斜線部分にあたる部位の20～40片をとり，ホモジナイズして試料とする．果皮の厚い柑橘類の場合，果皮と果肉を分離し，果肉をホモジナイズしたのち，細切した果皮を少量ずつ加えながらホモジナイズすると均質な試料になりやすい．レモン，ネーブルオレンジなどの果皮の硬い柑橘類では，試料と同重量の水を加えてホモジナイズしてもよい．

（2） バナナ： 2～3房のバナナから3～4本を採取し，先端および果柄部を取り除き，果皮ごと約1cmずつ輪切りにしたものを交互にとる．各検体から均等に約200g採取し，ホモジナイズして試料とする．

（ⅱ） 試験溶液の調製
試料約20g（バナナは50g）をホモジナイザーカップに精密に量りとり，これに無水酢酸ナトリウム2g[184]，無水硫酸ナトリウム50gを

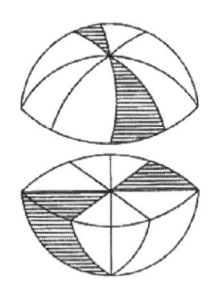

図 3.23　柑橘類の分割図

---

[182] 個体によるばらつきがあるので複数個を検体とする．
[183] 防かび剤は皮の表面あるいは皮の表層に大部分存在するので，皮つきのまま試料とする．
[184] pHを調整するために使用する．3種の防かび剤を効率よく抽出するためにはpHを6～8に調整する必要がある．

加えてよくかくはんする．これに酢酸エチル 80 mL を加えて 5 min ホモジナイズし，これを遠心分離して酢酸エチル層を分取する．残査にさらに酢酸エチル 80 mL を加えて同様に処理し，得られた酢酸エチル層を合わせ，1-ブタノール[*185] 5 mL を加えて 40℃以下で 5 mL 程度になるまで減圧濃縮する．これにメタノールを加えて全量を 20 mL とし，0.45 μm のメンブランフィルターで沪過したものを試験溶液とする．

（iii） 検量線用標準液の調製　混合標準液の 0，2，4，6，8，10 mL を正確にとり，それぞれに移動相を加えて正確に 10 mL とし，検量線用標準液とする．これらの液 1 mL にはジフェニル，オルトフェニルフェノールおよびチアベンダゾールのそれぞれ 0，2，4，6，8 および 10 μg を含有する．

（iv）測定法

（1）測定条件：　蛍光検出器つき HPLC 装置を用い，次の条件によって測定する（図 3.24）．

　　　　カラム：オクタデシル基を化学結合したシリカゲル[*186]（4.6〜5.0 mm i.d.×150〜
　　　　　　　250 mm）．
　　　　カラム温度：40℃．

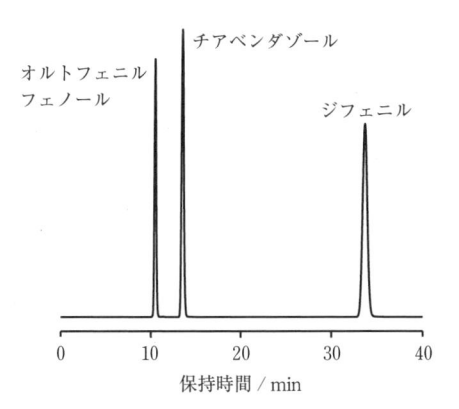

図 3.24　オルトフェニルフェノール，チアベンダゾール，ジフェニルのクロマトグラム
カラム：Inertsil ODS-3（4.6 mm i.d.×250 mm，粒径 5 μm）．
移動相：アセトニトリル・メタノール・水（5：90：35）混液，10 mmol L^{-1} 硫酸ドデシルナトリウム含有，リン酸で pH 2.4 に調整．
検出波長：励起波長 270 nm，蛍光波長 330 nm．
その他の条件は本文中の測定条件と同様．

[*185] ジフェニルが濃縮中に気散するのを防ぐために加える．
[*186] ODS ならば各社のカラムが使用できる．例：Inertsil ODS-3（ジーエルサイエンス社製），J'sphere ODS-M80（ワイエムシィ社製）など．

移動相：アセトニトリル・メタノール・水溶液(5:60:35)[187]に 10 mmol L^{-1} となるように硫酸ドデシルナトリウム[188]を加えたのち, リン酸でpHを 2.3～2.5[189]に調整する.

流　速：1.0 mL min^{-1}.

測定波長[190]：柑橘類　励起波長 270 nm, 蛍光波長 330 nm.
　　　　　　　バナナ　励起波長 305 nm, 蛍光波長 350 nm (チアベンダゾール).

（2）検量線：　検量線用標準液 10 µL ずつをそれぞれ HPLC 装置に注入し, ピーク面積から検量線を作成する.

（3）定　量[191]：　試験溶液 10 µL を HPLC 装置に注入し, 得られたピーク面積と検量線によって試験溶液中の防かび剤の濃度を求め, 次式によって試料中の各防かび剤の濃度を求める.

$$試料中の防かび剤含量　(g\ kg^{-1}) = \frac{CV}{1000 \times W}$$

　　C：試験溶液中の防かび剤の濃度　(µg mL^{-1})
　　V：試験溶液の量　(mL)
　　W：試料の採取量　(g)

　　オルトフェニルフェノールナトリウム含量＝
　　　　オルトフェニルフェノール含量(g kg^{-1})×1.129

e. その他の試験法

（1）イマザリルを含む 4 種の防かび剤を酢酸エチルに抽出後, 液-液分配によって塩基性物質であるチアベンダゾールとイマザリルのグループとジフェニルとオルトフェニルフェノールのグループに分けそれぞれ系統的に HPLC で測定する方法が

---

[187] 一般的に同じ ODS でも使用するメーカーが違うと 3 種の防かび剤の保持時間が若干異なり, 各防かび剤相互の分離が悪くなる場合がある. このようなときはメタノールとアセトニトリルの比率を変化させて最適条件を探すとよい.

[188] チアベンダゾールのカラムへの保持を高めるために加える. イオンペア試薬を加えないと保持が弱く, オレンジなどで妨害ピークと重なる.

[189] チアベンダゾールをカチオン型とし, 硫酸ドデシルナトリウムと対イオンを形成しやすくするために pH を 2.3～2.5 に調整する. また, この pH 領域にするとチアベンダゾールの蛍光強度がもっとも強くなる.

[190] 3 種の防かび剤の吸収極大波長および蛍光極大波長はジフェニルで 254 nm および 315 nm, オルトフェニルフェノールで 290 nm および 345 nm, チアベンダゾールで 305 nm および 350 nm 付近である. 柑橘類中の 3 種の防かび剤を同時に定量する波長として励起波長 270 nm, 蛍光波長 330 nm に設定する. バナナのチアベンダゾールについては定量感度を上げるために, それぞれの極大波長に設定して測定する.

[191] 本法による定量限界はオルトフェニルフェノールで 0.001 g kg^{-1}, ジフェニルで 0.002 g kg^{-1}, チアベンダゾールは 0.001 g kg^{-1} である.

報告されている[64].

（2） 柑橘類の濃縮果汁中の防かび剤をファーストカラムを用いて分析した報告もある[65].

3.8.2 イマザリルの分析法

a. 試験法の概要
柑橘類およびバナナ中のイマザリルを HPLC 装置で測定する方法である[66,67],[*192].

b. 試薬
（1） 標準原液： イマザリル 10 mg を量り，メタノールで 100 mL とする．本液 1 mL はイマザリル 100 μg を含有する．

（2） 標準液： 標準原液 10 mL をとり，移動相を加えて 100 mL とする．本液 1 mL はイマザリル 10 μg を含有する．

（3） 水酸化ナトリウム： 試薬特級．

（4） 硫　酸： 試薬特級．

（5） 炭酸ナトリウム： 試薬特級．

（6） 無水硫酸ナトリウム： 試薬特級．

（7） メタノール： HPLC 用．

（8） 酢酸エチル： 試薬特級．

c. 装　置
HPLC 装置： 紫外部吸収検出器つき．

d. 試験法

（i） 検体の採取と試料調製
（1） 柑橘類： 3.8.1 d.（i）（1）項に準じて行う．

（2） バナナ： 3.8.1 d.（i）（2）項に準じて行う．

（ii） 試験溶液の調製
試料約 10 g を精密にホモジナイザーカップに量りとり，これに 5 mol L^{-1} 水酸化ナトリウム溶液[*193] 2 mL，無水硫酸ナトリウム 20〜40 g を加えてよくかくはんしたのち，酢酸エチル 50 mL を加えて 5 min ホモジナイズする．これを遠心分離（3000 rpm，5 min）し，酢酸エチル層を分液漏斗に分取する．残査

[*192] 本法は柑橘類とバナナ中のイマザリルの分析に使用できる．同じ塩基性物質のチアベンダゾールも同時分析が可能である．

[*193] pH を調整するために使用する．イマザリルを遊離型として酢酸エチルに抽出する．

にさらに酢酸エチル 50 mL を加えて同様に処理し，得られた酢酸エチル層を分液漏斗に合わせる．これを 5% 炭酸ナトリウム溶液 50 mL，水 50 mL で順次洗浄したのち，水層を捨てる．ついで酢酸エチルに 0.0025 mol L^{-1} 硫酸溶液[*194] 50 mL を加え，よくふりまぜたのち，水層を分液漏斗に分取する．この操作をさらに 1 回繰り返し，水層を分液漏斗に合わせる．ついでこの水層に 5 mol L^{-1} 水酸化ナトリウム溶液 5 mL を加え，酢酸エチル 25 mL を加えてよくふりまぜたのち，酢酸エチル層を分取する．この操作をさらに 1 回繰り返し，酢酸エチル層を合わせたのち，無水硫酸ナトリウム 10 g で脱水後，減圧乾固する．残留物にメタノール・水混液 (75：25) 5 mL を加えて溶解し，0.45 µm のメンブランフィルターで沪過したものを試験溶液とする．

（iii）検量線用標準液の調製 標準液の 0, 1, 2, 3, 4, 5 mL を正確にとり，それぞれに移動相を加えて正確に 10 mL とし，検量線用標準液とする．これらの液 1 mL にはイマザリル 0, 1, 2, 3, 4 および 5 µg を含有する．

（iv）測定法

（1）測定条件： 紫外部吸収検出器つき HPLC 装置を用い，次の条件によって測定する（図 3.25）．

　　カラム：オクタデシル基を化学結合したシリカゲル[*195]（4.6〜5.0 mm i.d.×150〜250 mm）．

　　カラム温度：40℃．

　　移動相：メタノール・水混液 (75：25)．

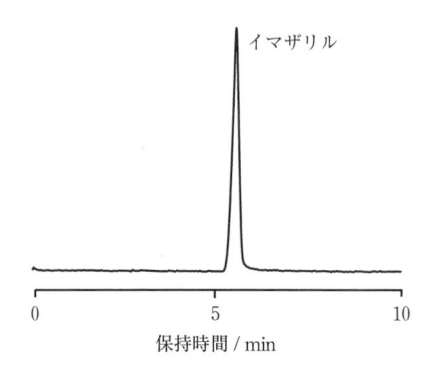

図 3.25 イマザリルのクロマトグラム
　カラム：Inertsil ODS-3 (4.6 mm i.d.×250 mm，粒径 5 µm)．
　その他の条件は本文中の測定条件と同様．

[*194] イマザリルを硫酸塩として水層に抽出する．
[*195] ODS ならば各社のカラムが使用できる．例：Inertsil ODS-3，J'sphere ODS-M 80 など．

流　速：1.0 mL min^{-1}.
測定波長：230 nm.

（2）検量線：　検量線用標準液 20 μL ずつをそれぞれ HPLC 装置に注入し，ピーク面積から検量線を作成する．

（3）定　量*196：　試験溶液 20 μL を HPLC 装置に注入し，得られたピーク面積と検量線によって試験溶液中の防かび剤の濃度を求め，計算によって定量値を求める．

$$試料中のイマザリル含量 (g\ kg^{-1}) = \frac{CV}{1000 \times W}$$

C：試験溶液中のイマザリルの濃度（μg mL^{-1}）
V：試験溶液の量（mL）
W：試料の採取量（g）

3.9　品質保持剤

　食品の保湿，硬化防止または日もち効果により食品の品質保持を目的とする食品添加物である．わが国では，化学合成品であるプロピレングリコールが品質保持剤として使用基準のある食品添加物として指定され，生めん，いかくん製品，餃子，シュウマイ，ワンタン，春巻の皮にプロピレングリコールとして食品の種類別に 1.2～2.0 ％以下の範囲およびその他の食品にプロピレングリコールとして 0.6% 以下の使用基準が設定されている．また，プロピレングリコールは食品香料の溶剤として広く使用され，意図せずに食品に添加されている場合もある．

3.9.1　プロピレングリコールの分析法

a.　試験法の概要*197

　食品中のプロピレングリコールは，メタノール抽出後，水素炎イオン化検出器つきガスクロマトグラフ（GC 装置）を用いて定量する方法である．

b.　試　薬

（1）プロピレングリコール：　試薬特級．

---

　*196　本法による定量限界は 0.0002 g kg^{-1} である．
　*197　本法は，生めん，いかくん製品，餃子，ワンタンなどの皮に適用できる[68,69]．その他の食品の分析法は文献 69）を参照．

(2) トリメチレングリコール： 試薬特級．
(3) メタノール： 試薬特級．

c. 装　置
GC 装置： 水素炎イオン化検出器つき．

d. 試験法
（ⅰ） 試験溶液の調製　　試料を均質化し，その約 5 g を精密に量り，これにメタノール 100 mL 加えてホモジナイズ後，メタノールを加えて正確に 200 mL とする．ときどき振とうしながら 2 h 放置後，上澄みを試験溶液とする．

（ⅱ） 検量線用標準液の調製
(1) 検量線用標準液 A： プロピレングリコール 100 mg を正確に量り，メタノールを加えて溶かし正確に 100 mL とし，標準原液 A とする（この液 1 mL はプロピレングリコール 1000 μg を含む）．標準原液 A　0.5, 1, 2.5, 5 mL をそれぞれ正確に量り，それぞれにメタノールを加えて正確に 5 mL とし，検量線用標準液 A とする（これらの液 1 mL はプロピレングリコール 100, 200, 500, 1000 μg を含む）．
(2) 検量線用標準液 B： 標準原液 A 10 mL を正確に量り，メタノールを加えて正確に 100 mL とし，標準原液 B とする（この液 1 mL はプロピレングリコール 100 μg を含む）．標準原液 B 0.5, 1, 2.5, 5 mL をそれぞれ正確に量り，それぞれにメタノールを加えて正確に 5 mL とし，検量線用標準液 B とする（これらの液 1 mL はプロピレングリコール 10, 20, 50, 100 μg を含む）．

（ⅲ） 内標準液の調製[*198]
(1) 内標準液 A： トリメチレングリコール 500 mg を正確に量り，メタノールを加えて溶かし正確に 100 mL とし，内標準液 A とする（この液 1 mL はトリメチレングリコール 5000 μg を含む）．
(2) 内標準液 B： 内標準液 A を 10 mL 正確に量り，メタノールを加えて正確に 100 mL とし，内標準液 B とする（この液 1 mL はトリメチレングリコール 500 μg を含む）．

（ⅳ） 測定法　　水素炎イオン化検出器つき GC 装置を用い，次の条件によって測定する（図 3.26）．
(1) 測定条件：

[*198] 定性試験を目的とする場合は，内標準液の添加を省略できる．

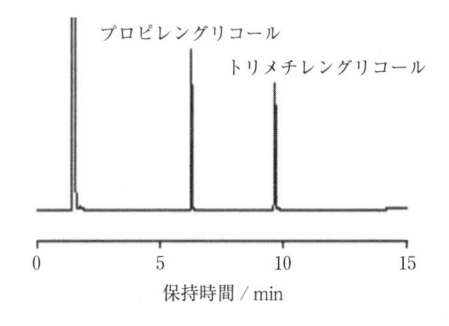

図 3.26 プロピレングリコールのガスクロマトグラム
カラム：DB-WAX (0.25 mm i.d.× 30 m, 膜厚 0.25 μm).
その他の条件は本文中の測定条件と同様.

(グラフ: 保持時間/min, プロピレングリコール, トリメチレングリコールのピーク)

カラム[*199]：ポリエチレングリコール (0.25 mm i.d.×30 m, 膜厚 0.25 μm).

注入方式：スプリットレス.

注入口温度および検出器温度：250℃.

カラム温度[*200]：100℃(5 min), 100〜250℃ (15〜20℃ min^{-1} 昇温), 250℃ (10 min).

キャリヤーガスおよび流速[*200]：ヘリウム, 1.0〜2.0 mL min^{-1}.

(2) 検量線： 試験溶液中の濃度が 100 μg mL^{-1} 以上の場合は内標準液 A, 100 μg mL^{-1} 未満の場合は内標準液 B を用いる.

検量線用標準液 A (100〜1000 μg mL^{-1}) 5 mL に内標準液 A 0.5 mL ずつをそれぞれ正確に量って加えてよく混和後, それぞれ 1 μL ずつを正確に量り, GC 装置で測定し, プロピレングリコールとトリメチレングリコールとのピーク面積比から検量線 A を作成する.

検量線用標準液 B (10〜100 μg mL^{-1}) 5 mL に内標準液 B 0.5 mL ずつをそれぞれ正確に量って加えてよく混和後, それぞれ 1 μL ずつを正確に量り, GC 装置で測定し, プロピレングリコールとトリメチレングリコールとのピーク面積比から検量線 B を作成する.

(3) 定 量[*201〜*203]： 試験溶液中の濃度が 100 μg mL^{-1} 以上の場合は内標準液 A

[*199] 市販のキャピラリーカラムとして, Agilent Technologes 社製 DB-WAX および他社製の相当品が使用できる.

[*200] プロピレングリコールのピークの保持時間が 5〜7 min 程度になるようカラム温度および流速条件を調整する.

[*201] 生めん, 餃子の皮などの場合で, 水分含量 30% 未満のときには次式による換算値により食品衛生法の使用基準値と比較する.

(つづく)

と検量線A，100 µg mL^{-1}未満の場合は内標準液Bと検量線Bを用いる．

試験溶液5 mLを正確にとり，内標準液AまたはB 0.5 mLを正確に量ってよく混和後，それぞれ1 µLずつを正確に量り，GC装置で測定しプロピレングリコールとトリメチレングリコールとのピーク面積比と検量線AまたはBから試験液中のプロピレングリコール濃度（µg mL^{-1}）を求め，次式によって試料中のプロピレングリコール含量（%）を計算する．

$$\text{プロピレングリコール含量(\%)} = \frac{C \times 200}{10\,000 \times W}$$

C：試験溶液中のプロピレングリコール濃度（µg mL^{-1}）
W：試料の採取量（g）

参 考 文 献

1) 厚生労働省医薬食品局食品安全部基準審査課；"「食品中の食品添加物分析法」の改正について"，食安基発0528第3号，平成22年5月28日．
2) 日本薬学会 編；"衛生試験法・注解2010"，金原出版（2010），p. 317.
3) 厚生労働省；"食品中のパラオキシ安息香酸メチルの分析法について"，食安監発1207003号，平成17年12月7日．
4) 日本薬学会 編；"衛生試験法・注解2010"，金原出版（2010），p. 323.
5) 立石恭也, 中里光男, 小林千種ら；東京衛研年報, **49**, 77 (1998).
6) 厚生労働省医薬局食品保健部基準課；"食品中のアセスルファムカリウム分析法について"，食基発第58号，平成13年12月28日．
7) 厚生労働省 監修；"食品衛生検査指針 食品添加物編 2003"，日本食品衛生協会（2003），p. 233.
8) 日本薬学会 編；"衛生試験法・注解2010"，金原出版（2010），p. 354.
9) 日本薬学会 編；"衛生試験法・注解2010"，金原出版（2010），p. 361.
10) 守安貴子, 斉藤和夫, 中里光男ら；食衛誌, **34**, 277 (1993).
11) 小山政道, 吉田和郎, 内堀伸健ら；食衛誌, **46**, 72 (2005).
12) 小林千種, 中里光男, 牛山博文ら；食衛誌, **40**, 166 (1999).

（前ページよりつづき）

$$\text{プロピレングリコール換算含量(\%)} = \frac{70 \times A}{100 - B}$$

A：食品中のプロピレングリコール含量（%）
B：試料の水分含量（%）

水分含量の求め方： あらかじめ重量（W_1）を精密に量ったひょう量皿に試料5 gをとり，試料とひょう量皿の合計重量（W_2）を精密に量る．乾燥機を用いて130℃で3 h乾燥し，デシケーター中で室温に放冷後，乾燥後の試料とひょう量皿の合計重量（W_3）を精密に測定する．次式により水分含量を算出する．

$$\text{水分含量(\%)} = \frac{W_2 - W_3}{W_2 - W_1} \times 100$$

*202 本法における定量限界は0.1%とする．
*203 確認試験として，ガスクロマトグラフ質量分析計（GC/MS）による方法がある[70]．

13) 厚生労働省 監修;"食品衛生検査指針 食品添加物編 2003", 日本食品衛生協会 (2003), p. 216.
14) 守安貴子, 斉藤和夫, 中里光男ら；衛生化学, **37**, 97 (1991).
15) 井部明広, 斉藤和夫, 中里光男ら；食衛誌, **26**, 1 (1985).
16) 日本薬学会 編;"衛生試験法・注解 2010", 金原出版 (2010), p. 352.
17) 小林千種, 中里光男, 山嶋裕季子ら；食衛誌, **42**, 139 (2001).
18) 岸　弘子, 川名清子；食衛誌, **42**, 133 (2001).
19) 守安貴子, 中里光男, 小林千種ら；食衛誌, **37**, 91 (1996).
20) 中里光男, 斉藤和夫, 石川ふさ子ら；食衛誌, **34**, 248 (1993).
21) 厚生労働省 監修;"食品衛生検査指針 食品添加物編 2003", 日本食品衛生協会 (2003), p. 580.
22) 日本薬学会 編;"衛生試験法・注解 2010", 金原出版 (2010), p. 358.
23) 厚生労働省医薬食品局食品安全部監視安全課；"サイクラミン酸に係る試験法について", 食安監発第 0829009 号, 平成 15 年 8 月 29.
24) 松本ひろ子, 平田恵子, 坂牧成恵ら；東京健安研セ年報, **59**, 129 (2008).
25) 日本薬学会 編;"衛生試験法・注解 1980", 金原出版 (1980), p. 351.
26) 日本薬学会 編;"衛生試験法・注解 2010", 金原出版 (2010), p. 370.
27) 厚生労働省 監修;"食品衛生検査指針 食品添加物編 2003", 日本食品衛生協会 (2003), p. 169.
28) 高　智美, 矢田朋子, 飛松佳江ら；日食化誌, **2**(1), 64 (1995).
29) 植松洋子, 広門雅子, 中島和雄ら；東京衛研年報, **39**, 151 (1988).
30) 石川ふさ子, 斉藤和夫, 中里光男ら；東京衛研年報, **42**, 141 (1991).
31) 中沢久美子, 石川ふさ子, 田端節子ら；東京衛研年報, **43**, 98 (1992).
32) M. Yamada, Y. Kato, M. Nakamura, T. Yamada, T. Maitani, Y. Goda; *Chem. Pharm. Bull.*, **46**(3), 494 (1998).
33) 宮武ノリエ, 永山敏廣；東京衛研年報, **56**, 145 (2005).
34) 石川ふさ子, 大石充男, 新藤哲也ら；食衛誌, **46**(5), 228 (2005).
35) 石川ふさ子；*Foods & Food Ingred. J. Jpn.*, **212**(11), 968 (2007).
36) 新藤哲也, 大石充男, 石井ふさ子ら；東京健安研セ年報, **57**, 205 (2006).
37) 厚生労働省 監修;"食品衛生検査指針 食品添加物編 2003", 日本食品衛生協会 (2003), pp. 65, 79, 595.
38) 日本薬学会 編;"衛生試験法・注解 2010", 金原出版 (2010), p. 334.
39) 厚生労働省医薬食品局食品安全部監視安全課；"tert-ブチルヒドロキノン（TBHQ）に係る試験法について", 食安監発第 0303001 号, 平成 17 年 3 月 3 日.
40) 厚生労働省 監修;"食品衛生検査指針 食品添加物編 2003", 日本食品衛生協会 (2003), pp. 46, 400.
41) 日本薬学会 編;"衛生試験法・注解 2010", 金原出版 (2010), p. 247.
42) 井部明広, 斉藤和夫, 中里光男ら；東京衛研年報, **36**, 168 (1985).
43) 林　弘道, 宮川あし子；食衛誌, **31**, 44 (1990).
44) 厚生労働省 監修;"食品衛生検査指針 食品添加物編 2003", 日本食品衛生協会 (2003), p. 38.
45) 浜野　孝, 三ツ橋幸正, 田中貴作ら；食衛誌, **26**, 630 (1985).
46) 日本薬学会 編;"衛生試験法・注解 2010", 金原出版 (2010), p. 337.
47) 大石充男, 大西和男, 坂井千三；東京衛研年報, **34**, 211 (1983).
48) Federal Register, **51**(131), (1986).
49) 日本薬学会 編;"衛生試験法・注解 2010", 金原出版 (2010), p. 340.
50) 厚生労働省 監修;"食品衛生検査指針 食品添加物編 2003", 日本食品衛生協会 (2003), p. 100.
51) 松本ひろ子, 小川仁志, 鈴木敬子ら；食衛誌, **42**, 329 (2001).
52) 厚生労働省 監修;"食品衛生検査指針 食品添加物編 2003", 日本食品衛生協会 (2003),

p. 142.
53) 飯島宣幸ら；食品衛生研究, **57**, 47（2007）.
54) 辻　澄子, 今井昌也, 三島郁子ら；衛生化学, **43**, 305（1997）.
55) 日本薬学会 編；"衛生試験法・注解2000", 金原出版（2000）, p. 311.
56) 辻　澄子ら；食衛誌, **34**, 161（1993）.
57) AOAC法；17th ed., Ch 11, 29（2000）.
58) 宮崎元一, 山本　敦ら；食衛誌, **37**, 65（1996）.
59) 寺田久屋, 石原利克, 阪部美雄；衛生化学, **26**, 136（1980）.
60) J.R. Thayer, R.C. Huffaker；*Anal. Biochem.*, **102**, 110（1980）.
61) J.Sadecka, J. Polonsky；*J. Chromatogr. A*, **834**, 401（1999）.
62) 厚生労働省 監修；"食品衛生検査指針 食品添加物編2003", 日本食品衛生協会（2003）, pp. 117, 123, 125.
63) 日本薬学会 編；"衛生試験法・注解2010", 金原出版（2010）, p. 326.
64) 中里光男, 只野敬子, 小川仁志ら；衛生化学, **41**, 392（1995）.
65) 小沢秀樹, 広門雅子, 井部明広ら；東京衛研年報, **50**, 119（1999）.
66) 厚生労働省 監修；"食品衛生検査指針 食品添加物編2003", 日本食品衛生協会（2003）, p. 112.
67) 日本薬学会 編；"衛生試験法・注解2010", 金原出版（2010）, p. 328.
68) 日本薬学会 編；"衛生試験法・注解2010", 金原出版（2010）, p. 333.
69) 厚生労働省 監修；"食品衛生検査指針 食品添加物編2003", 日本食品衛生協会（2003）, p. 519.
70) 小林千種, 早藤知恵子, 安井明子ら；東京健安研セ年報, **60**, 113（2009）.

第 **4** 章

農　薬

4.1　農薬分析概要

4.1.1　は　じ　め　に

　食品中の残留農薬については食品衛生法第11条で規定された食品一般の成分規格の中で残留基準が設定されている．残留基準が定められていないものについては"人の健康を損なうおそれのない量"としていわゆる"一律基準"（0.01 ppm）で規制され，すべての食品が対象になっている．規格基準が定められていない加工食品については原材料が規格基準に適合していれば当該加工食品も適合していると判断される．食品中の農薬の残留濃度を調査する目的の大部分を占めるのがこの残留基準を越えていないことを確認することであると思われる．厚生労働省公示試験法は規格基準に適合しているかどうかを判断するための試験法であり，官報で告示される告示試験法と厚生労働省医薬食品局食品安全部長から通知される通知試験法がある[1]．本書は，これら試験法のうち代表的なものを紹介し，その解説を加えたものである．

4.1.2　試料採取および試料調製法

　残留農薬濃度は食品の部位によって大きく異なるため，調製部位および均一化に留意する必要がある．また，調製の仕方により農薬の抽出効率にも影響がでる．農薬によっては分解，揮発などにより消失する場合もあり，汚染についても注意が必要である．ほかの分析でも同様であるが分析操作の中でもっとも重要である操作の一つである．

　試料のどの部分を分析に使用するか，どのように調製するかということは分析結果を左右する重要な事項である．農作物の分析部位については食品，添加物等の規格基

表 4.1 食品の分析対象部位

食　品	検　体
大麦およびそば	脱穀した種子
小麦およびライ麦	玄　麦
米	玄米
とうもろこし	外皮，ひげおよびしんを除いた種子
その他の穀類	脱穀した種子
えんどう，小豆類，そら豆および大豆	豆
らっかせい	殻を除去したもの
その他の豆類	豆
あんず，うめ，おうとう，すももおよびネクタリン	果梗および種子を除去したもの
も　も	果皮および種子を除去したもの
オレンジ，グレープフルーツ，なつみかんの果実全体，ライムおよびレモン	果実全体
なつみかんおよびみかん	外果皮を除去したもの
なつみかんの外果皮	へたを除去したもの
その他のかんきつ類果実	果実全体
西洋なし，日本なし，マルメロおよびりんご	花おち，しんおよび果梗の基部を除去したもの
び　わ	果梗，果皮および種子を除去したもの
アボカドおよびマンゴー	種子を除去したもの
キウィー	果皮を除去したもの
グアバ	へたを除去したもの
なつめやし	へたおよび種子を除去したもの
パイナップル	冠芽を除去したもの
パッションフルーツおよびパパイヤ	果実全体
バナナ	果柄部を除去したもの
いちご，クランベリー，ハックルベリー，ブラックベリーおよびブルーベリー	へたを除去したもの
ラズベリー	果実全体
その他のベリー類果実	へたを除去したもの
か　き	へたおよび種子を除去したもの
すいか，まくわうりおよびメロン類果実	果皮を除去したもの
ぶどう	果梗を除去したもの
その他の果実	可食部
かぶ類の根およびだいこん類の根	泥を水で軽く洗い落としたもの
かぶ類の葉，クレソン，ケール，だいこん類の葉および芽キャベツ	変質葉を除去したもの
カリフラワーおよびブロッコリー	葉を除去したもの
キャベツおよびはくさい	外側変質葉およびしんを除去したもの4個をそれぞれ4等分し，おのおのから1等分集めたもの
きょうなおよびこまつな	根および変質葉を除去したもの
西洋わさび	泥を水で軽く洗い落とした根
チンゲンサイおよびその他のあぶらな科野菜	可食部
かんしょ，こんにゃくいも，さといも類，ばれいしょ，やまいもおよびその他のいも類	泥を水で軽く洗い落としたもの
かぼちゃ，きゅうりおよびしろうり	つるを除去したもの
その他のうり科野菜	可食部

(つづく)

食品	検体
アーティチョーク，エンダイブおよびチコリ	変質葉を除去したもの
ごぼうおよびサルシフィー	葉部を除去し，泥を水で軽く洗い落とし，細切したのち，肉挽き器を用いて擦り砕いたもの
しゅんぎく	根および変質葉を除去したもの
レタス	外側変質葉およびしんを除去したもの
その他のきく科野菜	可食部
しいたけ，マッシュルームおよびその他のきのこ類	可食部
セロリ，パセリおよびみつば	根および変質葉を除去したもの
にんじんおよびパースニップ	泥を水で軽く洗い落としたもの
その他のせり科野菜	可食部
トマト，なすおよびピーマン	へたを除去したもの
その他のなす科野菜	可食部
アスパラガス	茎
たまねぎ，にんにく，ねぎおよびわけぎ	外皮およびひげ根を除去したもの
にらおよびその他のゆり科野菜	可食部
えだまめ，未成熟いんげんおよび未成熟えんどう	花梗を除去したもの
オクラ	へたを除去したもの
さとうきび	皮を徐去したもの
しょうが	葉を除去し，泥を水で軽く洗い落としたもの
てんさい	泥を水で軽く洗い落としたもの
ほうれんそう	赤色根部を含み，ひげ根および変質葉を除去したもの
たけのこおよびその他の野菜	可食部
ごまの種子，なたね，ひまわりの種子，べにばなの種子，綿実およびその他のオイルシード	種子
アーモンド，ぎんなん，くり，くるみ，ペカンおよびその他のナッツ類	外果皮を除去したもの
カカオ豆およびコーヒー豆	豆
茶	茶
ホップ	乾 花
その他のスパイスおよびその他のハーブ	可食部

[食品，添加物等の規格基準（昭和34年厚生省告示第370号）より]

準 A 食品一般の成分規格の検体の項で具体的に定められている[2]（表4.1）．

4.1.3 抽 出

測定対象農薬に対し溶解力のある溶媒により試料から抽出する．また，試料に対しても親和性がないと抽出溶媒が内部まで浸透しないので抽出効率が悪い．さらに，その後の操作が容易な（沸点が高くない，突沸しにくい，エマルションができにくいなど）溶媒を選択する必要がある．残留農薬の一般的な抽出操作としてはホモジナイズ抽出，振とう抽出，蒸留法，加熱還流高速溶媒抽出，超臨界流体抽出などがある．試

料の状態あるいは測定対象農薬の物理化学的性質に合わせ選択することになる．

抽出効率を評価することは非常に難しいので公定法等のすでに評価された試験法の抽出方法を変更せずに用いたほうがよい．

親水性であるが幅広い極性の物質に溶解性があるアセトンが用いられることが多い．その他，アセトニトリル，メタノール，水あるいはこれらの混合溶媒が用いられる．

穀類，豆類，抹茶等の乾燥試料には抽出前に水を加え，膨潤させる．農薬の試料への吸着が弱まり，抽出効率が上がる．

4.1.4 精製

抽出液中の農薬の測定を妨害する成分を取り除かなければならない．測定方法が異なればそれに応じて精製方法も異なる．選択性がよく，高感度な測定方法であれば簡易な精製ですむことになる．極性，イオン性あるいは分子の大きさなどの性質の違いを利用して夾雑物質を取り除く．異なる分離モードを組み合わせたほうが精製効果が高い．

a. 液-液分配

互いにまざり合わない液体を分析漏斗に入れ，それぞれの液体への分配率の違いにより精製する方法．極性溶媒で抽出したものを水および有機溶媒で分配し，水分や水溶性夾雑物を除去し，農薬を有機溶媒に溶かす操作を"転溶"という．また，脱脂を目的にヘキサンとヘキサン飽和アセトニトリルで分配する手法がよく用いられる．

b. カラムクロマトグラフィー

固定相（充塡剤）および移動相（溶媒）との間の相互作用を利用し，吸着，分配，イオン交換，分子ふるいなどで精製を行う．クロマト管に充塡剤を充塡して使用するオープンカラムは夾雑物質の量および種類に広範囲に対応できるため，公示試験法では多く用いられていたが，測定機器の高感度化にともない，抽出液の一部のみを精製すればよくなり，市販のミニカラムが多用される傾向にある．農薬分析に使用される一般的なミニカラムを表 4.2 に示す．また，ゲル浸透クロマトグラフィー（GPC 法）ではステンレスカラムに充塡された分取用のカラムを用いる．

c. その他

凝固法は凝固液を用いて色素やタンパク質等を除去する．塩化ナトリウム 10 g および 85% リン酸 20 mL を水に溶解し，800 mL とし，用時に 10 倍希釈する．抽出物をアセトン 5～50 mL に溶解し，凝固液を 50 mL 加えて 30 min 以上放置する．色素

4.1 農薬分析概要

表 4.2 ミニカラムなどの充填剤の一般名と商品名

	一 般 名	商 品 名
1	アクリルアミド共重合体結合グリセルプロピルシリル化シリカゲル	Sep-Pak Accell Plus QMA
2	アミノプロピルシリル化シリカゲル	Sep-Pak NH2, Bond Elut NH2, InertSep NH2
3	アルミナ（酸性）	Sep-Pak Alumina-A, Bond Elut AL-A, InertSep AL-A
4	アルミナ（中性）	Sep-Pak Alumina-N, Bond Elut AL-N, InertSep AL-N
5	アルミナ（塩基性）	Sep-Pak Alumina-B, Bond Elut AL-B, InertSep AL-B
6	エチルシリル化シリカゲル	Sep-Pak tC2, Bond Elut C2, InertSep C2
7	エチレンジアミン-N-プロピルシリル化シリカゲル	Bond Elut PSA, InertSep PSA
8	オクタデシルシリル化シリカゲル	Sep-Pak C18, Bond Elut C18, InertSep C18
9	カルボキシメチルシリル化シリカゲル	Bond Elut CBA
10	強塩基性陰イオン交換樹脂	Oasis MAX
11	グラファイトカーボン	Supelclean ENVI-Carb, InertSep GC
12	グリセリルプロピルシリル化シリカゲル	Sep-Pak Diol, InertSep 2OH
13	合成ケイ酸マグネシウム	Sep-Pak FL, Bond Elut FL, InertSep FL
14	シクロヘキシルシリル化シリカゲル	Bond Elut CH, InertSep CH
15	ジビニルベンゼン-N-ビニルピロリドン共重合体	Oasis HLB
16	弱塩基性陰イオン交換体	Bond Elut DEA
17	シリカゲル	Sep-Pak Silica, Bond Elut SI, InertSep SI
18	スチレンジビニルベンゼン共重合体	Sep-Pak PS-2, InertSep PLS-2
19	多孔性ケイソウ土	Chem Elut, Extrelut, InertSep K-solute
20	トリメチルアミノプロピルシリル化シリカゲル	Bond Elut SAX, Inert Sep SAX
21	ヒドロキシプロピル化デキストラン	Sephadex LH-20
22	プロピルスルホニルシリル化シリカゲル	Bond Elut PRS, InertSep PRS
23	ベンゼンスルホニルプロピルシリル化シリカゲル	Bond Elut SCX, InertSep SCX

等の沈殿物を沪別することで除去する．

その他，茶抽出液中に多量に含まれる，タンニン等のポリフェノール類を除去するため，飽和酢酸鉛溶液を加え，沈殿させて除去する除タンニン処理などの精製法がある．

4.1.5 測 定

食品を構成する成分は非常に複雑であり，精製を行った後でも夾雑成分が多数存在する．また，低濃度までの定量が必要なため，分離機能を備えた高感度なガスクロマトグラフ（GC装置），ガスクロマトグラフ質量分析計（GC/MS），高速液体クロマトグラフあるいは液体クロマトグラフ質量分析計（LC/MS, LC/MS/MS）で測定する場合がほとんどである．これらの測定方法の概略を述べるが本書では農薬分析に

142　第4章　農　　薬

かかわる事項のみに留め，詳細については各手法の専門書を参考とされたい．

a. ガスクロマトグラフ（GC装置）

　残留農薬分析ではもっとも汎用的な測定機器である（図4.1）．注入口より導入された成分は気化室で加熱されて気化する．気化した成分はキャリヤーガス（ヘリウムあるいは窒素）によって分離カラムに移動し，液相への親和性および蒸気圧などによりしだいに分離され，検出器に到達する．分離カラムで分離された成分は順次検出器に送り込まれ，農薬の構造に適した検出器によりその量に比例した電気信号に変換され，クロマトグラムが得られる．注入されてから検出器に達するまでの時間を保持時間（リテンションタイム）といい，定性のための情報となる．また，クロマトグラム上のピークの面積あるいは高さは定量のための情報となる（図4.2）．本来GC装置の分析に不向きな熱に不安定な物質，揮発性のない物質あるいはGC装置の検出器に対し感度が低い物質については各種の誘導化（メチル化，トリクロロアセチル化など）を行う．

　分離カラムはキャピラリーカラムと充填カラムに大別されるが残留農薬分析ではキャピラリーカラムを用いるのが一般的である．キャピラリーカラムにはWCOT

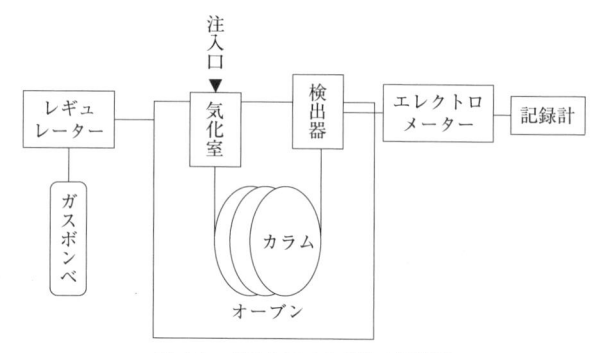

図 4.1　ガスクロマトグラフ概略図

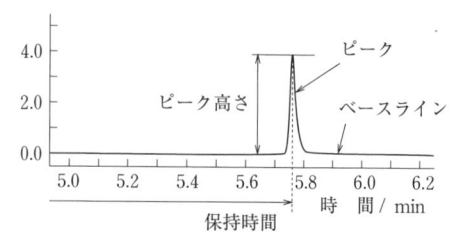

図 4.2　ガスクロマトグラム一例

表 4.3　代表的なキャピラリーカラム液相

液相	極性	商品名				
100% メチルシリコン	無	DB-1	HP-1	Rtx-1	SPB-1	CP-Sil 5 CB
5% フェニル-メチルシリコン	微	DB-5	HP-5	Rtx-5	SPB-5	CP-Sil 8 CB
35% フェニル-メチルシリコン	中	DB-35	HP-35	Rtx-35	SPB-35	
14% シアノプロピルフェニル-メチルシリコン	中	DB-1701		Rtx-1701	SPB-1701	CP-Sil 9 CB
50% フェニル-メチルシリコン	中	DB-17	HP-50	Rtx-50	SPB-17	CP-Sil 24 CB
50% トリフルオロプロピル-メチルシリコン	中	DB-210		Rtx-200		
ポリエチレングリコール	強	DB-WAX	HP-WAX	Rtx-WAX	Supelcowax-10	CP-WAX 52 CB

(wall coated open tubular) タイプが通常用いられ，溶融シリカ (fused silica) 製の毛管内壁に液相がコーティングされている．対象化合物により液相を選択することになるが，化合物と液相の組合せでは極性が近い組合せで保持しやすく分離がよい．代表的な液相を表 4.3 に示す．

　残留農薬分析には高選択性および高感度が要求されるので汎用的な水素炎イオン化検出器 (FID) あるいは熱伝導度検出器 (TCD) のような検出器は用いられることは少ない．残留農薬分析に用いられる代表的な検出器を以下に示す．

　（ⅰ）電子捕獲型検出器 (ECD : electron capture detector)　　ハロゲン化合物，ニトロ化合物，カルボニル化合物等の電子親和性のある化合物にきわめて高感度な検出器である．BHC, DDT, ディルドリン，エンドスルファン等の有機塩素系農薬の分析に用いられる．

　（ⅱ）炎光光度検出器 (FPD : flame photometric detector)　　有機リン化合物，有機硫黄化合物，有機スズ化合物を特異的に検出する．これら化合物は水素炎中で燃焼するとリンは波長 526 nm, 硫黄は波長 394 nm, スズは波長 610 nm に極大波長を有する光を発する．各波長を有する光が通過するフィルターを取りつけることで選択的に検出できる．パラチオン，クロルピリホスなどの有機リン系農薬，酸化フェンブタスズ，シヘキサチン等の有機スズ農薬あるいはメソミルなどの有機硫黄農薬の分析においてきわめて選択性が高いので精製の省略，ピーク誤認の防止などの効果がある．

　（ⅲ）熱イオン化検出器 (FTD : flame thermionic detector)　　FTD およびそれを改良した NPD (nitrogen phosphorous detector) は有機リン化合物および有機窒素化合物に選択的に感度が高い．アミトラズ，カフェンストロール等の有機窒素化合物の分析に用いられる．

b. ガスクロマトグラフ質量分析計（GC/MS）

　分離を GC 装置で行い，分離された化合物の検出を質量分析計（MS）で行うものである．MS では GC 装置より溶出した分子に熱電子を衝突させるなどによりイオン化を行い質量/電荷（m/z）に基づいて分離，検出する．

　イオン化法には電子イオン化（EI：electron ionization）法と化学イオン化（CI：chemical ionization）法があるが EI 法によるイオン化がほとんどである．EI 法において化合物は電子の照射によりイオン化し，さらにフラグメンテーションを起こし，フラグメントイオンが生じる．電子を 1 個失ってできた分子イオンおよびフラグメントイオンのパターンが質量スペクトルである．EI 法はほとんどの化合物のイオン化が可能であり，多成分の定性，定量分析を可能とした．ただし，有機塩素系農薬および合成ピレスロイドでは負イオンを対象とする，負化学イオン化（NCI：negative chemical ionization）法が高感度，高選択性を理由に採用される場合がある．質量スペクトルを図 4.3 に示す．

　GC 装置の質量分離部は四重極型，二重収束磁場型，イオントラップ型，飛行時間型などがあるが，農薬分析では四重極型が主流である．小型，安価，操作が容易であるが分解能は高くない．

　GC/MS においてデータの取り込みは全イオン検出（TIM：total ion monitoring）および選択イオン検出（SIM：selected ion monitoring）がある．TIM は通常 SCAN とよばれ，指定した m/z の範囲内のイオンをすべて検出する手法である．これで得られるクロマトグラムは全イオンクロマトグラム（TIC：total ion chromatogram）とマスクロマトグラム（mass chromatogram）である．TIC はすべてのイオンのシグナルを合算してプロットしたもので，マスクロマトグラムは TIM で取り込んだデータから任意の m/z のイオンのシグナルをプロットしたものである．SIM はあらかじめ指定した m/z のイオンだけを検出する手法である．SIM ではできるだけ

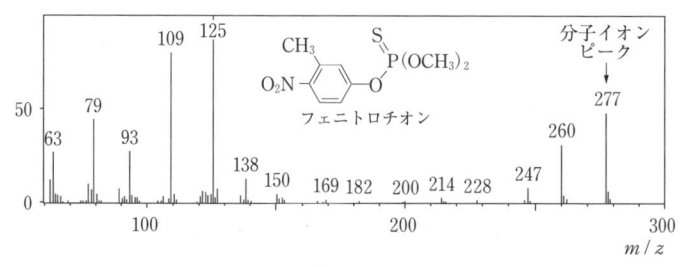

図 4.3　質量スペクトル例

強度が高く，高質量側にあるなど選択性の高いイオンを選択する．同時に複数のイオンを検出することが可能であるので定量および確認が同時にでき，また，多成分の分析が同時にできる．農薬残留分析では農薬標準品の TIM で得られる TIC から質量スペクトルを取り出し，強度が強く，高選択性と思われるイオンを選択して，そのイオンで SIM での測定を行う．

近年，農薬多成分分析において非常に選択性の高い GC/MS/MS の利用が増えている．GC/MS/MS では GC 装置から溶出した化合物をイオン化したのち，最初の四重極で特定のイオンの選別後，衝突室で不活性ガスとの衝突により解離させ，さらに四重極で選別し検出するものである．始めのイオン化で生じ，選別したイオンをプリカーサーイオン，不活性ガスで解離し2段目の四重極で選別したイオンをプロダクトイオンという．イオン化および質量による選別を2回行うので選択性が非常に向上し，ノイズの軽減もできることから相対的に高感度が達成できる．

c. 高速液体クロマトグラフ（HPLC装置）

測定対象物質が熱に対して不安定な物質，揮発性がない物質，吸着性が高い物質はGC測定には不向きである．GC装置に比べ，感度変動が少なく，定量性に優れているが検出器の種類が少なく，GC装置のキャピラリーカラムに比べ，カラムの分離能も低いが検出器に高感度な特徴的な構造をもった化合物の測定には効果的である．

送液ポンプで移動相は一定の流速で流路内をつねに流れている．試料溶液を流路内に導入されるとカラムに送り込まれ，固定相との相互作用で分離される．GC装置と同様に，クロマトグラム上のピークの保持時間で定性，ピーク面積あるいは高さで定量する．

カラムはステンレススチール製で内部に内径 3～10 μm の微細な粒子が固定相として充填されている．逆相系のカラム（おもに ODS）が多く用いられ，移動相には水とアセトニトリルの混液あるいは水とメタノールの混液などを使用する．イオン性の物質などのピークの分離あるいはピーク形状の改善のため，酸，塩，緩衝液あるいはイオンペア試薬を用いる場合がある．移動相の組成を一定にする方法（イソクラティック）と移動相の組成を連続的に変化させて濃度勾配をかける方法（グラジエント）がある．グラジエント溶出では広い範囲の化合物を対象とすることができ，多成分同時分析などで効果を発揮する．HPLC装置の検出器で農薬分析に使用されるのは紫外分光光度型検出器（UV 検出器）および蛍光検出器である．HPLC装置の概略図を図 4.4 に示す．

（i）UV検出器　　共役二重結合をもつ化合物や芳香族化合物等の紫外部におけ

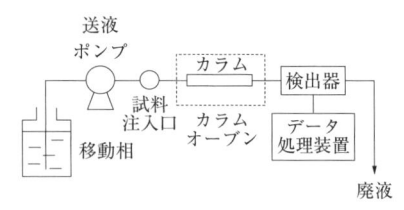

図 4.4 高速液体クロマトグラフの概略図

る吸収を有する物質に感度がある．通常，測定波長は固定されており単波長検出であるが，多波長検出器はホトダイオードアレー検出器（PAD 検出器あるいは DAD 検出器：photo diode array detector）とよばれる．

（ⅱ）蛍光検出器　特定の波長の光をあてると蛍光を発する物質に対し，感度がある検出器である．一般に UV 検出器より感度が高く，選択性がよいがそのような特性をもった物質は多くはない．そのため，誘導化して蛍光を発する物質に変換させる場合がある．農薬分析ではフルオレスカミンによるアミトロールの蛍光誘導化，9-フルオレニルメチルクロロホルマートによるグリホサートの蛍光誘導化などがある．

d. 液体クロマトグラフ質量分析計（LC/MS，LC/MS/MS）

GC/MS 同様，LC 装置から溶出した物質をイオン化し，質量/電荷で分離し検出する手法である．HPLC 装置の移動相を除去して測定物質をイオン化しなければならないが，それは大気圧イオン化法が開発されたことにより実用性が大幅に改善され，農薬分析において LC/MS あるいは LC/MS/MS は急速に普及した．また，感度および選択性に優れた LC/MS/MS は分析のコンパクト化，簡素化を可能にし，いままで分析が煩雑あるいは困難であった農薬の分析を簡易なものにすることができた．大気圧イオン化法はエレクトロンスプレーイオン化（ESI）法および大気圧化学イオン化（APCI）法が主流である．質量分離部は GC/MS とほぼ同様であるため省略した．

（ⅰ）ESI 法　LC 装置より溶出する化合物を含む移動相を高電圧に印加したキャピラリーに導入され，加圧ガス（ネブライザーガス）で高電場中に噴霧される．対象化合物イオンを含む帯電液滴は移動の過程で溶媒の蒸発し，電荷密度は増大する．電荷同士の反発による液滴の分裂を繰り返し，最終的にイオンが気相中に放出される．ESI 法は高極性，難揮発性，熱に不安定な物質に有効な手法である．イオン化がソフトでおもにプロトン化分子（$[M+H]^+$），脱プロトン化分子（$[M-H]^-$）やアンモニウムイオン，ナトリウムイオン，酢酸イオンなどが付加した付加イオンが観察される．

(ⅱ) APCI法　LC装置より溶出する化合物を含む移動相を加熱した気化部に窒素ガスなどを用いて噴霧して気化させる．コロナニードルに電圧をかけてコロナ放電を起こし，窒素分子，水分子，溶媒分子をイオン化する．これらは反応イオンとして対象化合物との間でプロトンの授受が起こり，プロトン付加あるいはプロトン脱離により，対象化合物はイオン化される．APCI法では加熱して気化させるため，難揮発性物質，熱に不安定な物質には不向きであり，中極性から低極性の物質のイオン化に適用される．

4.2 一斉分析法

4.2.1 はじめに

ポジティブリスト制度導入にともない，農薬の残留基準が非常に多数設定された．また，残留基準が設定されていない場合でもいわゆる一律基準の 0.01 ppm での規制が設けられた．残留基準の設定にともない，それを検証する試験法を作成する必要があるが個別試験法だけでは対応が困難となったため，食安発第 1129002 号，平成 17 年 11 月 29 日，厚生労働省医薬食品局食品安全部長通知により，「GC/MSによる農薬等の一斉試験法（農産物）」，「LC/MSによる農薬等の一斉試験法Ⅰ（農産物）」，「LC/MSによる農薬等の一斉試験法Ⅱ（農産物）」および「GC/MSによる農薬等の一斉試験法（畜水産物）」が通知された[3]．さらに食安発第 1003001 号，平成 18 年 10 月 3 日，厚生労働省医薬食品局食品安全部長通知により，「LC/MSによる農薬等の一斉試験法（畜水産物）」が追加された[4]．本書では農産物に関する一斉分析法を紹介し，解説する．

4.2.2　GC/MSによる農薬等の一斉試験法（農産物）

農薬等を試料からアセトニトリルで抽出し，塩析で水を除いたのち，果実，野菜などについてはそのまま，穀類，豆類および種実類についてはオクタデシルシリル化シリカゲルミニカラムで精製後，いずれもグラファイトカーボン/アミノプロピルシリル化シリカゲル積層ミニカラムで精製し，GC/MSで測定する方法である．

a. 器具

ホモジナイザー，pH計，減圧濃縮器，ガスクロマトグラフ質量分析計（GC/MSまたは GC/MS/MS）．

```
┌─────────────┐
│  試料採取   │  穀類，豆類，種実類：試料 10.0 g に水 20 mL を加え，15 min 放置．
└──────┬──────┘  茶，ホップ：試料 5.00 g に水 20 mL を加え，15 min 放置．
       │         野菜，果実：試料 20.0 g．
┌──────┴──────┐
│   抽  出    │  アセトニトリル 50 mL + 20 mL を加えホモジナイズ．
└──────┬──────┘  吸引沪過．
       │
┌──────┴──────┐
│   定  容    │  アセトニトリル 100 mL．
└──────┬──────┘
       │
┌──────┴──────┐  抽出液 20 mL．
│   塩  析    │  塩化ナトリウム 10 g + 0.5 mol L⁻¹ リン酸緩衝液（pH 7.0）20 mL．
└──────┬──────┘  振とう 10 min．
       │         野菜，果実：アセトニトリル層を無水硫酸ナトリウムで脱水後，濃縮・
       │         乾固．
┌──────┴──────┐  （穀類，豆類，種実類のみ）
│ ODS カラム  │  オクタデシルシリル化シリカゲルミニカラム（1000 mg）．
└──────┬──────┘  全アセトニトリル層 + アセトニトリル 2 mL 注入．
       │         無水硫酸ナトリウムで脱水後，濃縮・乾固．
┌──────┴──────┐
│GC/NH₂ カラム│  グラファイトカーボン/アミノプロピルシリル化シリカゲル積層ミニカ
└──────┬──────┘  ラム（500 mg / 500 mg）．
       │         残留物をアセトニトリル・トルエン（3：1）混液 2 mL に溶解し，注入．
       │         アセトニトリル・トルエン（3：1）混液 20 mL で溶出．
       │         溶出液を濃縮・乾固．
┌──────┴──────┐
│   定  容    │  アセトン・n-ヘキサン（1：1）混液に溶解し，1 mL に定容．
└──────┬──────┘
┌──────┴──────┐
│ GC/MS(/MS)  │
└─────────────┘
```

GC/MS 一斉試験法フローチャート

b. 試 薬

（1） アセトニトリル，トルエン，アセトン，n-ヘキサン，無水硫酸ナトリウム（残留農薬試験用）．

（2） リン酸水素二カリウム，リン酸二水素カリウム，塩化ナトリウム，塩酸，水酸化ナトリウム（特級）．

（3） 0.5 mol L⁻¹ リン酸緩衝液（pH 7.0）： リン酸水素二カリウム（K₂HPO₄）52.7 g およびリン酸二水素カリウム（K₂HPO₄）30.2 g を量りとり，水約 500 mL に溶解し，1 mol L⁻¹ 水酸化ナトリウムまたは 1 mol L⁻¹ 塩酸を用いて pH を 7.0 に調整したのち，水を加えて 1 L とする．

4.2 一斉分析法

C. 試験溶液の調製

① 穀類，豆類，種実類の場合，摩砕均質化した試料 10.0 g に水 20 mL を加え，15 min 放置する[*1]．茶，ホップの場合は摩砕均質化した試料 5.00 g に水 20 mL を加え，15 min 放置する．野菜，果実の場合は摩砕均質化した試料 20.0 g を量りとる．

② 採取した試料にアセトニトリル 50 mL を加え，ホモジナイズしたのち，吸引沪過する．

③ 沪紙上の残留物にアセトニトリル 20 mL を加え，ホモジナイズしたのち，吸引沪過する．

④ 得られた沪液を合わせ，アセトニトリルを加えて正確に 100 mL とする．

⑤ 抽出液 20 mL をとり，塩化ナトリウム 10 g および 0.5 mol L^{-1} リン酸緩衝液 (pH 7.0) 20 mL を加え，10 min 振とうする[*2]．静置したのち，分離した水層を捨てる．

⑥ 穀類，豆類，種実類の場合，オクタデシルシリル化シリカゲルミニカラム (1000 mg)[*3] にアセトニトリル 10 mL を注入し，流出液は捨てる．このカラムに上記のアセトニトリル層を注入し，さらに，アセトニトリル 2 mL を注入して，全溶出液をとり，無水硫酸ナトリウムを加えて脱水し，無水硫酸ナトリウムを沪別したのち，沪液を 40℃ 以下で濃縮し，溶媒を除去する．

⑦ 野菜，果実の場合，上記アセトニトリル層に無水硫酸ナトリウムを加えて脱水し，無水硫酸ナトリウムを沪別したのち，沪液を 40℃ 以下で濃縮し，溶媒を除去する．

⑧ 残留物にアセトニトリル・トルエン (3：1) 混液 2 mL を加えて溶かす．

⑨ グラファイトカーボン/アミノプロピルシリル化シリカゲル積層ミニカラム (500 mg/500 mg)[*4] に，アセトニトリル・トルエン (3：1) 混液 10 mL を注入し，

[*1] 乾燥試料には水を加え，膨潤させる．農薬の試料への吸着が弱まり，抽出効率が上がる．

[*2] 食塩を飽和させ，アセトニトリルと分離させる．

[*3] 穀類，豆類，種実類の場合，抽出液中の脂質など低極性物質の除去のためにオクタデシルシリル化シリカゲルミニカラムを通過させる．野菜，果実でも脂質などが多い試料についてはこの操作を行ったほうがよい．市販品としては Waters 社製の Sep-Pak Vac C 18，Varian 社製の Mega Bond Elut C 18 などがある．

[*4] グラファイトカーボンが上層でアミノプロピルシリル化シリカゲルが下層の積層カラムである．グラファイトカーボンで平面構造を有するクロロフィルや多環芳香族の除去，また，アミノプロピルシリル化シリカゲルで脂肪酸等有機酸の除去を目的に使用する．市販品としては Sigma-Aldrich 社製の ENVI-Carb/LC-NH$_2$，ジーエルサイエンス社製の InertSep GC/NH$_2$ などがある．

150　第4章　農　　薬

流出液は捨てる．

⑩　このカラムに⑧項で得られた溶液を注入したのち，アセトニトリル・トルエン（3：1）混液 20 mL を注入し，全溶出液を 40℃以下で 1 mL 以下に濃縮する．

⑪　これにアセトン 10 mL を加えて 40℃以下で 1 mL 以下に濃縮し，再度アセトン 5 mL を加えて濃縮し，溶媒を除去する．

⑫　残留物をアセトン・n-ヘキサン（1：1）混液に溶かして，正確に 1 mL としたものを試験溶液とする．

d.　検量線

各農薬等の標準品について，それぞれのアセトン溶液を調製し，それらを混合したのち，適切な濃度範囲の各農薬等を含むアセトン・n-ヘキサン（1：1）混液溶液を数点調製する．それぞれ 2 μL を GC/MS に注入し，ピーク高法またはピーク面積法で検量線を作成する．

e.　定　量

試験溶液 2 μL を GC/MS に注入し，検量線より各農薬等の含量を求める[*5]．

f.　測定条件

　　　カラム：5% フェニル-メチルシリコン（0.25 mm i.d.×30 m，膜厚 0.25 μm）．
　　　カラム温度：50℃（1 min）$-$ 25℃ min^{-1} $-$ 125℃（0 min）$-$ 10℃ min^{-1} $-$ 300℃（10 min）．
　　　注入口温度：250℃．
　　　キャリヤーガス：ヘリウム．
　　　イオン化モード（電圧）：EI（70 eV）．

g.　目標定量限界

0.01 mg kg．

h.　GC/MS 一斉試験法対象農薬[*6]

表 4.4 に示す．

[食品に残留する農薬，飼料添加物又は動物用医薬品の成分である物質の試験法（平成 17 年 1 月 24 日付　食安発第 0124001 号，厚生労働省医薬品安全部長通知），2 章の GC/MS による農薬等の一斉試験法（農作用）の別表より]

[*5]　正確な測定値を得るためには，マトリックス添加標準液または標準添加法を用いることが必要な場合がある．
[*6]　規制対象になっている代謝物等[5]が適用できない場合があるので留意すること．

表 4.4 GC/MS 一斉試験法対象農薬

品目名	分析対象化合物名	保持指標[*1]	測定イオン(m/z)[*2]			
BHC	α-BHC	1714	**219**	183	181	
	β-BHC	1761	**219**	183	181	
	γ-BHC（リンデン）	1779	**219**	183	181	
	δ-BHC	1833	**219**	183	181	
DDT	o*p'*-DDT	2295	237	**235**	212	165
	p*p'*-DDD	2289	237	**235**	178	165
	p*p'*-DDE	2196	318	**246**		
	p*p'*-DDT	2373	237	**235**	212	165
EPN	EPN	2484	185	169	**157**	
TCMTB	TCMTB	2162	**180**			
XMC	XMC	1563	**122**			
アクリナトリン	アクリナトリン	2613	289	208	**181**	
アザコナゾール	アザコナゾール	2216	**217**	173		
アジンホスメチル	アジンホスメチル	2572	**160**	132		
アセタミプリド	アセタミプリド	2452	166	**152**		
アセトクロール	アセトクロール	1882	233	223	**146**	
アトラジン	アトラジン	1755	215	**200**		
アニロホス	アニロホス	2512	**226**	125		
アメトリン	アメトリン	1916	**227**	212		
アラクロール	アラクロール	1898	188	**160**		
アラマイト	アラマイト（異性体1）	2192	319	**185**		
	アラマイト（異性体2）	2197	319	**185**		
	アラマイト（異性体3）	2208	319	**185**		
	アラマイト（異性体4）	2230	319	**185**		
アルドリンおよびディルドリン	アルドリン	1998	293	265	**263**	**261**
イサゾホス	イサゾホス	1815	285	**257**	172	**161**
イソキサジフェンエチル	イソキサジフェンエチル	2328	294	**222**	**204**	
イソキサチオン	イソキサチオン	2234	**313**	285	177	**105**
イソフェンホス	イソフェンホス	2064	255	**213**	121	
	イソフェンホスオキソン	1998	**229**	201		
イソプロカルブ	イソプロカルブ	1538	**263**	136	125	**121**
イソプロチオラン	イソプロチオラン	2177	**204**	290	231	**118**
イプロベンホス	イプロベンホス	1845	246	**204**	91	
イマザメタベンズメチルエステル	イマザメタベンズメチルエステル（異性体1）	2160	256	214	**187**	
	イマザメタベンズメチルエステル（異性体2）	2164	256	214	**187**	
イミベンコナゾール	イミベンコナゾール	3187	253	250	**125**	
	イミベンコナゾール脱ベンジル体	2210	270	**235**		

(つづく)

表 4.4 （つづき）

品目名	分析対象化合物名	保持指標[*1]	測定イオン(m/z)[*2]		
ウニコナゾール P	ウニコナゾール P	2193	**234**	165	131
エスプロカルブ	エスプロカルブ	1965	**222**	162	
エタルフルラリン	エタルフルラリン	1648	316	**276**	
エチオン	エチオン	2281	**231**	153	
エディフェンホス	エディフェンホス	2356	**310**	173	
エトキサゾール	エトキサゾール	2489	330	**300**	204	141
エトフェンプロックス	エトフェンプロックス	2870	376	183	**163**
エトフメセート	エトフメセート	1953	286	**207**	**161**
エトプロホス	エトプロホス	1641	200	**158**	139
エトリムホス	エトリムホス	1824	**292**	277	181
エポキシコナゾール	エポキシコナゾール（異性体1）	2341	**192**	165	
	エポキシコナゾール（異性体2）	2428	194	**192**	165	138
エンドスルファン	α-エンドスルファン	2152	**241**	**195**	
	β-エンドスルファン	2281	**241**	237	**195**
	エンドスルファンスルファート	2362	422	**387**	**272**
エンドリン	エンドリン	2262	**345**	317	281	263
オキサジアゾン	オキサジアゾン	2189	302	**258**	**175**
オキサジキシル	オキサジキシル	2280	**163**	132	
オキシフルオルフェン	オキシフルオルフェン	2198	331	300	**302**	252
オメトエート	オメトエート	1596	**156**	141	110
オリザリン	オリザリン	2667	**317**	275	
カズサホス	カズサホス	1692	270	**213**	**159**	158
カフェンストロール	カフェンストロール	2767	188	119	**100**
カルフェントラゾンエチル	カルフェントラゾンエチル	2327	340	330	**312**
カルボキシン	カルボキシン	2211	235	225	**143**
カルボフラン	カルボフラン	1743	**164**	149	
	カルボフラン（分解物）	1304	**164**	149	
キナルホス	キナルホス	2086	157	156	**146**	118
キノキシフェン	キノキシフェン	2347	**237**		
キノクラミン	キノクラミン	1968	**207**	**172**	
キントゼン	キントゼン	1759	**295**	237	
クレソキシムメチル	クレソキシムメチル	2201	206	**116**	
クロゾリネート	クロゾリネート	2059	331	**259**	
クロマゾン	クロマゾン	1761	**204**	125	
クロルエトキシホス	クロルエトキシホス	1624	**263**	153	
クロルタールジメチル	クロルタールジメチル	1988	332	**301**	
クロルデン	cis-クロルデン	2148	**373**	272	375
	trans-クロルデン	2121	**373**	272	375

4.2 一斉分析法

品目名	分析対象化合物名	保持指標[*1]	測定イオン(m/z)[*2]		
クロルピリホス	クロルピリホス	1982	***314***	***286***	197
クロルピリホスメチル	クロルピリホスメチル	1885	***286***	125	
クロルフェナピル	クロルフェナピル	2222	***408***	247	
クロルフェンソン	クロルフェンソン	2169	***302***	***175***	111
クロルフェンビンホス	クロルフェンビンホス$(E)\alpha$	2048	***323***	***269***	267
	クロルフェンビンホス$(Z)\beta$	2071	***323***	***269***	267
クロルブファム	クロルブファム	1754	***223***	164	***127***
クロルプロファム	クロルプロファム	1660	***213***	154	127
クロルベンシド	クロルベンシド	2119	268	127	***125***
クロルベンジレート	クロルベンジレート	2261	***251***	139	
クロロネブ	クロロネブ	1513	***208***	206	***193***
シアナジン	シアナジン	1987	***225***	***212***	
シアノホス	シアノホス	1781	***243***	109	
ジエトフェンカルブ	ジエトフェンカルブ	1979	***267***	225	
ジオキサチオン	ジオキサチオン	1770	***270***	***125***	
ジクロシメット	ジクロシメット（異性体1）	2081	***277***	221	
	ジクロシメット（異性体2）	2114	***277***	221	
ジクロトホス	ジクロトホス	1664	237	193	***127***
ジクロフェンチオン	ジクロフェンチオン	1873	***279***	223	
ジクロホップメチル	ジクロホップメチル	2395	***340***	253	
ジクロラン	ジクロラン	1734	***206***	176	
1,1-ジクロロ-2,2-ビス(4-エチルフェニル)エタン	1,1-ジクロロ-2,2-ビス(4-エチルフェニル)エタン	2245	224	***223***	167
ジコホール	ジコホール	2539	***251***	139	
	ジコホール分解物（4,4'-ジクロロベンゾフェノン）	2018	***250***	***139***	
ジスルホトン	ジスルホトン	1813	274	***88***	
	ジスルホトンスルホン体	2132	***213***	153	
シニドンエチル	シニドンエチル	3204	358	***330***	
シハロトリン	シハロトリン（異性体1）	2574	449	197	***181***
	シハロトリン（異性体2）	2597	449	197	***181***
シハロホップブチル	シハロホップブチル	2581	***357***	***256***	
ジフェナミド	ジフェナミド	2026	239	***167***	
ジフェノコナゾール	ジフェノコナゾール（異性体1）	3017	***323***	265	
	ジフェノコナゾール（異性体2）	3025	***323***	265	
シフルトリン	シフルトリン（異性体1）	2775	226	206	***163***
	シフルトリン（異性体2）	2788	226	206	***163***
	シフルトリン（異性体3）	2796	226	206	***163***
	シフルトリン（異性体4）	2801	226	206	***163***

(つづく)

表 4.4 (つづき)

品目名	分析対象化合物名	保持指標[*1]	測定イオン(m/z)[*2]			
ジフルフェニカン	ジフルフェニカン	2397	**394**	266		
シプロコナゾール	シプロコナゾール（異性体 1）	2234	**222**	139		
	シプロコナゾール（異性体 2）	2238	**222**	139		
シペルメトリン	シペルメトリン（異性体 1）	2828	**181**	163		
	シペルメトリン（異性体 2）	2842	**181**	163		
	シペルメトリン（異性体 3）	2850	**181**	163		
	シペルメトリン（異性体 4）	2855	**181**	163		
シマジン	シマジン	1744	**201**			
ジメタメトリン	ジメタメトリン	2059	255	**212**		
ジメチルビンホス	ジメチルビンホス（E）	1959	297	**295**		
	ジメチルビンホス（Z）	1986	297	**295**	204	
ジメテナミド	ジメテナミド	1875	**230**	154		
ジメトエート	ジメトエート	1736	125	**87**		
シメトリン	シメトリン	1906	**213**	170		
ジメピペレート	ジメピペレート	2093	145	**119**		
スピロキサミン	スピロキサミン（異性体 1）	1896	**100**			
	スピロキサミン（異性体 2）	1949	**100**			
スピロジクロフェン	スピロジクロフェン	2690	**312**	259		
ゾキサミド	ゾキサミド	2428	260	**258**	187	
	ゾキサミド（分解物）	2094	**242**	187		
ターバシル	ターバシル	1816	163	**161**	117	
ダイアジノン	ダイアジノン	1791	304	**179**	152	137
ダイアレート	ダイアレート（異性体 1）	1697	236	**234**	86	
	ダイアレート（異性体 2）	1715	236	**234**	86	
チオベンカルブ	チオベンカルブ	1983	257	125	**100**	
チオメトン	チオメトン	1725	**246**	158	125	88
チフルザミド	チフルザミド	2190	**449**	194		
ディルドリン	ディルドリン	2215	277	**263**	261	
テクナゼン	テクナゼン	1594	**261**	203		
テトラクロルビンホス	テトラクロルビンホス	2121	**329**			
テトラコナゾール	テトラコナゾール	1998	**336**	171		
テトラジホン	テトラジホン	2536	**356**	159		
テニルクロール	テニルクロール	2384	288	**127**		
テブコナゾール	テブコナゾール	2397	**250**	125		
テブフェンピラド	テブフェンピラド	2505	333	**318**		
テフルトリン	テフルトリン	1816	383	**197**	177	
デメトン-S-メチル	デメトン-S-メチル	1627	**142**	109		
デルタメトリン	デルタメトリン	3056	253	**181**		
テルブトリン	テルブトリン	1945	**226**			

4.2 一斉分析法

品目名	分析対象化合物名	保持指標[*1]	測定イオン(m/z)[*2]		
テルブホス	テルブホス	1783	288	**231**	153
デルタメトリン	トラロメトリン	3066	**253**	**181**	
トリアジメノール	トリアジメノール（異性体1）	2088	**168**	128	112
	トリアジメノール（異性体2）	2104	**168**	128	112
トリアジメホン	トリアジメホン	1999	**208**		
トリアゾホス	トリアゾホス	2310	257	**161**	
トリアレート	トリアレート	1827	**268**		
トリシクラゾール	トリシクラゾール	2185	**189**	162	161
トリデモルフ	トリデモルフ	—	**128**		
トリブホス	トリブホス	2193	**169**		
トリフルラリン	トリフルラリン	1663	**306**	**264**	
トリフロキシストロビン	トリフロキシストロビン	2336	**116**		
トルクロホスメチル	トルクロホスメチル	1899	267	**265**	
トルフェンピラド	トルフェンピラド	3106	**383**	**171**	
2-(1-ナフチル)アセタミド	2-(1-ナフチル)アセタミド	1947	185	**141**	
ナプロパミド	ナプロパミド	2165	**271**	**128**	72
ニトロタールイソプロピル	ニトロタールイソプロピル	2009	254	**236**	212
ノルフルラゾン	ノルフルラゾン	2348	**303**	173	145
パクロブトラゾール	パクロブトラゾール	2128	**236**	167	125
パラチオン	パラチオン	1994	**291**	261	235
パラチオンメチル	パラチオンメチル	1896	**263**	233	125
ハルフェンプロックス	ハルフェンプロックス	2841	265	**263**	183
ピコリナフェン	ピコリナフェン	2483	**376**	**238**	
ピテルタノール	ピテルタノール（異性体1）	2695	268	**170**	168
	ピテルタノール（異性体2）	2710	268	**170**	168
ビフェノックス	ビフェノックス	2515	**341**	310	
ビフェントリン	ビフェントリン	2468	**181**	166	
ピペロニルブトキシド	ピペロニルブトキシド	2409	177	**176**	149
ピペロホス	ピペロホス	2486	**320**	140	84
ピラクロホス	ピラクロホス	2660	**360**	194	
ピラゾホス	ピラゾホス	2622	232	**221**	
ピラフルフェンエチル	ピラフルフェンエチル	2355	**412**	349	
ピリダフェンチオン	ピリダフェンチオン	2455	**340**	199	97
ピリダベン	ピリダベン	2731	309	**147**	
ピリフェノックス	ピリフェノックス（E）	2122	**262**	187	171
	ピリフェノックス（Z）	2068	**262**	187	171
ピリブチカルブ	ピリブチカルブ	2436	181	**165**	108

(つづく)

表 4.4（つづき）

品目名	分析対象化合物名	保持指標[*1]	測定イオン(m/z)[*2]		
ピリプロキシフェン	ピリプロキシフェン	2574	226	**136**	
ピリミノバックメチル	ピリミノバックメチル（E）	2350	***302***	259	**173**
	ピリミノバックメチル（Z）	2255	***302***	256	
ピリミホスメチル	ピリミホスメチル	1940	305	***290***	
ピリメタニル	ピリメタニル	1801	199	***198***	183
ピレトリン	ピレトリン I	2314	133	***123***	
	ピレトリン II	2615	161	***160***	
ピロキロン	ピロキロン	1797	***173***	144	130
ビンクロゾリン	ビンクロゾリン	1890	***285***	**187**	
フィプロニル	フィプロニル	2052	369	***367***	**351**
フェナミホス	フェナミホス	2154	***303***	217	***154***
フェナリモル	フェナリモル	2629	219	***139***	
フェニトロチオン	フェニトロチオン	1946	***277***	260	
フェノキサニル	フェノキサニル	2240	***293***	**189**	
フェノチオカルブ	フェノチオカルブ	2136	***160***	***72***	
フェノトリン	フェノトリン（異性体1）	2531	***183***	123	
	フェノトリン（異性体2）	2545	***183***	123	
フェンアミドン	フェンアミドン	2499	***268***	238	
フェンクロルホス	フェンクロルホス	1919	287	***285***	
フェンスルホチオン	フェンスルホチオン	2265	308	***293***	156
フェンチオン	フェンチオン	1987	***278***	169	
フェントエート	フェントエート	2078	***274***	246	
フェンバレレート	フェンバレレート（異性体1）	2959	***419***	***167***	125
	フェンバレレート（異性体2）	2989	***419***	***167***	125
フェンブコナゾール	フェンブコナゾール	2782	***198***	***129***	
フェンプロパトリン	フェンプロパトリン	2498	349	265	***181***
フェンプロピモルフ	フェンプロピモルフ	1995	129	***128***	70
フサライド	フサライド	2021	272	***243***	
ブタクロール	ブタクロール	2129	***176***	160	
ブタミホス	ブタミホス	2145	***286***	200	
ブピリメート	ブピリメート	2202	***273***	208	
ブプロフェジン	ブプロフェジン	2205	172	***105***	
フラムプロップメチル	フラムプロップメチル	2195	276	***105***	77
フリラゾール	フリラゾール	1743	***262***	***220***	
フルアクリピリム	フルアクリピリム	2289	204	***190***	189	145
フルキンコナゾール	フルキンコナゾール	2729	***340***	108	
フルジオキソニル	フルジオキソニル	2169	***248***	154	127

4.2 一斉分析法

品目名	分析対象化合物名	保持指標[*1]	測定イオン(m/z)[*2]			
フルシトリネート	フルシトリネート (異性体1)	2844	451	**199**	157	
	フルシトリネート (異性体2)	2871	451	**199**	157	
フルチアセットメチル	フルチアセットメチル	3240	405	**403**		
フルトラニル	フルトラニル	2161	323	**173**		
フルトリアホール	フルトリアホール	2157	219	**201**	164	**123**
フルバリネート	フルバリネート (異性体1)	2964	252	**250**		
	フルバリネート (異性体2)	2973	252	**250**		
フルフェンピルエチル	フルフェンピルエチル	2245	**408**	335		
フルミオキサジン	フルミオキサジン	2950	**354**	287		
フルミクロラックペンチル	フルミクロラックペンチル	3080	**423**	308		
フルリドン	フルリドン	2903	329	**328**	310	
プレチラクロール	プレチラクロール	2174	262	238	**162**	
プロシミドン	プロシミドン	2088	**283**	212	96	
プロチオホス	プロチオホス	2170	**309**	267		
プロパクロール	プロパクロール	1612	176	**120**		
プロパジン	プロパジン	1759	**229**	**214**	172	
プロパニル	プロパニル	1876	217	163	**161**	
プロパホス	プロパホス	2114	**304**	**220**		
プロパルギット	プロパルギット (異性体1)	2398	**135**	107		
	プロパルギット (異性体2)	2403	173	**135**	107	
プロピコナゾール	プロピコナゾール (異性体1)	2346	**302**	259	256	**173**
	プロピコナゾール (異性体2)	2360	259	**173**		
プロピザミド	プロピザミド	1786	175	**173**	145	
プロヒドロジャスモン	プロヒドロジャスモン (異性体1)	1814	184	**153**		
	プロヒドロジャスモン (異性体2)	1844	184	**153**		
プロフェノホス	プロフェノホス	2184	**339**	337	**139**	97
プロポキスル	プロポキスル	1610	152	**110**		
ブロマシル	ブロマシル	1954	231	**205**		
プロメトリン	プロメトリン	1919	241	226	**184**	
ブロモブチド	ブロモブチド	1887	232	**119**		
ブロモプロピレート	ブロモプロピレート	2481	**341**	183		
ブロモホス	ブロモホス	2026	**331**	125		
ブロモホスエチル	ブロモホスエチル	2109	**359**	303		
ヘキサコナゾール	ヘキサコナゾール	2172	**214**	175		
ヘキサジノン	ヘキサジノン	2380	252	**171**	128	
ベナラキシル	ベナラキシル	2334	206	**148**		
ベノキサコル	ベノキサコル	1853	259	**120**		

(つづく)

第4章 農薬

表 4.4 (つづき)

品目名	分析対象化合物名	保持指標[*1]	測定イオン(m/z)[*2]			
ヘプタクロール	ヘプタクロール	1922	337	***272***	100	
	ヘプタクロールエポキシド	2080	***353***	81		
ペルメトリン	ペルメトリン (異性体1)	2711	***183***	163		
	ペルメトリン (異性体2)	2728	***183***	163		
ペンコナゾール	ペンコナゾール	2060	***248***	159		
ペンディメタリン	ペンディメタリン	2046	281	***252***		
ベンフルラリン	ベンフルラリン	1668	***292***	264		
ベンフレセート	ベンフレセート	1871	256	***163***		
ホサロン	ホサロン	2555	367	***182***		
ホスチアゼート	ホスチアゼート (異性体1)	2027	283	***195***		
	ホスチアゼート (異性体2)	2032	283	***195***		
ホスファミドン	ホスファミドン	1870	***264***	127		
ホスメット	ホスメット	2480	161	***160***	133	
ホルモチオン	ホルモチオン	1855	126	***125***		
ホレート	ホレート	1703	***260***	231	121	75
マラチオン	マラチオン	1963	***173***	158		
ミクロブタニル	ミクロブタニル	2198	***179***	152	150	
メカルバム	メカルバム	2070	159	***131***		
メタラキシル (異性体:メフェノキサム)	メタラキシル (異性体:メフェノキサム)	1915	249	234	220	***206***
メチダチオン	メチダチオン	2115	302	***145***	85	
メトキシクロル	メトキシクロル	2495	274	228	***227***	212
メトプレン	メトプレン	2097	175	153	***111***	
メトミノストロビン	メトミノストロビン (E)	2169	***238***	196	191	
	メトミノストロビン (Z)	2212	***238***	***196***	191	166
メトラクロール	メトラクロール	1975	238	***162***		
メビンホス	メビンホス	1424	192	164	***127***	
メフェナセット	メフェナセット	2588	298	***192***	120	
メフェンピルジエチル	メフェンピルジエチル	2427	299	271	***253***	
メプロニル	メプロニル	2308	269	***119***		
モノクロトホス	モノクロトホス	1679	192	164	***127***	
リンデン (γ-BHC)	リンデン (γ-BHC)	1779	***219***	183	181	
レスメトリン	レスメトリン (異性体1)	2398	171	143	***123***	
	レスメトリン (異性体2)	2414	171	143	***123***	
レナシル	レナシル	2359	***153***	136	110	

[*1] 保持指標は n-アルカンの保持時間を基準とした値.
[*2] 測定イオンの太字斜体は定量イオン,その他は定性イオンを示す.

4.2.3 LC/MSによる農薬等の一斉試験法Ⅰ(農産物)

農薬等を試料からアセトニトリルで抽出し,塩析で水を除いたのち,果実,野菜などについてはそのまま,穀類,豆類および種実類についてはオクタデシルシリル化シリカゲルミニカラムで精製後,いずれもグラファイトカーボン/アミノプロピルシリル化シリカゲル積層ミニカラムで精製し,LC/MSで測定する方法である.GC/MSによる農薬等の一斉試験法(農産物)の方法の抽出および精製はまったく同様でLC/MS用の試験溶液はメタノール溶液とする.

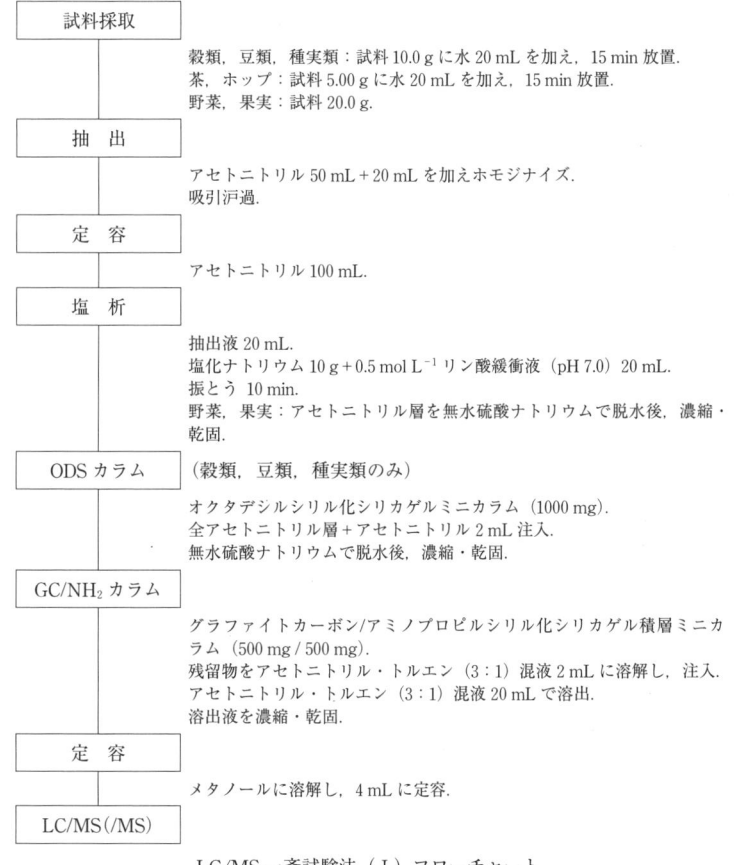

試料採取	
	穀類,豆類,種実類:試料 10.0 g に水 20 mL を加え,15 min 放置. 茶,ホップ:試料 5.00 g に水 20 mL を加え,15 min 放置. 野菜,果実:試料 20.0 g.
抽 出	アセトニトリル 50 mL + 20 mL を加えホモジナイズ. 吸引沪過.
定 容	アセトニトリル 100 mL.
塩 析	抽出液 20 mL. 塩化ナトリウム 10 g + 0.5 mol L^{-1} リン酸緩衝液 (pH 7.0) 20 mL. 振とう 10 min. 野菜,果実:アセトニトリル層を無水硫酸ナトリウムで脱水後,濃縮・乾固.
ODS カラム	(穀類,豆類,種実類のみ) オクタデシルシリル化シリカゲルミニカラム (1000 mg). 全アセトニトリル層 + アセトニトリル 2 mL 注入. 無水硫酸ナトリウムで脱水後,濃縮・乾固.
GC/NH$_2$ カラム	グラファイトカーボン/アミノプロピルシリル化シリカゲル積層ミニカラム (500 mg / 500 mg). 残留物をアセトニトリル・トルエン (3:1) 混液 2 mL に溶解し,注入. アセトニトリル・トルエン (3:1) 混液 20 mL で溶出. 溶出液を濃縮・乾固.
定 容	メタノールに溶解し,4 mL に定容.
LC/MS(/MS)	

LC/MS 一斉試験法(Ⅰ)フローチャート

a. 器具

ホモジナイザー,pH 計,減圧濃縮器,液体クロマトグラフ質量分析計(LC/MS

またはLC/MS/MS).

b. 試　薬

4.2.2 b. 項と同様.

c. 試験溶液の調製

①〜⑪　　4.2.2 c. 項と同様.

⑫　残留物をメタノールに溶かして, 正確に4 mLとしたものを試験溶液とする[*7].

d. 検量線

各農薬等の標準品について, それぞれのアセトニトリル溶液を調製し, それらを混合したのち, 適切な濃度範囲の各農薬等を含むメタノール溶液を数点調製する. それぞれ5 μLをLC/MSまたはLC/MS/MSに注入し, ピーク高法またはピーク面積法で検量線を作成する.

e. 定　量

試験溶液5 μLをLC/MSまたはLC/MS/MSに注入し, 検量線より各農薬等の含量を求める.

f. 測定条件

カラム：オクタデシルシリル化シリカゲル (2〜2.1 mm i.d. × 150 mm, 粒径3〜3.5 μm).

カラム温度：40℃.

移動相：A液およびB液について下表の濃度勾配で送液する.

移動相流量：0.20 mL min^{-1}.

[A液]　5 mmol L^{-1} 酢酸アンモニウム水溶液.

[B液]　5 mmol L^{-1} 酢酸アンモニウムメタノール溶液.

時間/min	A液(%)	B液(%)
0	85	15
1	60	40
3.5	60	40
6	50	50
8	45	55
17.5	5	95
30	5	95
30	85	15

[*7]　メタノール溶液中では不安定な農薬等があるため, 測定は試験溶液の調製後, 速やかに行う. 検量線用溶液は用時調製する. 常温のオートサンプラーラック中に試験溶液を長時間おかない. LC/MSまたはLC/MS/MSの感度によっては, 試験溶液をさらにメタノールで希釈する.

4.2 一斉分析法

g. 目標定量限界

0.01 mg kg^{-1}.

h. LC/MS 一斉試験法（Ⅰ）対象農薬

表4.5に示す．

4.2.4 LC/MS による農薬等の一斉試験法Ⅱ（農産物）

試料からアセトニトリルで抽出し，酸性条件下で塩析する．水を除いたのち，果実，野菜等についてはそのまま，穀類，豆類および種実類についてはオクタデシルシ

```
┌─────────────┐
│  試料採取   │  穀類，豆類，種実類：試料 10.0 g に水 20 mL を加え，15 min 放置．
└─────┬───────┘  茶，ホップ：試料 5.00 g に水 20 mL を加え，15 min 放置．
      │          野菜，果実：試料 20.0 g.
┌─────┴───────┐
│  抽  出     │  アセトニトリル 50 mL + 20 mL を加えホモジナイズ．
└─────┬───────┘  吸引濾過．
┌─────┴───────┐
│  定  容     │  アセトニトリル 100 mL.
└─────┬───────┘
┌─────┴───────┐  抽出液 20 mL.
│  塩  析     │  塩化ナトリウム 10 g + 0.01 mol L$^{-1}$ 塩酸 20 mL.
└─────┬───────┘  振とう 15 min.
      │          野菜，果実：アセトニトリル層を無水硫酸ナトリウムで脱水後，濃縮・乾固．
┌─────┴───────┐  （穀類，豆類，種実類のみ）
│ ODS カラム  │  オクタデシルシリル化シリカゲルミニカラム（1000 mg）．
└─────┬───────┘  全アセトニトリル層 + アセトニトリル 2 mL 注入．
      │          無水硫酸ナトリウムで脱水後，濃縮・乾固．
┌─────┴───────────┐  シリカゲルミニカラム（500 mg）．
│ シリカゲルカラム │  残留物をアセトン・トリエチルアミン・$n$-ヘキサン（20：0.5：80）混液 2 mL
└─────┬───────────┘  に溶解し，注入．
      │              アセトン・トリエチルアミン・$n$-ヘキサン（20：0.5：80）混液 10 mL で洗浄．
      │              アセトン・メタノール（1：1）混液 18 mL で溶出．
      │              溶出液を濃縮・乾固．
┌─────┴───────┐
│  定  容     │  メタノールに溶解し，4 mL に定容．
└─────┬───────┘
┌─────┴───────┐
│ LC/MS(/MS)  │
└─────────────┘
```

LC/MS 一斉試験法（Ⅱ）フローチャート

表 4.5 LC/MS 一斉試験法 (I) 対象農薬

分析対象化合物	相対保持時間[*1]	LC/MS測定イオン (m/z)[*2] ポジティブ測定 定量	LC/MS測定イオン (m/z)[*2] ポジティブ測定 定性	LC/MS測定イオン (m/z)[*2] ネガティブ測定 定量	LC/MS測定イオン (m/z)[*2] ネガティブ測定 定性	LC/MS/MS測定イオン (m/z)[*2] ポジティブ測定 プリカーサー	LC/MS/MS測定 ポジティブ プロダクト(定量)	LC/MS/MS測定 ポジティブ プロダクト(定性)	LC/MS/MS測定 ネガティブ プリカーサー	LC/MS/MS測定 ネガティブ プロダクト(定量)	LC/MS/MS測定 ネガティブ プロダクト(定性)
アザフェニジン	1.00					338	264	299, 112			
アザメチホス	0.82	325	347, 215, 183			325	183	112			
アジベンゾラルSメチル	1.09					211	136	211, 69			
アジンホスメチル	1.05	318	160, 132			318	160	77, 132			
アゾキシストロビン	1.07					404	372	344			
アニロホス	1.22	368	390, 199, 157			368	199	125			
アベルメクチン B_{1a}	1.46	896	891, 897, 567, 305			891	567	305, 568			
アラマイト	1.30					352	191	255, 57			
アルジカルブ	0.76				-358	208	116	191, 89			
アルドキシカルブ	0.40			-358	-359	240	223	86		148	76
インキサフルトール	1.00	377	360, 283, 251			360	251	360, 144			
イプロジオン	1.17					330	245	288			
イプロバリカルブ	1.15	321	343, 119			321	119	203			
イマザリル	1.20					297	159	255			
イミダクロプリド	0.53	256	209, 175			256	209	175			
インダノファン	1.21	341	363, 175			341	175	187			
インドキサカルブ	1.28	528	550, 203, 150			528	150	203			
エポキシコナゾール	1.15					330	121	101			
オキサジクロメホン	1.38	376	378, 190			376	190	161			
オキサミル	0.43					237	72	237, 90			

4.2 一斉分析法　163

オキシンカルボキシン	0.62	268			207	175			268		
オリザリン	1.17										147	−345	−281	−147
カルバリル	0.91												−78	
カルプロパミド	1.27	334		−345	336	196			219	202	145	127		
カルボフラン	0.87								336	139	145	103		
キザロホップーカーテフリル	1.30	429		−346	431	299			222	165		123		
キザロホップエチル	1.28								429	299		85		
クミルロン	1.17	303			325	185			373	299		271	255	
クロキントセットメキシル	1.34	336			358	238			303	185		125		
クロチアニジン	0.54	250	−248		169				336	238		192	179	
クロフェンテジン	1.24			−58					250	169		132		
クロマフェノジド	1.15	395			175				303	138		102		
クロメプロップ	1.33	324	−322		346	120			395	175		339	147	
クロリダゾン	0.61	222	−175		244	104	65		324	120		203	105	
クロロクスロン	1.13								222	92	65	77		
シアゾファミド	1.18	325			140	108			291	72		291	164	
ジウロン	1.01								325	108		325	261	
シクロエート	1.26								233	72		233	160	
シクロプロトリン	1.36								216	154	83	154	83	
シハルフェナミド	1.25	413		−346	435	295	241		499	499	181	229		
ジフルベンズロン	1.17			−78					413	295	241	203		
シプロジニル	1.21								328	311	158	311	141	
ジメコナゾール	1.16	294			295	135			226	93		108	77	
ジメチルモール	0.96	210			232	140	71		210	71		140		

（つづく）

表 4.5 (つづき)

分析対象化合物	相対保持時間*1	LC/MS測定イオン (m/z)*2 ポジティブ測定 定量	定性	ネガティブ測定 定量	定性	LC/MS/MS測定イオン (m/z)*2 ポジティブ測定 プリカーサー	プロダクト(定量)	プロダクト(定性)	ネガティブ測定 プリカーサー	プロダクト(定量)	プロダクト(定性)
ジメトモルフ (E)	1.08					388	*301*	165			
ジメトモルフ (Z)	1.10					388	*301*	165			
シラフルオフェン	1.63					426	287	168			
スピノシン A	1.44					732	*142*	98			
スピノシン D	1.49					746	*142*	98			
ダイムレート	1.28	*272*	270			270	86	109			
ダイムロン	1.15	*269*	291 151			269	*151*	91			
チアクロプリド	0.64	*253*	255 126			253	*126*	90 73			
チアベンダゾール	0.75	*202*	203 175			202	*175*	131			
チアメトキサム	0.44	*292*	*211* 314			292	*211*	181			
チオジカルブ	0.92	354 *355*	377 163			355	88	108			
テトラクロルビンホス (Z)	1.19	*367*	389			367	*127*	206			
テブチウロン	0.88	*229*	172			229	*172*	116			
テブフェノジド	1.19			−351	−352	353	*297*	*133* 105			
テフルベンズロン	1.31			−379	−196	381	*141*	158			
トラルコキシジム (異性体1)	0.94	*330*	284			330	*138*		−328	−254	−66
トラルコキシジム (異性体2)	1.08	*330*	331 170			330	*138*	284	−328	−254	−66
トリフロコナゾール	1.15	*318*	320 70			318	*70*	125			
トリチコナゾール (異性体1)	1.56	*298*	299			298	*130*	318 98			
トリチコナゾール (異性体2)	1.57	*298*	299			298	*130*	57 98			

4.2 一斉分析法

化合物名	RRT											
トリフルムロン	1.24					359	*156*	139			-93
ナプロアニリド	1.19	*292*	293	171		292	*171*	120	-290	-143	
ノバルロン	1.28	*493*	515			493	*158*	141			
ピラクロストロビン	1.24	*388*	194			388	*163*	105			
ピラゾリネート	1.26	*439*	441	173		439	*91*	229 173			
ピリフタリド	1.05	*319*	320	139		319	*139*	179 93			
ピリミカルブ	0.96	*239*	182			239	*182* 72	182 72			
フェノキサプロップエチル	1.38	*362*	364	288		362	*288*	121			
フェノチオカルブ	1.20	*302*	116			302	*116* 88				
フェノブカルブ	1.07	*230*	208			208	*95*	152			
フェリムゾン (E)	1.10	*255*	277	132		255	*132* *91*				
(Z)	1.11	*255*	277	132 124		255	*124* *91*	132			
フェンアミドン	1.09	*312*	344			312	*92*	236			
フェンピロキシメート (E)	1.38	*422*	444			422	*366*	214 135			
(Z)	1.33	*422*	444			422	*366*	214 135			
フェンメディファム	1.03	*301* *136*	168			318 301	*168* *136*				
ブタフェナシル	1.15	*492* *475*	349	331 180		492	*331*	180			
プラチオカルブ	1.32	*383*	405	252		383	*252*	195			
プラメトピル	0.97	*334*	336	290		334	*157*	290			
フルフェナセット	1.16	*364*	194		-487	-489	364	*152*	194 124			
フルフェノクスロン	1.36					489	*158*	141			
フルリドン	1.05	*330*	352			330	*310* *294*	259			
プロパキザホップ	1.40	*444*	466 446	100	-459	-461	-439	444	*100*	163		
ヘキサフルムロン	1.35								-459	-439	-175

(つづく)

表 4.5（つづき）

分析対象化合物	相対保持時間[*1]	LC/MS 測定イオン (m/z)[*2]				LC/MS/MS 測定イオン (m/z)[*2]					
		ポジティブ測定		ネガティブ測定		ポジティブ測定			ネガティブ測定		
		定量	定性	定量	定性	プリカーサー	プロダクト(定量)	プロダクト(定性)	プリカーサー	プロダクト(定量)	プロダクト(定性)
ヘキシチアゾクス	1.43	**353**	375 355 271 228			353	**228**	168			
ベンシクロン	1.32	**329**	351 331 125			329	**125**	89			
ベンゾフェナップ	1.31	**431**	433 119 105			431	**105**	119			
ベンタイオカルブ	0.81	**224**	246 167			224	**167**	109			
ベントキサゾン	1.38	**354**	376 286			354	**286**	186			
ボスカリド	1.12	**343**	365 345 307			343	**307**	140			
ミルベメクチン A3	1.43	**546** **511**	493			551	**511** **240**	493 337			
A4	1.47	**560** **525**	507			565	**525** **240**	507 337			
メソミル	0.42					163	**88**	106			
メタベンズチアズロン	0.96	**222**	244 165			222	**165**	150			
メチオカルブ	1.11	**226**	248 169			226	**169**	121			
メトキシフェノジド	1.12			*−367*	*−368*	369	**149**	91	−367	*−149*	−105
メパニピリム	1.20	**224**	246 225			224	**106**	77			
モノリニュロン	0.89	**215**	217 148			215	**126**	148			
ラクトフェン	1.32	**479**	481 344			479	**344**	223			
リニュロン	1.09	**249**	251 182			249	**182**	160			
ルフェヌロン	1.41	**511**	513	*−509*	*−511*				−509	*−326*	−175

[*1] 相対保持時間はインキサフルトールを1とした相対値.
[*2] 測定イオンの太字斜体は定量イオン，その他は定性イオンを示す．

[食品に残留する農薬，飼料添加物又は動物用医薬品の成分である物質の試験法（平成17年1月24日付　食安発第0124001号，厚生労働省医薬食品局食品安全部長通知）の2章のLC/MSによる農薬等の一斉試験法I（農作物）の別表より]

リル化シリカゲルミニカラムで精製後，いずれもシリカゲルミニカラムで精製し，LC/MS または LC/MS/MS で測定および確認する方法である．「LC/MS による農薬等の一斉試験法Ⅰ（農産物）」に使用されるアミノプロピルシリル化シリカゲルに吸着する酸性農薬を対象とした一斉試験法である．

a. 器 具

ホモジナイザー，減圧濃縮器，液体クロマトグラフ質量分析計（LC/MS または LC/MS/MS）．

b. 試 薬

（1） アセトニトリル，トルエン，アセトン，n-ヘキサン，メタノール，無水硫酸ナトリウム（残留農薬試験用）．
（2） 塩化ナトリウム，トリメチルアミン，塩酸（特級）．

c. 試験溶液の調製

① ～ ④ 4.2.2 c. 項と同様．

⑤ 抽出液 20 mL をとり，塩化ナトリウム 10 g および 0.01 mol L^{-1} 塩酸 20 mL を加え*8，15 min 振とうする．静置したのち，分離した水層を捨てる．

⑥ 穀類，豆類，種実類の場合，オクタデシルシリル化シリカゲルミニカラム（1000 mg）にアセトニトリル 10 mL を注入し，流出液は捨てる．このカラムに ⑤ 項で得られたアセトニトリル層を注入し，さらに，アセトニトリル 2 mL を注入して，全溶出液をとり，無水硫酸ナトリウムを加えて脱水し，無水硫酸ナトリウムを沪別したのち，沪液を 40°C 以下で濃縮し，溶媒を除去する．

⑦ 野菜，果実の場合，上記アセトニトリル層に無水硫酸ナトリウムを加えて脱水し，無水硫酸ナトリウムを沪別したのち，沪液を 40°C 以下で濃縮し，溶媒を除去する．

⑧ 残留物にアセトン・トリエチルアミン・n-ヘキサン（20：0.5：80）混液 2 mL を加えて溶かす*9．

⑨ シリカゲルミニカラム（500 mg）に，メタノール，アセトン各 5 mL を順次注入し，各流出液は捨てる．

---

*8 酸性状態にして解離を抑えるために添加する．
*9 アセトン・トリエチルアミン・n-ヘキサン（20：0.5：80）混液に溶けにくい農薬があるため，シリカゲルミニカラムによる精製においては洗浄操作後，溶出溶媒であるアセトン・メタノール（1：1）混液 2 mL でカラムに洗い込む．

⑩ さらに n-ヘキサン 10 mL を注入し，流出液は捨てる．

⑪ このカラムに⑧項で得られた溶液を注入したのち，アセトン・トリエチルアミン・n-ヘキサン（20：0.5：80）混液 10 mL を注入し，流出液は捨てる．

⑫ ついで，アセトン・メタノール（1：1）混液 2 mL で⑧項で得られた溶液が入っていた容器を洗い，洗液をシリカゲルミニカラムに注入し，さらにアセトン・メタノール（1：1）混液 18 mL を注入し，溶出液を 40℃ 以下で濃縮し，溶媒を除去する．

⑬ 残留物をメタノールに溶かして[*10]，正確に 4 mL としたものを試験溶液とする．

d. 検量線

4.2.3 d. 項と同様．

e. 定 量

試験溶液 5 μL を LC/MS または LC/MS/MS に注入し，検量線より各農薬等の含量を求める[*11]．

f. 測定条件

4.2.3 f. 項と同様．

g. 目標定量限界

0.01 mg kg^{-1}．

h. LC/MS 一斉試験法（II）対象農薬

表 4.6 に示す．

[*10] メタノール溶液中では不安定な農薬等があるため，測定は試験溶液の調製後，すみやかに行う．検量線用溶液は用時調製する．常温のオートサンプラーラック中に試験溶液を長時間おかない．

[*11] マトリックスの影響でイオン化阻害あるいは促進が起き，実際の濃度と異なる測定値が得られる場合がある．そのため，正確な測定値を得るためには，マトリックス添加標準液または標準添加法を用いることが必要な場合がある．

4.2 一斉分析法

表 4.6 LC/MS 一斉試験法（II）対象農薬

分析対象化合物	相対保持時間*1	LC/MS 測定イオン (m/z)*2				LC/MS/MS 測定イオン (m/z)*2					
		ポジティブ測定		ネガティブ測定		ポジティブ測定			ネガティブ測定		
		定量	定性	定量	定性	プリカーサー	プロダクト(定量)	プロダクト(定性)	プリカーサー	プロダクト(定量)	プロダクト(定性)
2,4-D	0.73			−161	−163				−219	−161	−125
MCPA	0.73			−141	−199				−199	−141	−199
MCPB	0.97			−227	−141				−227	−141	−227
アイオキシニル	0.73			−370	−126				−370	−127	−215
アシフルオルフェン	1.04			−360	−316				−360	−316	−195
アジムスルフロン	0.52			−423	−424	425	182	139			
イオドスルフロンメチル	0.72	508	509			508	167	508			
イマザキン	0.54	312	267			312	267	128			
							199	86			
イマゾスルフロン	0.54			−411	−413	415	156	78	−411	−229	−154
											−153
エタメツルフロンメチル	0.66	411	412			411	196	168			
エトキシスルフロン	0.83	399	400			399	261	218			
クロジナホップ酸	0.90			−310	−238	312	266	238			
クロフェンセット	0.60	279	261			279	261	166			
クロプロップ	0.64			−199	−127				−199	−127	−71
クロランスラムメチル	0.81	430	398			430	398	153			
							370				
クロリムロンエチル	0.80			−413	−415	415	186	83			
クロルスルフロン	0.55	358	360			358	141	167			
4-クロロフェノキシ酢酸	0.55			−185	−127				−185	−127	−185
シクラニリド	0.92			−272	−160				−272	−160	−228

（つづく）

表 4.6 （つづき）

分析対象化合物	相対保持時間[*1]	LC/MS 測定イオン (m/z)[*2] ポジティブ測定 定量	定性	ネガティブ測定 定量	定性	LC/MS/MS 測定イオン (m/z)[*2] ポジティブ測定 プリカーサー	プロダクト(定量)	プロダクト(定性)	ネガティブ測定 プリカーサー	プロダクト(定量)	プロダクト(定性)
ジクロスラム	0.84	*406*	161			406	*161*	378			
ジクロスルファムロン	0.99	*422*	444			422	*261* 139	218 69	−420	−265	−78
ジクロメジン	1.21	*255*	257			257	*140* 89	158 75	−253	−182	−40
ジクロルプロップ	0.86			−233	−161				−233		−125
シノスルフロン	0.48	*414*	436			414	*183*	157 83	−412	−154	−66
ジベレリン	0.48			−345	−143				−345	−239	−221
スルフェントラゾン	0.85			−387	−385	387	*307*	146			
スルホスルフロン	0.59			−469	−470	471	*211*	261			
チジアズロン	0.84			−219	−100	221	*102*	128	−219	−100	
チフェンスルフロンメチル	0.50	*388*	167			388	*167*	126 56			
トリアスルフロン	0.62	*402*	404			402	*167*	141			
トリクロピル	0.81			−254	−196				−254	−196	−218
トリフルスルフロンメチル	0.92	*493*	264			493	*264*	96 91			
トリフロキシスルフロン	0.72			−436	−437	438	*182*	257			
トリベネスロンメチル	0.56	*396*	418			396	*181* 155	364	−394	−153	−55
ナプタラム	0.66			−290	−246	292	*144*	149	−290	−246	−142
1-ナフタレン酢酸	0.63			−185	−141				−185	−141	−185
ハロキシホップ	1.08	*362*	316			362	*316*	288 91			
ハロスルフロンメチル	0.69			−433	−435	435	*182*	83	−433	−252	−154
ピラゾスルフロンエチル	0.66	*415*	437			415	*182* 181	139 83	−413	−154	−232

4.2 一斉分析法

化合物名	相対保持時間															
フェンヘキサミド	1.18	*302*	304					302					−300	*−264*		−249
フラザスルフロン	0.54	*408*	430					408	*182*	*181*	139		−406	*−154*		−251
プリミスルフロンメチル	0.93			−467				491	*264*				−467	*−226*	−225	−175
フルアジホップ	0.91	*328*	350					328	*283*	*282*	254		−326	*−254*		−206
フルミオキサジン	0.44	*326*	129					326	*129*		109					
フルロキシピル	0.48			−253	−195								−253	*−195*		−233
プロスルフロン	0.84			−418				420	*167*				−418	*−139*		−138
プロポキシカルバゾン Na 塩	0.55	*399*	416					421	*180*	*115*	134	399	−397	*−156*		−113
プロモキシニル	0.57			−276	−79								−276	*−81*	−78.8	−276
フロラスラム	0.55	*360*	129					360	*129*		82					
ベンスラム	0.73			−482				484	*195*		164					
ベンスルフロンメチル	0.91	*411*	433					433	*179*	*148*	181	411	−409	*−154*		−254
ホメスサフェン	1.04			−437	−195								−437	*−195*		−316
ホラムスルフロン	0.51	*453*	475					453	*182*		254		−451	*−296*		−267
ホルクロルフェニュロン	1.00	*248*	129					248	*129*		93					
メコプロップ (MCPP)	0.85			−213	−141								−213	*−141*		−71
(MCPP-P)	0.85			−213	−141								−213	*−141*		−71
メソスルフロンメチル	0.59	*504*	526					504	*182*		306		−502	*−267*		−347
メスラム	0.73	*418*	420					420	*176*	*174*	189	418	−416	*−179*		−66
メトスルフロンメチル	0.43	*382*	404					382	*168*	*167*	198	57	−380	*−139*		−107

*1 相対保持時間はインキサフルトールを1とした相対値.
*2 測定イオンの太字斜体は定量イオン，その他は定性イオンを示す.

[食品に残留する農薬，飼料添加物又は動物用医薬品の成分である物質の試験法（平成 17 年 1 月 24 日付 食安発第 0124001 号，厚生労働省医薬食品局食品安全部長通知）の 2 章のLC/MSによる農薬等の一斉試験法II（農作物）の別表より]

172　第4章 農　　薬

4.3 同時分析法

4.3.1 はじめに

　物理化学的な性質が類似しており，共通の測定機器で測定できる農薬群を同時に分析する方法である．個別試験法ほどではないが一斉試験法に比べより細かな精製を行うことができる．また，測定機器もガスクロマトグラフ質量分析計（GC/MS）や液体クロマトグラフ質量分析計（LC/MS（/MS））だけでなく，各農薬群に共通した官能基に感度のある特異性のある検出器を用いることができる．本書では厚生労働省より通知されている代表的な同時分析法を中心に解説する．

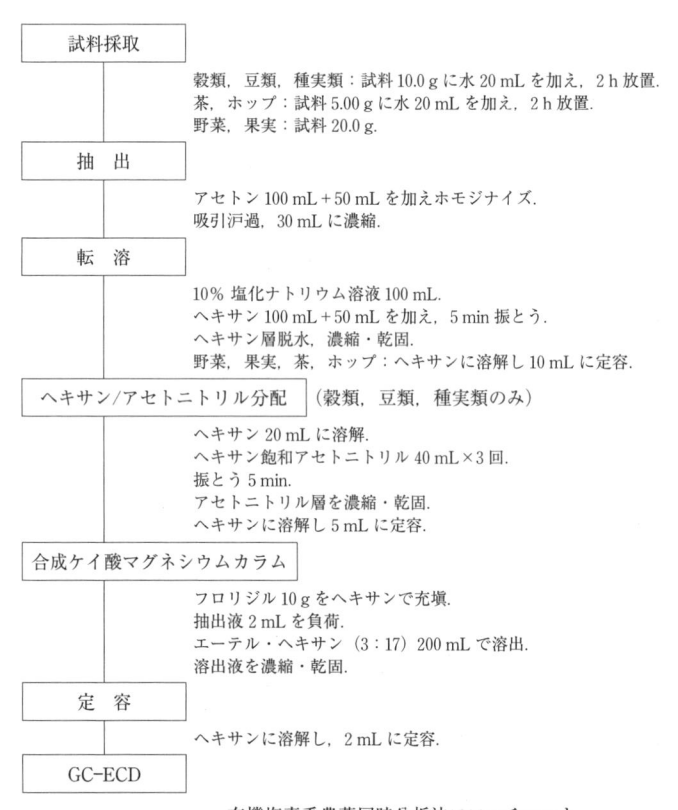

```
┌─────────────┐
│  試料採取   │
└─────────────┘
        │    穀類, 豆類, 種実類：試料 10.0 g に水 20 mL を加え，2 h 放置．
        │    茶, ホップ：試料 5.00 g に水 20 mL を加え，2 h 放置．
        │    野菜, 果実：試料 20.0 g．
┌─────────────┐
│  抽　　出   │
└─────────────┘
        │    アセトン 100 mL + 50 mL を加えホモジナイズ．
        │    吸引沪過，30 mL に濃縮．
┌─────────────┐
│  転　　溶   │
└─────────────┘
        │    10％塩化ナトリウム溶液 100 mL．
        │    ヘキサン 100 mL + 50 mL を加え，5 min 振とう．
        │    ヘキサン層脱水，濃縮・乾固．
        │    野菜, 果実, 茶, ホップ：ヘキサンに溶解し 10 mL に定容．
┌───────────────────────┐
│ ヘキサン/アセトニトリル分配 │ （穀類, 豆類, 種実類のみ）
└───────────────────────┘
        │    ヘキサン 20 mL に溶解．
        │    ヘキサン飽和アセトニトリル 40 mL×3 回．
        │    振とう 5 min．
        │    アセトニトリル層を濃縮・乾固．
        │    ヘキサンに溶解し 5 mL に定容．
┌─────────────────────┐
│ 合成ケイ酸マグネシウムカラム │
└─────────────────────┘
        │    フロリジル 10 g をヘキサンで充填．
        │    抽出液 2 mL を負荷．
        │    エーテル・ヘキサン（3：17）200 mL で溶出．
        │    溶出液を濃縮・乾固．
┌─────────────┐
│  定　　容   │
└─────────────┘
        │    ヘキサンに溶解し，2 mL に定容．
┌─────────────┐
│   GC-ECD    │
└─────────────┘
```

有機塩素系農薬同時分析法フローチャート

4.3.2 有機塩素系農薬

BHC*12, γ-BHC, DDT*13, アルドリンおよびディルドリン*14, エタルフルラリン, エトリジアゾール, エンドリン, キントゼン, クロルデン*15, ジコホール*16, テクナゼン, テトラジホン, テフルトリン, トリフルラリン, ハルフェンプロックス, フェンプロパトリン, ヘキサクロロベンゼン, ヘプタクロル*17, ベンフルラリンならびにメトキシクロール試験法（農産物）として通知されている．これら農薬はいわゆる有機塩素系農薬にすべて分類されているわけではないが分子内にハロゲン，ニトロ基などをもち，電子捕獲型検出器（ECD）に高感度で低極性の農薬である．農薬等を試料からアセトンで抽出し，n-ヘキサンに転溶したのち，果実，野菜等についてはそのまま，穀類，豆類および種実類については n-ヘキサン/アセトニトリル分配で脂質を除去する．合成ケイ酸マグネシウムカラムクロマトグラフィーで精製後，GC-ECD で測定する方法である．

a. 器具

ホモジナイザー，振とう機，減圧濃縮器，GC 装置（GC-ECD または GC/MS）．

b. 試薬

アセトン，n-ヘキサン，エチルエーテル（エーテル），アセトニトリルおよび無水硫酸ナトリウム（残留農薬試験用），塩化ナトリウム（特級）．

c. 試験溶液の調製*18

① 穀類，豆類，種実類の場合，摩砕均質化した試料 10.0 g に水 20 mL を加え，

---

*12　BHC は α-BHC, β-BHC, γ-BHC および δ-BHC のそれぞれの定量を行い，これらの和を分析値とする．

*13　DDT は p,p'-DDT, o,p'-DDT, p,p'-DDD および p,p'-DDE のそれぞれの定量を行い，これらの和を分析値とする．

*14　アルドリンおよびディルドリンは，アルドリンおよびディルドリンのそれぞれの定量を行い，これらの和を分析値とする．

*15　クロルデンは trans-クロルデンおよび cis-クロルデンのそれぞれの定量を行い，これらの和を分析値とする．

*16　ジコホールは GC 法で熱分解を起こし，2,4-ジクロロベンゾフェノンになるため，注意が必要．2,4-ジクロロベンゾフェノンに分解しない条件あるいはすべて分解する条件で測定する必要がある．

*17　ヘプタクロルはヘプタクロルおよびヘプタクロルエポキシドのそれぞれの定量を行い，これらの和を分析値とする．なお，ヘプタクロルエポキシドには cis 体と trans 体があり，そのピーク高あるいはピーク面積の合計で定量する．

*18　BHC, DDT, アルドリンおよびディルドリン，エンドリン，ジコホール，テトラジホン，

（つづく）

2 h 放置する．抹茶，ホップの場合は摩砕均質化した試料 5.00 g に水 20 mL を加え，2 h 放置する．野菜，果実の場合は摩砕均質化した試料 20.0 g を量りとる．

② 採取した試料にアセトン 100 mL を加え，ホモジナイズしたのち，ケイソウ土を 1 cm の厚さに敷いた沪紙を用いて吸引沪過する．

③ 沪紙上の残留物をとり，アセトン 50 mL を加え，ホモジナイズしたのち，上記と同様に吸引沪過する．

④ 得られた沪液を合わせ，40℃以下で 30 mL まで減圧濃縮する．

⑤ 抽出液をあらかじめ 10% 塩化ナトリウム溶液 100 mL を入れた 300 mL の分液漏斗に n-ヘキサン 100 mL で洗い込みながら移す．振とう機を用いて 5 min 激しくふりまぜ，静置後，n-ヘキサン層を分取する．水層に n-ヘキサン 50 mL を加え，振とう，分取を繰り返す．

⑥ n-ヘキサン層を 300 mL の三角フラスコに合わせ，適量の無水硫酸ナトリウムを加え，ときどきふりまぜながら 15 min 放置する．抽出液を沪過し，n-ヘキサン 20 mL を用いて容器および沪紙上の残留物を洗う操作を 2 回繰り返す．両洗液を抽出液に合わせ，40℃以下で n-ヘキサンを除去する．

⑦ 穀類，豆類，種実類の場合[19]，この残留物に n-ヘキサン 20 mL を加え，100 mL の分液漏斗に移す．これに n-ヘキサン飽和アセトニトリル 40 mL を加え，振とう機を用いて 5 min 激しくふりまぜ，静置後，アセトニトリル層を分取する．n-ヘキサン層に n-ヘキサン飽和アセトニトリル 40 mL を加え，振とう，分取を 2 回繰り返す．アセトニトリル層を合わせ，40℃以下でアセトニトリルを除去する．この残留物に n-ヘキサンを加えて溶かし，正確に 5 mL とする．

⑧ 野菜，果実，ハーブ，抹茶およびホップの場合，上記⑥項の残留物に n-ヘキサンを加えて溶かし，正確に 10 mL とする．

⑨ 内径 15 mm，長さ 300 mm のクロマト管に活性化した合成ケイ酸マグネシウ

（前ページよりつづき）
　　トリフルラリン，ハルフェンプロックスならびにフェンプロパトリンの試験を行う場合，抹茶以外の茶の試験では浸出液を調製し分析する．ただし，茶葉当たりの濃度に換算する．
　　　浸出液の調製：茶葉 9.00 g を 100℃ の水 540 mL に浸し，室温で 5 min 放置したのち，沪過し，冷後沪液 360 mL を採取する．
*19　穀類，豆類，種実類の場合，抽出液中の脂質など低極性物質の除去のために n-ヘキサン/アセトニトリル分配を行う．アルドリンはこの操作で回収率が低いが，アセトニトリルの比率を増やす，あるいは分配の回数を増やすなどで改善される．

ム*20 10 g を n-ヘキサンで充塡し，無水硫酸ナトリウム 5 g を積層する．このカラムに⑦項および⑧項で得られた抽出液 2 mL を注入したのち，エーテル・n-ヘキサン（3：17）混液 200 mL で溶出する．

⑩ 溶出液を 40°C 以下で減圧濃縮し，エーテルおよび n-ヘキサンを除去する．残留物を n-ヘキサンに溶かして，正確に 2 mL としたものを試験溶液とする．

d. 検量線

各農薬標準品について，それぞれの n-ヘキサン溶液を調製し，それらを混合したのち，適切な濃度範囲の各農薬等を含む n-ヘキサン溶液を数点調製する．それぞれ 2 μL を GC-ECD に注入し，ピーク高法またはピーク面積法で検量線を作成する．

e. 定量

試験溶液 2 μL を GC-ECD に注入し，検量線より各農薬等の含量を求める．

f. 測定条件

（ⅰ）条件 1（ジコホールについて）

　　カラム：メチルシリコン（0.25 mm i.d.×10〜30 m，膜厚 0.25 μm）

　　カラム温度：50°C（1 min）−25°C min^{-1}−175°C（0 min）−10°C min^{-1}−300°C（5 min）．

　　注入口温度：230°C．

　　検出器温度：300°C．

　　キャリヤーガス：ヘリウム．

　　保持時間の目安：アルドリンが約 10 min で溶出する流速に調整．

（ⅱ）条件 2

　　カラム：14％ シアノプロピルフェニル-メチルシリコン（0.25 mm i.d.×10〜30 m，膜厚 0.25 μm）．

　　カラム温度：80°C（2 min）−30°C min^{-1}−190°C（0 min）−3.6°C min^{-1}−250°C（8 min）．

　　注入口温度：230°C．

　　検出器温度：300°C．

　　キャリヤーガス：ヘリウム．

　　保持時間の目安：アルドリンが約 10 min で溶出する流速に調整．

---

*20　合成ケイ酸マグネシウム（フロリジル）は吸湿により活性が落ちるので使用前に活性化する．130°C で一晩加熱し，デシケーター中で放冷して使用する[6]．残留農薬試験用のフロリジルが市販されており，夾雑物質の影響が少ない．

g. 定量限界

（ⅰ） 0.01 mg kg^{-1}（アルドリン，エンドリン，ディルドリン，トリフルラリンおよびハルフェンプロックス以外）．

（ⅱ） アルドリン，エンドリン，ディルドリンおよびトリフルラリン　0.005 mg kg^{-1}．

（ⅲ） ハルフェンプロックス　0.02 mg kg^{-1}．

4.3.3　有機リン系農薬（その1）

EPN，アニロホス，イサゾホス，イプロベンホス，エチオン，エディフェンホス，エトプロホス，エトリムホス，カズサホス，キナルホス，クロルピリホス，クロルピリホスメチル，クロルフェンビンホス[*21]，シアノホス，ジスルホトン[*22]，ジメチルビンホス[*23]，ジメトエート，スルプロホス，ダイアジノン，チオメトン，テトラクロルビンホス，テルブホス，トリアゾホス，トリブホス，トルクロホスメチル，パラチオン，パラチオンメチル，ピペロホス，ピラクロホス，ピラゾホス，ピリダフェンチオン，ピリミホスメチル，フェナミホス，フェニトロチオン，フェンスルホチオン，フェンチオン，フェントエート，ブタミホス，プロチオホス，プロパホス，プロフェノホス，ブロモホス，ベンスリド，ホキシム，ホサロン，ホスチアゼート，ホスファミドン，ホスメット，ホレート，マラチオン，メカルバム，メタクリホス，メチダチオンおよびメビンホス試験法（農産物）として通知されている．これら農薬はいわゆる有機リン系農薬に分類され，分子内にリンを含み，炎光光度型検出器（FPD）に対し高選択性で高感度な農薬である．農薬等を試料からアセトンで抽出し，酢酸エチルおよびn-ヘキサン混液に転溶したのち，果実，野菜等についてはそのまま，穀類，豆類および種実類についてはn-ヘキサン/アセトニトリル分配で脂質を除去する．シリカゲルカラムクロマトグラフィーで精製後，GC-FPDで測定する方法である．

[*21] クロルフェンビンホスはクロルフェンビンホス（E体）およびクロルフェンビンホス（Z体）のそれぞれについて定量を行い，その和を分析値とする．

[*22] ジスルホトンは，ジスルホトンおよびジスルホトンスルホンのそれぞれの定量を行い，ジスルホトンスルホンの定量値に0.895を掛けたものとジスルホトンの定量値との和をジスルホトン分析値とする．

[*23] ジメチルビンホスはジメチルビンホス（E体）およびジメチルビンホス（Z体）のそれぞれについて定量を行い，その和を分析値とする．

4.3 同時分析法

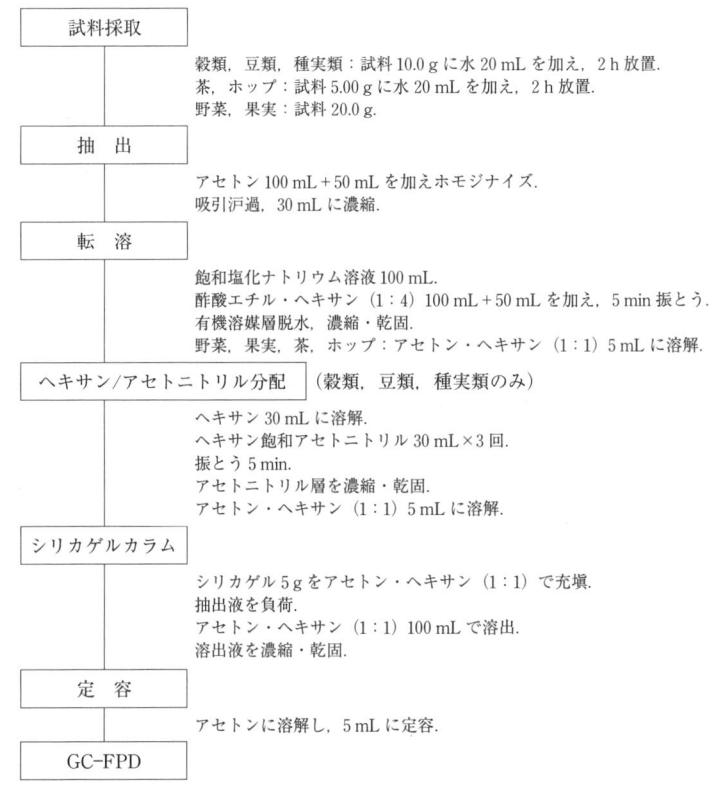

```
┌─────────────┐
│  試料採取   │
└─────────────┘
        穀類,豆類,種実類：試料 10.0 g に水 20 mL を加え,2 h 放置.
        茶,ホップ：試料 5.00 g に水 20 mL を加え,2 h 放置.
        野菜,果実：試料 20.0 g.
┌─────────────┐
│   抽  出    │
└─────────────┘
        アセトン 100 mL + 50 mL を加えホモジナイズ.
        吸引戸過,30 mL に濃縮.
┌─────────────┐
│   転  溶    │
└─────────────┘
        飽和塩化ナトリウム溶液 100 mL.
        酢酸エチル・ヘキサン (1:4) 100 mL + 50 mL を加え,5 min 振とう.
        有機溶媒層脱水,濃縮・乾固.
        野菜,果実,茶,ホップ：アセトン・ヘキサン (1:1) 5 mL に溶解.
┌───────────────────────┐
│ ヘキサン/アセトニトリル分配 │  （穀類,豆類,種実類のみ）
└───────────────────────┘
        ヘキサン 30 mL に溶解.
        ヘキサン飽和アセトニトリル 30 mL × 3 回.
        振とう 5 min.
        アセトニトリル層を濃縮・乾固.
        アセトン・ヘキサン (1:1) 5 mL に溶解.
┌─────────────────┐
│ シリカゲルカラム │
└─────────────────┘
        シリカゲル 5 g をアセトン・ヘキサン (1:1) で充填.
        抽出液を負荷.
        アセトン・ヘキサン (1:1) 100 mL で溶出.
        溶出液を濃縮・乾固.
┌─────────────┐
│   定  容    │
└─────────────┘
        アセトンに溶解し,5 mL に定容.
┌─────────────┐
│   GC-FPD    │
└─────────────┘
```

有機リン系農薬同時分析法（その 1）フローチャート

a. 器 具

ホモジナイザー,振とう機,減圧濃縮器,GC 装置（GC-FPD または GC/MS）.

b. 試 薬

アセトン,n-ヘキサン,アセトニトリル,酢酸エチルおよび無水硫酸ナトリウム（残留農薬試験用),塩化ナトリウム（特級）.

c. 試験溶液の調製[*24]

① 穀類,豆類,種実類の場合,摩砕均質化した試料 10.0 g に水 20 mL を加え,

[*24] エチオン,クロルピリホス,ジメトエート,ダイアジノン,パラチオン,パラチオンメチル,ピラクロホス,ピリミホスメチル,フェニトロチオン,フェントエート,プロチオホス,プロ

(つづく)

2 h 放置する．茶，ホップの場合は摩砕均質化した試料 5.00 g に水 20 mL を加え，2 h 放置する．野菜，果実の場合は摩砕均質化した試料 20.0 g を量りとる．

② 採取した試料にアセトン 100 mL を加え，ホモジナイズしたのち，ケイソウ土を 1 cm の厚さに敷いた沪紙を用いて吸引沪過する．

③ 沪紙上の残留物をとり，アセトン 50 mL を加え，ホモジナイズしたのち，上記と同様に吸引沪過する．

④ 得られた沪液を合わせ，40℃以下でアセトンを除去する．

⑤ 抽出液をあらかじめ飽和塩化ナトリウム溶液 100 mL を入れた 300 mL の分液漏斗に酢酸エチル・n-ヘキサン（1：4）混液 100 mL で洗い込みながら移す．振とう機を用いて 5 min 激しくふりまぜ，静置後，酢酸エチルおよび n-ヘキサンの層を分取する．水層に酢酸エチル・n-ヘキサン（1：4）混液 50 mL を加え，振とう，分取を繰り返す．

⑥ 酢酸エチルおよび n-ヘキサンの層を 300 mL の三角フラスコに合わせ，適量の無水硫酸ナトリウムを加え，ときどきふりまぜながら 15 min 放置する．抽出液を沪過し，n-ヘキサン 20 mL を用いて容器および沪紙上の残留物を洗う操作を 2 回繰り返す．両洗液を抽出液に合わせ，40℃以下で酢酸エチルおよび n-ヘキサンを除去する．

⑦ 穀類，豆類，種実類の場合[*25]，この残留物に n-ヘキサン 30 mL を加え，100 mL の分液漏斗に移す．これに n-ヘキサン飽和アセトニトリル 30 mL を加え，振とう機を用いて 5 min 激しくふりまぜ，静置後，アセトニトリル層を分取する．n-ヘキサン層に n-ヘキサン飽和アセトニトリル 30 mL を加え，振とう，分取を 2 回繰り返す．アセトニトリル層を合わせ，40℃以下でアセトニトリルを除去する．この残留物にアセトン・n-ヘキサン（1：1）混液 5 mL を加えて溶かす．

⑧ 野菜，果実，ハーブ，抹茶およびホップの場合，⑥項の残留物にアセトン・n-ヘキサン（1：1）混液 5 mL を加えて溶かす．

⑨ 内径 15 mm，長さ 300 mm のクロマト管にカラムクロマトグラフィー用シリ

（前ページよりつづき）
　フェノホス，ホサロンおよびメチダチオンの試験を行う場合，抹茶以外の茶の試験では浸出液を調製し分析する．ただし，茶葉当たりの濃度に換算する．
　　浸出液の調製：茶葉 9.00 g を 100℃ の水 540 mL に浸し，室温で 5 min 放置したのち，沪過し，冷後沪液 360 mL を採取する．
[*25] 穀類，豆類，種実類の場合，抽出液中の脂質など低極性物質の除去のために n-ヘキサン/アセトニトリル分配を行う．

カゲル 5 g をアセトン・n-ヘキサン（1：1）混液で充填し，無水硫酸ナトリウム約 5 g を積層する．このカラムに ⑦ 項および ⑧ 項で得られた抽出液を注入したのち，アセトン・n-ヘキサン（1：1）混液 100 mL で溶出する．

⑩ 溶出液を 40℃ 以下で減圧濃縮し，エーテルおよび n-ヘキサンを除去する．残留物をアセトンに溶かして，正確に 5 mL としたものを試験溶液とする．

d. 検量線

各農薬標準品について，それぞれのアセトン溶液を調製し，それらを混合したのち，適切な濃度範囲の各農薬等を含むアセトン溶液を数点調製する[26]．各標準液を GC-FPD に注入し，ピーク高法またはピーク面積法で検量線を作成する．

e. 定 量

試験溶液を GC-FPD[27] に注入し，検量線より各農薬等の含量を求める[28]．

f. 測定条件

（i）条件 1

カラム：メチルシリコン（0.53 mm i.d.×10〜30 m，膜厚 1.5 μm）．

カラム温度：80℃（1 min）$-$8℃ min^{-1}$-$250℃（5 min）．

注入口温度：230℃．

検出器温度：280℃．

キャリヤーガス：ヘリウム．

保持時間の目安：クロルピリホスが約 14 min で溶出する流速に調整．

（ii）条件 2（ホキシムについて）

カラム：50% トリフルオロプロピル-メチルシリコン（0.25 mm i.d.×10〜30 m，膜厚 0.25 μm）．

カラム温度：80℃（2 min）$-$30℃ min^{-1}$-$190℃（0 min）$-$3.6℃ min^{-1}$-$250℃（8 min）．

注入口温度：230℃．

検出器温度：280℃．

キャリヤーガス：ヘリウム．

---

[26] 標準液を混合する場合，GC 装置での保持時間を調査したのちピークが完全に分離するもので混合標準液を調製する．

[27] たまねぎ，にんにく等のアリウム属野菜に含有する有機硫黄化合物は GC-FPD の測定を妨害する．このような場合，GC-FTD あるいは GC-NPD で測定すると妨害が少ない．

[28] 精製不足のため，測定値が高めに出る現象が観察される場合がある．その場合，カラムクロマトグラフィーにおいてより細かい分画を行うことにより夾雑物質を減少させる必要がある．

180　第4章　農　　薬

保持時間の目安：ホキシムが約 9 min で溶出する流速に調整.

g.　定量限界[*29]

（ⅰ）　エトプロホス，テルブホス　　0.005 mg kg^{-1}.

（ⅱ）　EPN，エディフェンホス，クロルフェンビンホス，ジメトエート，トルクロホスメチル，フェンスルホチオン，ホキシム，ホサロン，ホスチアゼート　　0.02 mg kg^{-1}.

（ⅲ）　アニロホス　　0.025 mg kg^{-1}.

（ⅳ）　ピリダフェンチオン，ベンスリド　　0.03 mg kg^{-1}.

（ⅴ）　ジメチルビンホス　　0.04 mg kg^{-1}.

（ⅵ）　トリアゾホス，ピラクロホス　　0.05 mg kg^{-1}.

（ⅶ）　その他　　0.01 mg kg^{-1}.

4.3.4　有機リン系農薬（その2）

アセフェート，オメトエートおよびメタミドホス[*30]試験法（農産物）として通知されている．これら農薬は EPN 等試験法対象農薬より高極性の有機リン系農薬である．農薬等を試料から脱水しながら酢酸エチルで抽出し，シリカゲルカラムクロマトグラフィーで精製後，GC-FPD で測定する方法である．

$$CH_3S-\underset{\underset{OCH_3}{|}}{\overset{\overset{O}{\|}}{P}}-NHCOCH_3 \qquad CH_3S-\underset{\underset{OCH_3}{|}}{\overset{\overset{O}{\|}}{P}}-NH_2 \qquad CH_3NHCOCH_2-S-\overset{\overset{O}{\|}}{P}(OCH_3)_2$$

　　　　アセフェート　　　　　　メタミドホス　　　　　　　オメトエート

a.　器　具

ホモジナイザー，減圧濃縮器，GC 装置（GC-FPD または GC/MS）．

b.　試　薬

酢酸エチル，アセトンおよび無水硫酸ナトリウム（残留農薬試験用）．

c.　試験溶液の調製[*31]

①　穀類，豆類，種実類の場合，摩砕均質化した試料 20.0 g に水 20 mL を加え，

---

*29　定量限界は通知に記載された値であるが，0.02 mg kg^{-1} 以上の農薬でも機器の感度によっては一律基準の 0.01 mg kg^{-1} を達成できる場合がある．定量限界が基準値あるいは一律基準より高い場合は試験溶液を濃縮する，GC 装置への注入量を増やすなどの対応を行う．
*30　メタミドホスは殺虫剤として使用されるが（日本では登録されていない），アセフェートの代謝物として残留する．
*31　抹茶以外の茶の試験では浸出液を調製し分析する．ただし，茶葉当たりの濃度に換算する．

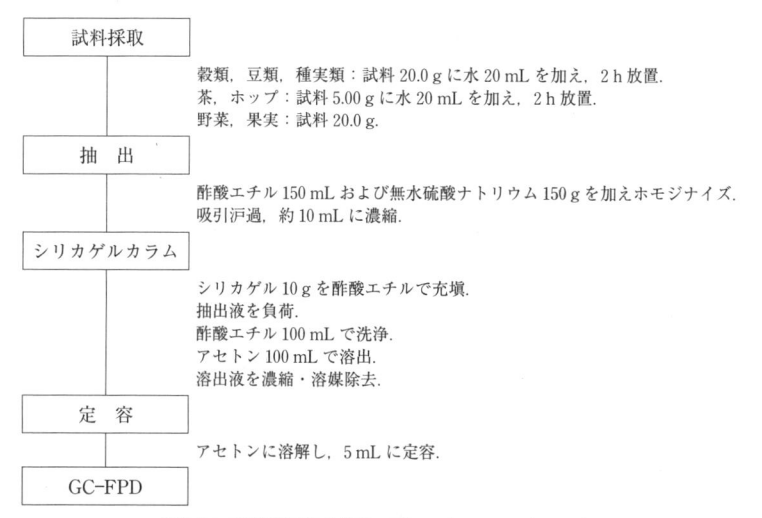

```
┌─────────────┐
│  試料採取   │      穀類,豆類,種実類:試料 20.0 g に水 20 mL を加え,2 h 放置.
└──────┬──────┘      茶,ホップ:試料 5.00 g に水 20 mL を加え,2 h 放置.
       │             野菜,果実:試料 20.0 g.
┌──────┴──────┐
│  抽   出    │      酢酸エチル 150 mL および無水硫酸ナトリウム 150 g を加えホモジナイズ.
└──────┬──────┘      吸引沪過,約 10 mL に濃縮.
       │
┌──────┴──────┐
│シリカゲルカラム│   シリカゲル 10 g を酢酸エチルで充填.
└──────┬──────┘      抽出液を負荷.
       │             酢酸エチル 100 mL で洗浄.
       │             アセトン 100 mL で溶出.
       │             溶出液を濃縮・溶媒除去.
┌──────┴──────┐
│  定   容    │      アセトンに溶解し,5 mL に定容.
└──────┬──────┘
┌──────┴──────┐
│   GC-FPD    │
└─────────────┘
```

有機リン系農薬同時分析法(その 2)フローチャート

2 h 放置する.抹茶,ホップの場合は摩砕均質化した試料 5.00 g に水 20 mL を加え,2 h 放置する.野菜,果実の場合は摩砕均質化した試料 20.0 g を量りとる.

② 採取した試料に酢酸エチル 150 mL および無水硫酸ナトリウム 150 g を加え[*32],5 min ホモジナイズしたのち,吸引沪過する.

③ 沪紙上の残留物を酢酸エチル 40 mL を用いて洗浄する操作を 3 回繰り返す.

④ 得られた沪液を合わせ,40℃以下で約 10 mL に濃縮する.

⑤ 内径 15 mm,長さ 300 mm のクロマト管にカラムクロマトグラフィー用シリカゲル 10 g を酢酸エチルで充填し,無水硫酸ナトリウム約 5 g を積層する.このカラムに④項で得られた抽出液を注入したのち,酢酸エチル 100 mL を注入し,流出液は捨てる.ついでアセトン 100 mL を注入し,農薬を溶出する.

⑥ 溶出液を 40℃以下で減圧濃縮し,大部分のアセトンを除去する[*33].この残留物をアセトンに溶かして,正確に 5 mL としたものを試験溶液とする.

d. 検量線

各農薬標準品について,それぞれのアセトン溶液を調製し,それらを混合したの

[*32] 抽出時には酢酸エチルを先に入れる.無水硫酸ナトリウムを入れたら固化する前にホモジナイズを行う.

[*33] 揮散しやすいので完全に乾固させずに緩やかな窒素気流で溶媒を除去する.

ち，適切な濃度範囲の各農薬等を含むアセトン溶液を数点調製する．各標準液をGC-FPDに注入し，ピーク高法またはピーク面積法で検量線を作成する．

e. 定 量

試験溶液をGC-FPDに注入し[*34]，検量線より各農薬等の含量を求める．

f. 測定条件

カラム：50%トリフルオロプロピル-メチルシリコン（0.53 mm i.d.×15 m，膜厚1.0 μm）．

カラム温度：100℃（1 min）−10℃ min^{-1}−180℃（5 min）．

注入口温度：220℃．

検出器温度：250℃．

キャリヤーガス：ヘリウム．

保持時間の目安：アセフェートが約7 minで溶出する流速に調整．

g. 定量限界

アセフェート，オメトエート，メタミドホス　　0.01 mg kg^{-1}．

4.3.5　ピレスロイド系農薬

アクリナトリン，シハロトリン，シフルトリン，シペルメトリン，デルタメトリンおよびトラロメトリン[*35]，ビフェントリン，ピレトリン[*36]，フェンバレレート，フルシトリネート，フルバリネートならびにペルメトリン試験法として通知されている．これら農薬はいわゆるピレスロイド系農薬[*37]に分類され，電子捕獲型検出器（ECD）に感度がある低極性の農薬である．農薬等を試料からアセトンで抽出し，n-ヘキサンに転溶したのち，果実，野菜等についてはそのまま，穀類，豆類および種実類についてはn-ヘキサン/アセトニトリル分配で脂質を除去する．合成ケイ酸マグネシウムカラムクロマトグラフィーで精製後，GC-ECDで測定する方法である．

a. 器 具

ホモジナイザー，振とう機，減圧濃縮器，GC装置（GC-ECDまたはGC/MS）．

[*34] 極性が高いのでLC/MS（/MS）での測定も可能である．
[*35] トラロメトリンはGC装置の注入口で熱分解を受け，デルタメトリンに変化するため，分別定量できない．LC/MS法による測定では分別定量が可能である．
[*36] ピレトリンはピレトリンⅠおよびピレトリンⅡの和を分析値とする．
[*37] ピレスロイド系農薬は立体異性体が存在するため，2~4本のピークが観察される場合がある．各ピークの面積和を用いて検量線を作成する．

4.3 同時分析法　183

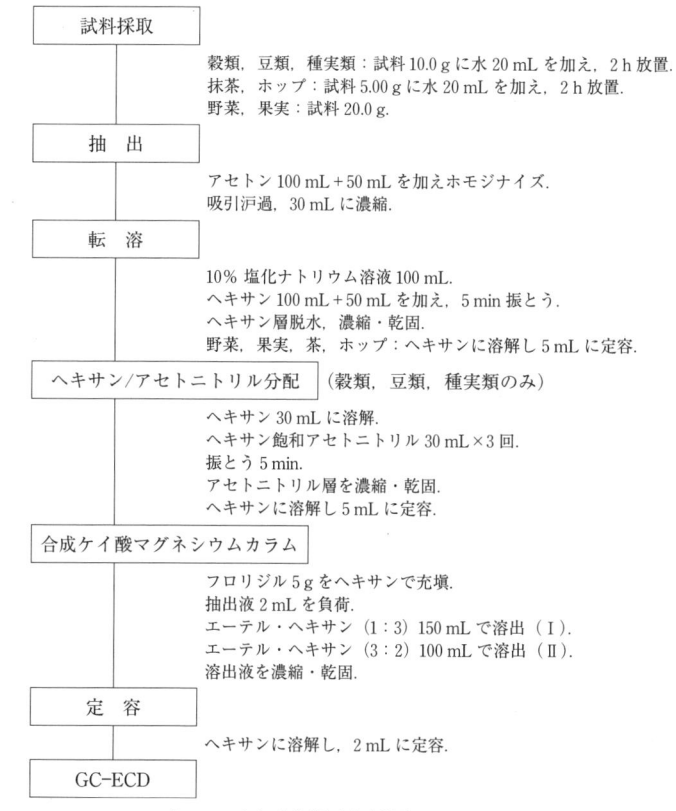

```
┌──────────┐
│ 試料採取 │
└──────────┘
      穀類, 豆類, 種実類：試料 10.0 g に水 20 mL を加え, 2 h 放置.
      抹茶, ホップ：試料 5.00 g に水 20 mL を加え, 2 h 放置.
      野菜, 果実：試料 20.0 g.
┌──────────┐
│ 抽　　出 │
└──────────┘
      アセトン 100 mL + 50 mL を加えホモジナイズ.
      吸引沪過, 30 mL に濃縮.
┌──────────┐
│ 転　　溶 │
└──────────┘
      10% 塩化ナトリウム溶液 100 mL.
      ヘキサン 100 mL + 50 mL を加え, 5 min 振とう.
      ヘキサン層脱水, 濃縮・乾固.
      野菜, 果実, 茶, ホップ：ヘキサンに溶解し 5 mL に定容.
┌──────────────────────┐
│ ヘキサン/アセトニトリル分配 │ （穀類, 豆類, 種実類のみ）
└──────────────────────┘
      ヘキサン 30 mL に溶解.
      ヘキサン飽和アセトニトリル 30 mL × 3 回.
      振とう 5 min.
      アセトニトリル層を濃縮・乾固.
      ヘキサンに溶解し 5 mL に定容.
┌────────────────────────┐
│ 合成ケイ酸マグネシウムカラム │
└────────────────────────┘
      フロリジル 5 g をヘキサンで充塡.
      抽出液 2 mL を負荷.
      エーテル・ヘキサン（1：3）150 mL で溶出（Ⅰ）.
      エーテル・ヘキサン（3：2）100 mL で溶出（Ⅱ）.
      溶出液を濃縮・乾固.
┌──────────┐
│ 定　　容 │
└──────────┘
      ヘキサンに溶解し, 2 mL に定容.
┌──────────┐
│ GC-ECD  │
└──────────┘
```

ピレスロイド系農薬同時分析法フローチャート

b. 試　薬

　アセトン, n-ヘキサン, エチルエーテル（エーテル）, アセトニトリルおよび無水硫酸ナトリウム（残留農薬試験用）, 塩化ナトリウム（特級）.

c. 試験溶液の調製[*38]

　① 穀類, 豆類, 種実類の場合, 摩砕均質化した試料 10.0 g に水 20 mL を加え, 2 h 放置する. 抹茶, ホップの場合は摩砕均質化した試料 5.00 g に水 20 mL を加え, 2 h 放置する. 野菜, 果実の場合は摩砕均質化した試料 20.0 g を量りとる.

[*38] 抹茶以外の茶の試験では浸出液を調製し分析する. ただし, 茶葉当たりの濃度に換算する.
　　　浸出液の調製：茶葉 9.00 g を 100℃ の水 540 mL に浸し, 室温で 5 min 放置したのち, 沪過し, 冷後沪液 360 mL を採取する.

② 採取した試料にアセトン 100 mL を加え，ホモジナイズしたのち，ケイソウ土を 1 cm の厚さに敷いた沪紙を用いて吸引沪過する．

③ 沪紙上の残留物をとり，アセトン 50 mL を加え，ホモジナイズしたのち，上記と同様に吸引沪過する．

④ 得られた沪液を合わせ，40℃以下で約 30 mL まで減圧濃縮する．

⑤ 抽出液をあらかじめ 10% 塩化ナトリウム溶液 100 mL を入れた 300 mL の分液漏斗に n-ヘキサン 100 mL で洗い込みながら移す．振とう機を用いて 5 min 激しくふりまぜ，静置後，n-ヘキサン層を分取する．水層に n-ヘキサン 50 mL を加え，振とう，分取を繰り返す．

⑥ n-ヘキサン層を 300 mL の三角フラスコに合わせ，適量の無水硫酸ナトリウムを加え，ときどきふりまぜながら 15 min 放置する．抽出液を沪過し，n-ヘキサン 20 mL を用いて容器および沪紙上の残留物を洗う操作を 2 回繰り返す．両洗液を抽出液に合わせ，40℃以下で n-ヘキサンを除去する．

⑦ 穀類，豆類，種実類の場合，この残留物に n-ヘキサン 30 mL を加え，100 mL の分液漏斗に移す．これに n-ヘキサン飽和アセトニトリル 30 mL を加え，振とう機を用いて 5 min 激しくふりまぜ，静置後，アセトニトリル層を分取する．n-ヘキサン層に n-ヘキサン飽和アセトニトリル 30 mL を加え，振とう，分取を 2 回繰り返す．アセトニトリル層を合わせ，40℃以下でアセトニトリルを除去する．この残留物に n-ヘキサンを加えて溶かし，正確に 5 mL とする．

⑧ 野菜，果実，ハーブおよびホップの場合，⑥項の残留物に n-ヘキサンを加えて溶かし，正確に 5 mL とする．

⑨ 内径 15 mm，長さ 300 mm のクロマト管に活性化した合成ケイ酸マグネシウム[*39] 5 g を n-ヘキサンで充填し，無水硫酸ナトリウム 5 g を積層する．このカラムに ⑦項および⑧項で得られた抽出液 2 mL を注入したのち，エーテル・n-ヘキサン (1:3) 混液 150 mL で溶出する (I)．ついでエーテル・n-ヘキサン (3:2) 混液で溶出する (II)．

⑩ 各溶出液を 40℃以下で減圧濃縮し，エーテルおよび n-ヘキサンを除去する．残留物を n-ヘキサンに溶かして，正確に 2 mL としたものを試験溶液とする．I の

[*39] 合成ケイ酸マグネシウム（フロリジル）は吸湿により活性が落ちるので使用前に活性化を行う．130℃で一晩加熱し，デシケーター中で放冷して使用する[6]．残留農薬試験用のフロリジルが市販されており，夾雑物質の影響が少ない．ロットごとに標準品を用いて溶出位置を確認したのち，使用する．

溶出液はアクリナトリン，シハロトリン，シフルトリン，シペルメトリン，デルタメトリンおよびトラロメトリン，ビフェントリン，フェンバレレート，フルシトリネート，フルバリネートならびにペルメトリンの試験溶液とし，IIの溶出液はピレトリンの試験溶液とする．

d. 検量線

各農薬標準品について，それぞれの n-ヘキサン溶液を調製し，それらを混合したのち，適切な濃度範囲の各農薬等を含む n-ヘキサン溶液を数点調製する．それぞれ $2\,\mu L$ を GC-ECD に注入し，ピーク高法またはピーク面積法で検量線を作成する．

e. 定　量

試験溶液 $2\,\mu L$ を GC-ECD に注入し，検量線より各農薬等の含量を求める．

f. 測定条件

カラム：メチルシリコン（$0.25\,\text{mm i.d.} \times 30\,\text{m}$，膜厚 $0.25\,\mu\text{m}$）．

カラム温度：$50°C\,(1\,\text{min}) - 25°C\,\text{min}^{-1} - 175°C\,(0\,\text{min}) - 10°C\,\text{min}^{-1} - 300°C\,(5\,\text{min})$．

注入口温度：$280°C$．

検出器温度：$320°C$．

キャリヤーガス：ヘリウム．

保持時間の目安：デルタメトリンが約 $19\,\text{min}$ で溶出する流速に調整．

g. 定量限界[*40]

（ⅰ）アクリナトリン，シペルメトリン，デルタメトリン，ビフェントリン，フルバリネート　　$0.01\,\text{mg kg}^{-1}$

（ⅱ）フェンバレレート，フルシトリネート　　$0.005\,\text{mg kg}^{-1}$．

（ⅲ）シフルトリン　　$0.05\,\text{mg kg}^{-1}$．

（ⅳ）シハロトリン，ペルメトリン　　$0.02\,\text{mg kg}^{-1}$．

（ⅴ）ピレトリン　　$0.2\,\text{mg kg}^{-1}$．

4.3.6 アラクロール等

アラクロール，イソプロカルブ，クレソキシムメチル，ジエトフェンカルブ，テニルクロール，テブフェンピラド，パクロブトラゾール，ビテルタノール，ピリプロキ

[*40] 一律基準の $0.01\,\text{mg kg}^{-1}$ が達成できない場合は GC/MS 法を用いる．ネガティブ CI では検量線の直線性はやや問題があるが感度および選択性に優れている．

第 4 章 農　薬

```
┌─────────────┐
│  試料採取   │
└─────────────┘
        穀類，豆類，種実類：試料 10.0 g に水 20 mL を加え，2 h 放置．
        抹茶，ホップ：試料 5.00 g に水 20 mL を加え，2 h 放置．
        野菜，果実：試料 20.0 g.
┌─────────────┐
│   抽　出    │
└─────────────┘
        アセトン 100 mL + 50 mL を加えホモジナイズ．
        吸引沪過，30 mL に濃縮．
┌─────────────┐
│   転　溶    │
└─────────────┘
        10% 塩化ナトリウム溶液 100 mL．
        酢酸エチル 100 mL + 50 mL を加え，5 min 振とう．
        酢酸エチル層脱水，濃縮・乾固．
        野菜，果実，茶，ホップ：ヘキサンに溶解し 2 mL に溶解．
┌──────────────────────────┐
│ ヘキサン/アセトニトリル分配 │ （穀類，豆類，種実類のみ）
└──────────────────────────┘
        ヘキサン 30 mL に溶解．
        ヘキサン飽和アセトニトリル 30 mL × 3 回．
        振とう 5 min．
        アセトニトリル層を濃縮・乾固．
        ヘキサン 2 mL に溶解．
┌────────────────────────┐
│ 合成ケイ酸マグネシウムカラム │
└────────────────────────┘
        フロリジル 5 g をヘキサンで充填．
        抽出液 2 mL を負荷．
        エーテル・ヘキサン (1:99) 50 mL で洗浄．
        エーテル・ヘキサン (3:7) 50 mL で溶出．
        溶出液を濃縮・乾固．
┌─────────────┐
│   定　容    │
└─────────────┘
        アセトンに溶解し，5 mL に定容．
┌──────────────────┐
│ GC-FTD, GC-NPD  │
└──────────────────┘
```

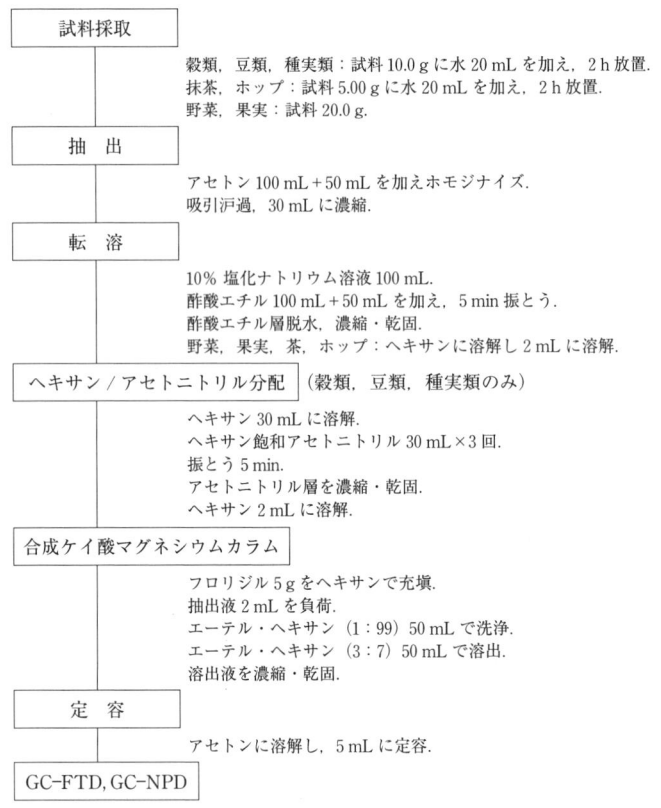

アラクロール等同時分析法フローチャート

シフェン，ピリミノバックメチル[*41]，フェナリモル，ブタクロール，フルトラニル，プレチラクロール，メトラクロール，メフェナセット，メプロニルおよびレナシル試験法として通知されている．これら農薬は分子内に窒素を有し，アルカリ熱イオン化検出器（FTD）あるいは高感度窒素・リン検出器（NPD）に感度がある農薬である．農薬等を試料からアセトンで抽出し，酢酸エチルに転溶したのち，果実，野菜などについてはそのまま，穀類，豆類および種実類については n-ヘキサン/アセトニトリル分配で脂質を除去する．合成ケイ酸マグネシウムカラムクロマトグラフィーで精製後，GC-FTD または GC-NPD で測定する方法である．

---

*41　ピリミノバックメチルは E 体および Z 体のそれぞれについて定量を行い，その和を分析値とする．

a. 器具

ホモジナイザー，振とう機，減圧濃縮器，GC装置（GC-FTD，GC-NPDまたはGC/MS）．

b. 試薬

アセトン，n-ヘキサン，アセトニトリルおよび無水硫酸ナトリウム（残留農薬試験用）．

c. 試験溶液の調製[*42]

① 穀類，豆類，種実類の場合，摩砕均質化した試料 10.0 g に水 20 mL を加え，2 h 放置する．抹茶，ホップの場合は摩砕均質化した試料 5.00 g に水 20 mL を加え，2 h 放置する．野菜，果実の場合は摩砕均質化した試料 20.0 g を量りとる．

② 採取した試料にアセトン 100 mL を加え，ホモジナイズしたのち，ケイソウ土を 1 cm の厚さに敷いた沪紙を用いて吸引沪過する．

③ 沪紙上の残留物をとり，アセトン 50 mL を加え，ホモジナイズしたのち，上記と同様に吸引沪過する．

④ 得られた沪液を合わせ，40℃以下で約 30 mL まで減圧濃縮する．

⑤ 抽出液をあらかじめ 10% 塩化ナトリウム溶液 100 mL を入れた 300 mL の分液漏斗に酢酸エチル 100 mL で洗い込みながら移す．振とう機を用いて 5 min 激しくふりまぜ，静置後，酢酸エチル層を分取する．水層に酢酸エチル 50 mL を加え，振とう，分取を繰り返す．

⑥ 酢酸エチル層を 300 mL の三角フラスコに合わせ，適量の無水硫酸ナトリウムを加え，ときどきふりまぜながら 15 min 放置する．抽出液を沪過し，酢酸エチル 20 mL を用いて容器および沪紙上の残留物を洗う操作を 2 回繰り返す．両洗液を抽出液に合わせ，40℃以下で酢酸エチルを除去する．

⑦ 穀類，豆類，種実類の場合，この残留物に n-ヘキサン 30 mL を加え，100 mL の分液漏斗に移す．これに n-ヘキサン飽和アセトニトリル 30 mL を加え，振とう機を用いて 5 min 激しくふりまぜ，静置後，アセトニトリル層を分取する．n-ヘキサン層に n-ヘキサン飽和アセトニトリル 30 mL を加え，振とう，分取を 2 回繰り

[*42] テブフェンピラドの試験において抹茶以外の茶の試験では浸出液を調製し分析する．ただし，茶葉当たりの濃度に換算する．
 浸出液の調製：茶葉 9.00 g を 100℃ の水 540 mL に浸し，室温で 5 min 放置したのち，沪過し，冷後沪液 360 mL を採取する．

返す．アセトニトリル層を合わせ，40℃以下でアセトニトリルを除去する．この残留物に n-ヘキサン 2 mL を加えて溶かす．

⑧ 野菜，果実，ハーブ，抹茶およびホップの場合，⑥項の残留物に n-ヘキサン 2 mL を加えて溶かす．

⑨ 内径15 mm，長さ 300 mm のクロマト管に活性化した合成ケイ酸マグネシウム[*43] 5 g を n-ヘキサンで充塡し，無水硫酸ナトリウム 5 g を積層する．このカラムに⑦項および⑧項で得られた抽出液を注入したのち，エーテル・n-ヘキサン (1：99) 混液 50 mL を注入し，流出液は捨てる．ついでアセトン・n-ヘキサン (3：7) 混液 50 mL で溶出する．

⑩ 溶出液を 40℃ 以下で減圧濃縮し，アセトンおよび n-ヘキサンを除去する．この残留物をアセトンに溶かして，正確に 5 mL としたものを試験溶液とする．

d. 検量線

各農薬標準品について，それぞれのアセトン溶液を調製し，それらを混合したのち，適切な濃度範囲の各農薬等を含むアセトン溶液を数点調製する．それぞれ GC-FTD または GC-NPD に注入し，ピーク高法またはピーク面積法で検量線を作成する．

e. 定量

試験溶液を GC-FTD または GC-NPD に注入し，検量線より各農薬等の含量を求める．

f. 測定条件

カラム：5% フェニル-メチルシリコン (0.25 mm i.d.×30 m，膜厚 0.25 μm)．

カラム温度：160℃ (1 min)－10℃ min^{-1}－190℃ (1 min)－2℃ min^{-1}－210℃ (2 min)－5℃ min^{-1}－240℃ (1 min)－10℃ min^{-1}－260℃ (6 min)．

注入口温度：210℃．

検出器温度：210℃．

キャリヤーガス：ヘリウム．

[*43] 合成ケイ酸マグネシウム（フロリジル）は吸湿により活性が落ちるので使用前に活性化を行う．130℃で一晩加熱し，デシケーター中で放冷して使用する[6]．残留農薬試験用のフロリジルが市販されており，夾雑物質の影響が少ない．ロットごとに標準品を用いて溶出位置を確認したのち，使用する．

g. 定量限界[*44]

（ⅰ） クレソキシムメチル，ジエトフェンカルブ，テニルクロール，テブフェンピラド，ビテルタノール，ピリプロキシフェン，ピリミノバックメチル，プレチラクロール，メフェナセット，メプロニル　　0.01 mg kg^{-1}．

（ⅱ） アラクロール，パクロブトラゾール，メトラクロール　　0.005 mg kg^{-1}．

（ⅲ） ブタクロール，レナシル　　0.05 mg kg^{-1}．

（ⅳ） フェナリモル　　0.02 mg kg^{-1}．

（ⅴ） フルトラニル　　0.025 mg kg^{-1}．

（ⅵ） イソプロカルブ　　0.1 mg kg^{-1}．

4.3.7　カルバメート系農薬（その1）

アルジカルブ，アルジカルブスルホキシド，アルドキシカルブ，エチオフェンカルブ，オキサミル，カルバリル，ピリミカーブ，フェノブカルブおよびベンダイオカルブ試験法として通知されている．これら N-メチルカルバメート系農薬をアルカリ溶液中で加熱するとメチルアミンが発生する．メチルアミンに 2-メルカプトエタノールおよび o-フマルアルデヒドを反応させてできるイソインドール誘導体を蛍光検出器つき HPLC 装置で測定する[*45]．一連の反応および測定をポストカラム反応蛍光検出器つき HPLC 装置で行う．

[*44]　一律基準の 0.01 mg kg^{-1} が達成できない場合は GC/MS を用いる．
[*45]　カルバメート系農薬であり，分子内に窒素を有するため，GC-FTD または GC-NPD を用いて定量できるが注入口で熱分解されやすい．アルジカルブ，エチオフェンカルブ等は N-メチルカルバメート系農薬は加水分解したのち，ポストカラム反応蛍光検出器つき HPLC 装置で測定する．測定原理は下記のとおりである．ピリミカーブはそのまま蛍光検出器つき HPLC 装置で測定できる．

$$\underset{N\text{-メチルカルバメート系農薬}}{ROCO-NH-CH_3} \xrightarrow[\text{加熱}]{\text{アルカリ溶液}} \underset{\text{メチルアミン}}{CH_3NH_2} + R-OH + H_2CO_3$$

$$\underset{\text{2-メルカプトエタノール}}{CH_3NH_2 + HSCH_2CH_2OH} + \underset{\text{OPA}}{\overset{CHO}{\underset{CHO}{\bigcirc}}} \xrightarrow{\text{アルカリ溶液}} \underset{\text{イソインドール誘導体}}{\overset{SCH_2CH_2OH}{\underset{N-CH_3}{\bigcirc}}}$$

N-メチルカルバメート系農薬の測定原理

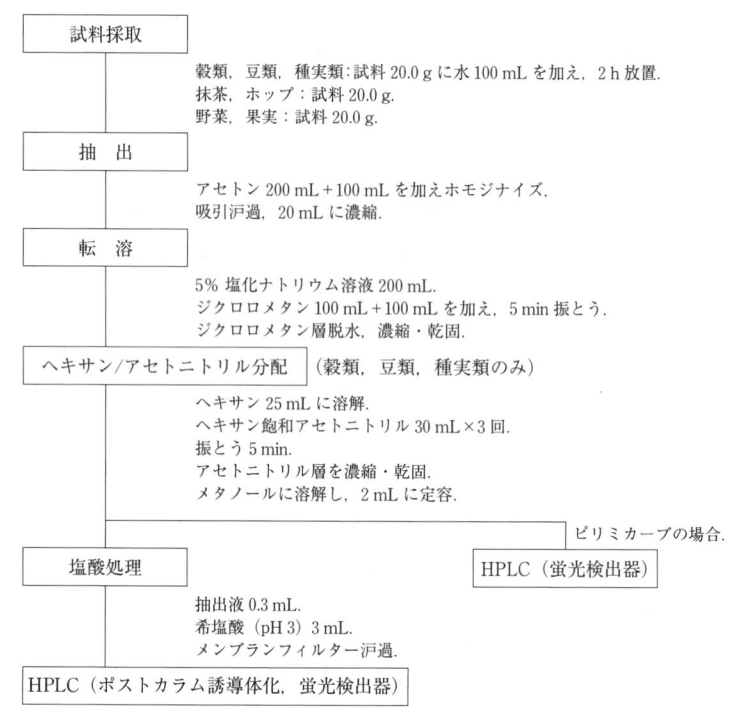

```
┌──────────┐
│ 試料採取 │   穀類，豆類，種実類：試料 20.0 g に水 100 mL を加え，2 h 放置．
└────┬─────┘   抹茶，ホップ：試料 20.0 g.
     │         野菜，果実：試料 20.0 g.
┌────┴─────┐
│  抽  出  │   アセトン 200 mL + 100 mL を加えホモジナイズ．
└────┬─────┘   吸引沪過，20 mL に濃縮．
     │
┌────┴─────┐
│  転  溶  │   5% 塩化ナトリウム溶液 200 mL．
└────┬─────┘   ジクロロメタン 100 mL + 100 mL を加え，5 min 振とう．
     │         ジクロロメタン層脱水，濃縮・乾固．
┌────┴──────────────┐
│ヘキサン/アセトニトリル分配│ （穀類，豆類，種実類のみ）
└────┬──────────────┘
     │         ヘキサン 25 mL に溶解．
     │         ヘキサン飽和アセトニトリル 30 mL×3 回．
     │         振とう 5 min.
     │         アセトニトリル層を濃縮・乾固．
     │         メタノールに溶解し，2 mL に定容．
     │                                    ピリミカーブの場合．
┌────┴─────┐                         ┌──────────────────┐
│ 塩酸処理 │─────────────────────────│ HPLC（蛍光検出器）│
└────┬─────┘                         └──────────────────┘
     │         抽出液 0.3 mL．
     │         希塩酸（pH 3）3 mL．
     │         メンブランフィルター沪過．
┌────┴───────────────────────────┐
│ HPLC（ポストカラム誘導体化，蛍光検出器）│
└────────────────────────────────┘
```

N-メチルカルバメート系農薬同時分析法フローチャート

a. 器　具

ホモジナイザー，振とう機，減圧濃縮器，ポストカラム反応蛍光検出器つき HPLC 装置．

b. 試　薬

（1） アセトン，ジクロロメタン，n-ヘキサン，アセトニトリル，メタノール，無水硫酸ナトリウム（残留農薬試験用），塩化ナトリウム，水酸化ナトリウム，リン酸一ナトリウム，ホウ酸ナトリウム（特級），o-フタルアルデヒド，2-メルカプトエタノール．

（2） 発蛍光液：　o-フタルアルデヒド 10 mg および 2-メルカプトエタノール 5 μL に 0.05 mol L^{-1} ホウ酸ナトリウム溶液を加えて 100 mL にする．

（3） リン酸緩衝液：　水約 800 mL に水酸化ナトリウム 1.75 g およびリン酸一ナトリウム 11.7 g を加えて溶かしたのち，水を加え 1000 mL とする．

C. 試験溶液の調製[*46]

① 穀類,豆類,種実類の場合,摩砕均質化した試料 20.0 g に水 100 mL を加え,2 h 放置する.抹茶,ホップの場合は摩砕均質化した試料 20.0 g を量りとる.野菜,果実の場合は摩砕均質化した試料 20.0 g を量りとる.

② 採取した試料にアセトン 200 mL を加え,ホモジナイズしたのち,ケイソウ土を 1 cm の厚さに敷いた沪紙を用いて吸引沪過する[*47].

③ 沪紙上の残留物をとり,アセトン 100 mL を加え,ホモジナイズしたのち,上記と同様に吸引沪過する.

④ 得られた沪液を合わせ,40℃以下で約 20 mL まで減圧濃縮する.

⑤ 抽出液をあらかじめ 5% 塩化ナトリウム溶液 200 mL を入れた 500 mL の分液漏斗にジクロロメタン 100 mL で洗い込みながら移す[*48].振とう機を用いて 5 min 激しくふりまぜ,静置後,ジクロロメタン層を分取する.水層にジクロロメタン 100 mL を加え,振とう,分取を繰り返す.

⑥ ジクロロメタン層を 500 mL の三角フラスコに合わせ,適量の無水硫酸ナトリウムを加え,ときどきふりまぜながら 15 min 放置する.抽出液を沪過し,ジクロロメタン 50 mL を用いて容器および沪紙上の残留物を洗う操作を 3 回繰り返す.両洗液を抽出液に合わせ,40℃以下でジクロロメタンを除去する.

⑦ この残留物に n-ヘキサン 25 mL および n-ヘキサン飽和アセトニトリル 30 mL を加え,100 mL の分液漏斗に移す.振とう機を用いて 10 min 激しくふりまぜ,静置後,アセトニトリル層を分取する[*49].n-ヘキサン層に n-ヘキサン飽和アセトニトリル 30 mL を加え,振とう,分取を 2 回繰り返す.アセトニトリル層を合わせ,40℃以下でアセトニトリルを除去する.この残留物にメタノールを加えて溶かし,正確に 2 mL とする.

⑧ アルジカルブ,アルジカルブスルホキシド,アルドキシカルブ,エチオフェンカルブ,オキサミル,カルバリル,フェノブカルブおよびベンダイオカルブの場合,⑦項で得られた溶液 0.3 mL を量りとり,これを希塩酸 3 mL に加え,緩やかにふりまぜた

[*46] 抹茶以外の茶の試験では浸出液を調製し分析する.ただし,茶葉当たりの濃度に換算する.
 浸出液の調製: 茶葉 9.00 g を 100℃の水 540 mL に浸し,室温で 5 min 放置したのち,沪過し,冷後沪液 360 mL を採取する.
[*47] 柑橘類の果肉など酸性の強い検体を対象としてピリミカーブを同時に抽出するときは,炭酸水素ナトリウムを約 5 g 加えることにより抽出率が向上できる.
[*48] ジクロロメタンを使用するので排水に混入しないように十分注意する.
[*49] アセトニトリル/ヘキサン分配は,油脂などをほとんど含まない試料では省略できる.

のち，孔径 0.45 μm のメンブランフィルターを用いて沪過し，これを試験溶液とし，ポストカラム反応蛍光検出器つき HPLC 装置に注入する．ピリミカーブについては塩酸処理を行わず，⑦項で得られた溶液を蛍光検出器つき HPLC 装置に注入する．

d. 定量

試験溶液をポストカラム反応蛍光検出器つき HPLC 装置または蛍光検出器つき HPLC 装置（ピリミカーブ）に注入し，検量線より各農薬等の含量を求める．

e. 測定条件

（ⅰ）アルジカルブ，エチオフェンカルブ，オキサミル，カルバリル，フェノブカルブおよびベンダイオカルブ

　　　カラム：オクタデシルシリル化シリカゲル（3.9 mm i.d.×150 mm，粒径 5 μm）．
　　　カラム温度：40°C．
　　　検出器：蛍光検出器（励起波長 339 nm，蛍光波長 445 nm）．
　　　移動相：［A 液］テトラヒドロフラン．［B 液］水．［C 液］メタノール．
　　　　　　アルジカルブが約 12 min で流出する流速に調整する．
　　　濃度勾配：水・メタノールの混液（22：3）を 0.1 min 送液したのち，A：B（1：9）から（3：7）までの濃度勾配を 19.9 min 行う．次にテトラヒドロフラン・水（3：7）混液を 10 min 送液したのち，水・メタノール（22：3）混液を 10 min 送液する．
　　　加水分解反応槽：移動相に対し，$0.05\ \text{mol L}^{-1}$ 水酸化ナトリウムを注入する．注入量を一定に保つ．
　　　加水分解反応槽温度：80°C．
　　　蛍光反応槽：移動相に対し，発蛍光液を注入する．注入量を一定に保つ．

（ⅱ）ピリミカーブ

　　　カラム：オクタデシルシリル化シリカゲル（4.0～4.6 mm i.d.×250 mm，粒径 5 μm）．
　　　検出器：蛍光検出器（励起波長 312 nm，蛍光波長 382 nm）．
　　　移動相：水・メタノール・リン酸緩衝液の混液（1：7：2）．
　　　　　　ピリミカーブが約 5.5 min で流出する流速に調整する．

f. 定量限界

各農薬とも $0.005\ \text{mg kg}^{-1}$．

4.3.8 カルバメート系農薬（その 2）

エスプロカルブ，クロルプロファム，チオベンカルブ，ピリブチカルブ，およびペ

ンディメタリン試験法として通知されているペンディメタリンはいわゆるカルバメート系農薬ではないが，これら農薬は分子内に窒素を有し，アルカリ熱イオン化検出器（FTD）あるいは高感度窒素・リン検出器（NPD）に感度がある農薬である．農薬等を試料からアセトンで抽出し，n-ヘキサンに転溶したのち，果実，野菜等についてはそのまま，穀類，豆類および種実類については n-ヘキサン/アセトニトリル分配で脂質を除去する．合成ケイ酸マグネシウムカラムクロマトグラフィーで精製後，GC-FTD または GC-NPD で測定する方法である．

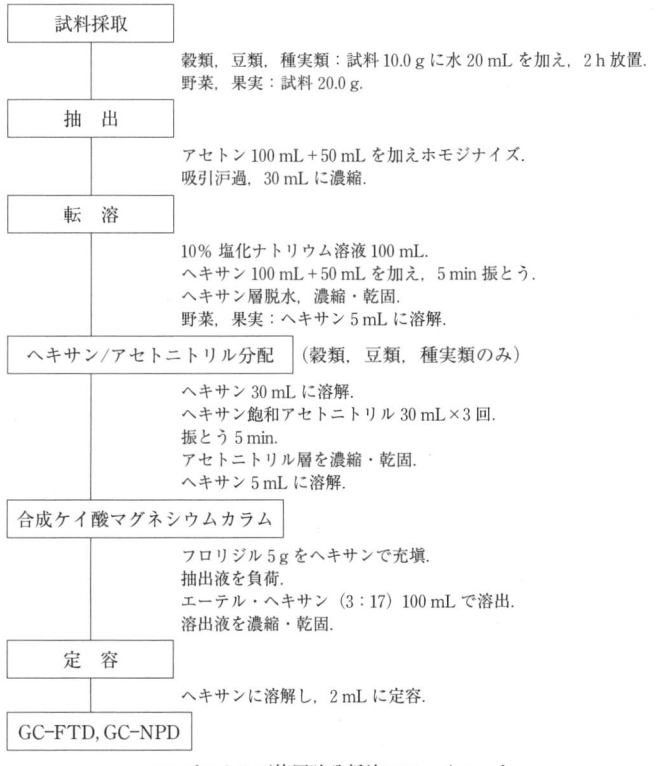

```
┌─────────────┐
│  試料採取   │
└─────────────┘
        穀類，豆類，種実類：試料 10.0 g に水 20 mL を加え，2 h 放置．
        野菜，果実：試料 20.0 g．
┌─────────────┐
│  抽  出     │
└─────────────┘
        アセトン 100 mL + 50 mL を加えホモジナイズ．
        吸引濾過，30 mL に濃縮．
┌─────────────┐
│  転  溶     │
└─────────────┘
        10% 塩化ナトリウム溶液 100 mL．
        ヘキサン 100 mL + 50 mL を加え，5 min 振とう．
        ヘキサン層脱水，濃縮・乾固．
        野菜，果実：ヘキサン 5 mL に溶解．
┌──────────────────────────┐
│ ヘキサン/アセトニトリル分配 │  （穀類，豆類，種実類のみ）
└──────────────────────────┘
        ヘキサン 30 mL に溶解．
        ヘキサン飽和アセトニトリル 30 mL×3 回．
        振とう 5 min．
        アセトニトリル層を濃縮・乾固．
        ヘキサン 5 mL に溶解．
┌──────────────────────────┐
│ 合成ケイ酸マグネシウムカラム │
└──────────────────────────┘
        フロリジル 5 g をヘキサンで充填．
        抽出液を負荷．
        エーテル・ヘキサン（3：17）100 mL で溶出．
        溶出液を濃縮・乾固．
┌─────────────┐
│  定  容     │
└─────────────┘
        ヘキサンに溶解し，2 mL に定容．
┌──────────────────┐
│ GC-FTD, GC-NPD   │
└──────────────────┘
```

エスプロカルブ等同時分析法フローチャート

a. 器 具

ホモジナイザー，振とう機，減圧濃縮器，GC 装置（GC-FTD，GC-NPD または GC/MS）．

b. 試 薬

アセトン，n-ヘキサン，アセトニトリルおよび無水硫酸ナトリウム（残留農薬試

験用).

C. 試験溶液の調製

① 穀類, 豆類, 種実類の場合, 摩砕均質化した試料 10.0 g に水 20 mL を加え, 2 h 放置する. 野菜, 果実の場合は摩砕均質化した試料 20.0 g を量りとる.

② 採取した試料にアセトン 100 mL を加え, ホモジナイズしたのち, ケイソウ土を 1 cm の厚さに敷いた沪紙を用いて吸引沪過する.

③ 沪紙上の残留物をとり, アセトン 50 mL を加え, ホモジナイズしたのち, 上記と同様に吸引沪過する.

④ 得られた沪液を合わせ, 40℃ 以下で約 30 mL まで減圧濃縮する.

⑤ 抽出液をあらかじめ 10% 塩化ナトリウム溶液 100 mL を入れた 300 mL の分液漏斗に n-ヘキサン 100 mL で洗い込みながら移す. 振とう機を用いて 5 min 激しくふりまぜ, 静置後, n-ヘキサン層を分取する. 水層に n-ヘキサン 50 mL を加え, 振とう, 分取を繰り返す.

⑥ n-ヘキサン層を 300 mL の三角フラスコに合わせ, 適量の無水硫酸ナトリウムを加え, ときどきふりまぜながら 15 min 放置する. 抽出液を沪過し, n-ヘキサン 20 mL を用いて容器および沪紙上の残留物を洗う操作を 2 回繰り返す. 両洗液を抽出液に合わせ, 40℃ 以下で n-ヘキサンを除去する.

⑦ 穀類, 豆類, 種実類の場合, この残留物に n-ヘキサン 30 mL を加え, 100 mL の分液漏斗に移す. これに n-ヘキサン飽和アセトニトリル 30 mL を加え, 振とう機を用いて 5 min 激しくふりまぜ, 静置後, アセトニトリル層を分取する. n-ヘキサン層に n-ヘキサン飽和アセトニトリル 30 mL を加え, 振とう, 分取を 2 回繰り返す. アセトニトリル層を合わせ, 40℃ 以下でアセトニトリルを除去する. この残留物に n-ヘキサン 5 mL を加えて溶かす.

⑧ 野菜および果実の場合, ⑥項の残留物に n-ヘキサン 5 mL を加えて溶かす.

⑨ 内径 15 mm, 長さ 300 mm のクロマト管に活性化した合成ケイ酸マグネシウム[*50] 5 g を n-ヘキサンで充塡し, 無水硫酸ナトリウム 5 g を積層する. このカラム

[*50] 合成ケイ酸マグネシウム (フロリジル) は吸湿により活性が落ちるので使用前に活性化を行う. 130℃ で一晩加熱し, デシケーター中で放冷して使用する[6]. 残留農薬試験用のフロリジルが市販されており, 夾雑物質の影響が少ない. ロットごとに標準品を用いて溶出位置を確認したのち, 使用する.

に ⑦ 項および ⑧ 項で得られた抽出液を注入したのち，エーテル・n-ヘキサン（3：17）混液 100 mL で溶出する．

⑩ 溶出液を 40℃ 以下で減圧濃縮し，エーテルおよび n-ヘキサンを除去する．この残留物を n-ヘキサンに溶かして，正確に 2 mL としたものを試験溶液とする．

d. 検量線

各農薬標準品について，それぞれの n-ヘキサン溶液を調製し，それらを混合したのち，適切な濃度範囲の各農薬等を含む n-ヘキサン溶液を数点調製する．それぞれ GC-FTD または GC-NPD に注入し，ピーク高法またはピーク面積法で検量線を作成する．

e. 定 量

試験溶液を GC-FTD または GC-NPD に注入し，検量線より各農薬等の含量を求める．

f. 測定条件

　　カラム：メチルシリコン（0.25 mm i.d.×30 m，膜厚 0.25 μm）．
　　カラム温度：50℃（1 min）$-20℃\,min^{-1}-240℃$（11 min）$-20℃\,min^{-1}-280℃$（10 min）．
　　注入口温度：250℃．
　　検出器温度：280℃．
　　キャリヤーガス；ヘリウム．

g. 定量限界

（ⅰ）エスプロカルブ，クロルプロファム，ピリブチカルブ，ペンディメタリン 0.01 mg kg^{-1}．

（ⅱ）チオベンカルブ　　0.05 mg kg^{-1}．

4.3.9　カルバメート系農薬（その3）

カルボスルファン，カルボフラン，フラチオカルブおよびベンフラカルブ試験法[*51]として通知されている．これら農薬の分析対象化合物を表 4.7 に示す．それら農薬は分子内に窒素を有し，アルカリ熱イオン化検出器（FTD）あるいは高感度窒素・リン検出器（NPD）を使用する試験法が通知されている．しかし，必ずしも熱

[*51] カルボスルファン，フラチオカルブおよびベンフラカルブは加水分解を受けやすいため，分析はすみやかに行う．

```
[試料採取]
        穀類,豆類,種実類:試料 10.0 g に 0.1 mol L$^{-1}$ 硝酸銀溶液 2 mL,リン酸緩衝液
        20 mL を加え,2 h 放置.
        茶,ホップ:試料 5.00 g にリン酸緩衝液 20 mL を加え,2 h 放置.
        野菜,果実,ハーブ:検体 1 kg にリン酸緩衝液 1000 mL を加え均一化後,試料
        20.0 g 相当量採取.

[抽 出]
        野菜,果実,ハーブ,茶およびホップの場合は 0.1 mol L$^{-1}$ 硝酸銀溶液 2 mL を
        加える.
        アセトン 100 mL + 50 mL を加えホモジナイズ.
        吸引沪過後,アセトンで 200 mL 定容.
        100 mL を分取し,20 mL に濃縮.

[転 溶]
        10% 塩化ナトリウム溶液 100 mL.
        酢酸エチル・ヘキサン (1:1) 100 mL + 50 mL を加え,5 min 振とう.
        有機溶媒層脱水,濃縮・乾固.
        野菜,果実,ハーブ,茶,ホップ:酢酸エチル・ヘキサン (1:1) 5 mL に溶解.

[ヘキサン/アセトニトリル分配] (穀類,豆類,種実類のみ)
        ヘキサン 50 mL に溶解.
        ヘキサン飽和アセトニトリル 50 mL×2 回,振とう 5 min.
        アセトニトリル層を濃縮・乾固.
        酢酸エチル・ヘキサン (1:1) 5 mL に溶解.

[グラファイトカーボンカラム]
        グラファイトカーボンミニカラム (500 mg).
        酢酸エチル・ヘキサン (1:1) 10 mL で洗浄.
        抽出液を負荷.
        酢酸エチル・ヘキサン (1:1) 15 mL で溶出.
        溶出液を濃縮・乾固.
        酢酸エチル・ヘキサン (3:7) 5 mL に溶解.

[アミノプロピルシリル化シリカゲルカラム]
        アミノプロピルシリル化シリカゲルミニカラム (360 mg).
        酢酸エチル・ヘキサン (3:7) 10 mL で洗浄.
        抽出液を負荷.
        酢酸エチル・ヘキサン (3:7) 10 mL で溶出.
        溶出液を濃縮・乾固.

[定 容]
        アセトンに溶解し,2 mL に定容.
        (穀類,豆類および種実類の場合,1 mL に定容)

GC-FTD, GC-NPD
```

カルボフラン等同時分析法フローチャート

4.3 同時分析法 197

表 4.7 カルボスルファン，カルボフラン，フラチオカルブ，ベンフラカルブの分析対象化合物

農薬等の成分である物質		分析対象化合物
カルボスルファン	[構造式]	カルボスルファン カルボフラン 2,3-ジヒドロ-2,2-ジメチル-3-ヒドロキシ-7-ベンゾフラニル N-メチルカルバメート（以下 3-OH カルボフラン） 3-OH カルボフラン配糖体
カルボフラン	[構造式]	カルボフラン 3-OH カルボフラン 3-OH カルボフラン配糖体
フラチオカルブ	[構造式]	フラチオカルブ カルボフラン 3-OH カルボフラン 3-OH カルボフラン配糖体
ベンフラカルブ	[構造式]	ベンフラカルブ カルボフラン 3-OH カルボフラン 3-OH カルボフラン配糖体

に対し安定とはいえないので近年 LC/MS の使用が増えている[*52]．

　農薬等を試料からアセトンで抽出し，酢酸エチル/ヘキサンに転溶したのち，果実，野菜等についてはそのまま，穀類，豆類および種実類については n-ヘキサン/アセトニトリル分配で脂質を除去する．グラファイトカーボンミニカラムおよびアミノプロピルシリル化シリカゲルミニカラムで精製後，GC-FTD または GC-NPD で測定する．3-OH カルボフランについてはその配糖体も対象であるため，試料に塩酸を加え，加熱還流後，酢酸エチル/ヘキサンに転溶する．含水シリカゲルカラムクロマトグラフィーで精製したのち，GC-FTD または GC-NPD で測定する．

[*52] これら農薬は LC/MS/MS でも測定が可能である．カルボフランおよびフラチオカルブについては前述 4.2.3 項 "LC/MS による農薬等の一斉試験法 I（農産物）" の対象農薬となっている．

第4章 農　薬

```
┌─────────────┐
│  試料採取    │
└─────────────┘
      │   穀類，豆類，種実類，茶およびホップ：試料 5.00 g.
      │   野菜，果実およびハーブ：検体 1 kg にリン酸緩衝液 1000 mL を加
      │   え均一化後，試料 10.0 g 相当量採取．
┌─────────────┐
│  加熱還流    │
└─────────────┘
      │   穀類，豆類，種実類，茶およびホップ：0.25 mol L$^{-1}$ 塩酸 150 mL
      │   加え 1 h 加熱．
      │   野菜，果実およびハーブ：0.32 mol L$^{-1}$ 塩酸 150 mL 加え 1 h 加熱
      │   冷却後，吸引沪過．
┌─────────────┐
│  転　溶      │
└─────────────┘
      │   塩化ナトリウム 60 g．
      │   酢酸エチル・ヘキサン (1:1) 100 mL + 50 mL を加え，5 min 振とう．
      │   有機溶媒層脱水，濃縮・乾固．
      │   酢酸エチル・ヘキサン (2:3) 10 mL に溶解．
┌──────────────────┐
│  含水シリカゲルカラム │
└──────────────────┘
      │   含水シリカゲル 10 g を酢酸エチル・ヘキサン (2:3) で充填．
      │   抽出液を負荷．
      │   酢酸エチル・ヘキサン (2:3) 120 mL で洗浄．
      │   酢酸エチル・ヘキサン (2:3) 200 mL で溶出．
      │   溶出液を濃縮・乾固．
┌─────────────┐
│  定　容      │
└─────────────┘
      │   アセトンに溶解し，2 mL に定容．
      │   (穀類，豆類および種実類の場合 1 mL，茶およびホップの場合 4
      │   mL に定容)
┌───────────────────┐
│ GC-FTD, GC-NPD    │
└───────────────────┘
```

3-OH カルボフラン分析法フローチャート

a. 器　具

ホモジナイザー，振とう機，加熱還流装置，減圧濃縮器，GC 装置（GC-FTD，GC-NPD または GC/MS）．

b. 試　薬

アセトン，n-ヘキサン，酢酸エチルおよび無水硫酸ナトリウム（残留農薬試験用），リン酸緩衝液（pH 8），0.1 mol L^{-1} 硝酸銀溶液．

c. 試験溶液の調製

（ⅰ）カルボスルファン，カルボフラン，フラチオカルブおよびベンフラカルブ試験溶液

① 穀類，豆類，種実類の場合，摩砕均質化した試料 10.0 g に 0.1 mol L^{-1} 硝酸銀溶液 2 mL およびリン酸緩衝液（pH 8）20 mL を加え，2 h 放置する．これにアセトン 100 mL を加え，ホモジナイズしたのち，吸引沪過する．沪紙上の残留物にアセ

トン 50 mL を加えてホモジナイズし上記と同様に沪過する．沪液を合わせアセトンを加えて正確に 200 mL とする．

② 抹茶，ホップの場合は摩砕均質化した試料 5.00 g にリン酸緩衝液（pH 8）20 mL を加え，2 h 放置する．野菜，果実およびハーブの場合は検体約 1 kg を精密に量り，リン酸緩衝液（pH 8）1000 mL を加え細切均一化する．検体 20.0 g に相当する量を量りとる．

採取した試料に 0.1 mol L^{-1} 硝酸銀溶液 2 mL およびアセトン 100 mL を加え，ホモジナイズしたのち，吸引沪過する．沪紙上の残留物をとり，アセトン 50 mL を加え，ホモジナイズしたのち，上記と同様に吸引沪過する．沪液を合わせアセトンを加えて正確に 200 mL とする．

③ 抽出液 100 mL をとり，40℃以下で約 20 mL まで減圧濃縮する．これに 10% 塩化ナトリウム溶液 100 mL を加え，酢酸エチル・ヘキサン（1:1）混液 100 mL および 50 mL で 2 回振とう抽出する．抽出液に無水硫酸ナトリウムを加えて脱水し，無水硫酸ナトリウムを沪別したのち，沪液を 40℃以下で濃縮し，溶媒を除去する．

④ 穀類，豆類，種実類の場合，この残留物に n-ヘキサン 50 mL を加え，n-ヘキサン飽和アセトニトリル 50 mL ずつで 2 回振とう抽出する．アセトニトリル層を合わせ，40℃以下でアセトニトリルを除去する．この残留物に酢酸エチル・n-ヘキサン（1:1）混液 5 mL を加えて溶かす．

⑤ 野菜，果実，ハーブ，抹茶およびホップの場合，③項の残留物に酢酸エチル・n-ヘキサン（1:1）混液 5 mL を加えて溶かす．

⑥ グラファイトカーボンミニカラム（500 mg）に酢酸エチル・n-ヘキサン（1:1）混液 10 mL を注入し，流出液は捨てる．このカラムに ④項あるいは ⑤項で得られた溶液を注入し，さらに酢酸エチル・n-ヘキサン（1:1）混液 15 mL を注入し，全溶出液を 40℃以下で濃縮し，溶媒を除去する．この残留物に酢酸エチル・n-ヘキサン（3:7）混液 5 mL を加えて溶かす．

⑦ アミノプロピルシリル化シリカゲルミニカラム（360 mg）に酢酸エチル・n-ヘキサン（3:7）混液 10 mL を注入し，流出液は捨てる．このカラムに ⑥項で得られた溶液を注入し，さらに酢酸エチル・n-ヘキサン（3:7）混液 10 mL を注入し，全溶出液を 40℃以下で濃縮し，溶媒を除去する．溶出液を 40℃以下で減圧濃縮し，アセトンおよび n-ヘキサンを除去する．この残留物をアセトンに溶かして，正確に 2 mL（穀類，豆類および種実類の場合は 1 mL）としたものを試験溶液とする．

（ⅱ） 3-OHカルボフラン試験溶液

① 穀類，豆類，種実類，茶およびホップの場合は，試料5.00gを量りとり，0.25 mol L^{-1}塩酸150 mLを加え，冷却管を取りつけ，1 h加熱還流する．

② 野菜，果実およびハーブの場合は，検体約1 kgを精密に量り，リン酸緩衝液（pH 8）1000 mLを加え細切均一化する．検体10.0 gに相当する試料に0.32 mol L^{-1}塩酸150 mLを加え，冷却管を取りつけ，1 h加熱還流する．

③ 放冷後，冷却管を少量の水で洗い，洗液を加熱分解液に合わせ，吸引沪過する．沪紙上の残留物を0.25 mol L^{-1}塩酸50 mLで洗い，沪液を合わせ，これに塩化ナトリウム60 gを加え，酢酸エチル・n-ヘキサン（1：1）混液100 mLおよび50 mLで2回振とう抽出する．抽出液に無水硫酸ナトリウムを加えて脱水し，無水硫酸ナトリウムを沪別したのち，沪液を40℃以下で濃縮し，溶媒を除去する．この残留物に酢酸エチル・n-ヘキサン（2：3）混液10 mLを加えて溶かす．

④ 内径15 mm，長さ300 mmのクロマト管に5％含水シリカゲル[*53] 10 gを酢酸エチル・n-ヘキサン（2：3）混液で充填し，無水硫酸ナトリウム約5 gを積層する．このカラムに③項で得られた抽出液を注入し，流出液は捨てる．さらに酢酸エチル・n-ヘキサン（2：3）混液120 mLを注入し，流出液は捨てる．ついで同混液200 mLを注入し，溶出液を40℃以下で濃縮し，溶媒を除去する．この残留物をアセトンに溶かして，正確に2 mL（穀類，豆類および種実類の場合は1 mL，茶およびホップの場合は4 mL）としたものを試験溶液とする．

d. 検量線

カルボスルファン，カルボフラン，フラチオカルブおよびベンフラカルブ標準品については，それぞれのアセトン溶液を調製し，それらを同一割合で混合したのち，0.05～1 mg L^{-1}アセトン溶液を数点調製する．3-OHカルボフラン標準品については0.05～1 mg L^{-1}アセトン溶液を数点調製する．それぞれ2 μLをGC-FTDまたはGC-NPDに注入し，ピーク高法またはピーク面積法で検量線を作成する．

e. 定量

試験溶液2 μLをGC-FTDまたはGC-NPDに注入し，検量線より各農薬等の含量を求める．カルボスルファン，フラチオカルブおよびベンフラカルブが検出された場合はそれぞれ次式(4.2)～(4.4)によりカルボフランおよび3-OHカルボフランを含

[*53] 含水シリカゲルカラムクロマトグラフィーを行う場合はあらかじめ標準品を用いて溶出位置を確認したのち，使用する．

むカルボスルファン,フラチオカルブおよびベンフラカルブ含量を求める.

カルボフラン(代謝物を含む)の含量＝カルボフランの含量＋
3-OH カルボフランの含量×0.93   (4.1)

カルボスルファン(代謝物を含む)の含量＝カルボスルファンの含量＋
カルボフランの含量×1.72＋3-OH カルボフランの含量×1.60 (4.2)

フラチオカルブ(代謝物を含む)の含量＝フラチオカルブの含量＋
カルボフランの含量×1.73＋3-OH カルボフランの含量×1.61 (4.3)

ベンフラカルブ(代謝物を含む)の含量＝ベンフラカルブの含量＋
カルボフランの含量×1.85＋3-OH カルボフランの含量×1.73 (4.4)

f. 確認試験

GC/MS により確認する.

g. 測定条件

（i） GC 装置

（1） カルボスルファン,カルボフラン,フラチオカルブおよびベンフラカルブ:

 検出器:FTD または NPD.

 カラム:50% フェニル-メチルシリコン (0.53 mm i.d.×15 m,膜厚 1 μm).

 カラム温度:180℃ (5 min)−15℃ min^{-1}−250℃ (5 min).

 注入口温度:260℃.

 検出器温度:280℃.

 キャリヤーガス:ヘリウム.

 保持時間の目安:カルボフラン 4.5 min,カルボスルファン 10 min,フラチオカルブ 11.5 min,ベンフラカルブ 12.5 min.

（2） 3-OH カルボフラン:

 検出器:FTD または NPD.

 カラム:50% フェニル-メチルシリコン (0.53 mm i.d.×15 m,膜厚 1 μm).

 カラム温度:200℃.

 注入口温度:260℃.

 検出器温度:280℃.

 キャリヤーガス:ヘリウム.

 保持時間の目安:4.5 min.

（ii） GC/MS

（1） カルボスルファン,カルボフラン,フラチオカルブおよびベンフラカルブ:

 カラム:5% フェニル-メチルシリコン (0.25 mm i.d.×30 m,膜厚 0.25 μm).

カラム温度：100℃（1 min）−10℃ min^{-1}−280℃（15 min）．

注入口温度：250℃．

キャリヤーガス：ヘリウム．

イオン化モード（電圧）：EI（70 eV）．

おもなイオン（m/z）：カルボフラン 221，164，149；カルボスルファン 323，160，118；フラチオカルブ 382，194，163；ベンフラカルブ 353，190，163．

注入量：1 μL．

保持時間の目安：カルボフラン 11 min，カルボスルファン 18 min，フラチオカルブ 18.5 min，ベンフラカルブ 19.5 min．

(2) 3 OH-カルボフラン

カラム：5% フェニル-メチルシリコン（0.25 mm i.d.×30 m，膜厚 0.25 μm）．

カラム温度：100℃（1 min）−10℃ min^{-1}−280℃（15 min）．

注入口温度：250℃．

キャリヤーガス：ヘリウム．

イオン化モード（電圧）：EI（70 eV）．

おもなイオン（m/z）：180，147，137．

注入量：1 μL．

保持時間の目安：8 min．

h. 定量限界

カルボスルファン，カルボフラン，フラチオカルブ，ベンフラカルブ，3-OH カルボフラン　各 0.01 mg kg^{-1}（茶およびホップの場合は，0.04 mg kg^{-1}）．

4.3.10　スルホニル尿素系農薬

イオドスルフロンメチル，エタメツルフロンメチル，エトキシスルフロン，シノスルフロン，スルホスルフロン，トリアスルフロン，ニコスルフロン，ピラゾスルフロンエチル，プリミスルフロンメチル，プロスルフロンおよびリムスルフロン試験法として通知されている．スルホニル尿素系除草剤は R−SO$_2$NHCONH−R という基本構造を有する除草剤である．農薬等を試料からアセトンで抽出し，塩酸酸性で酢酸エチルに転溶したのち，ヘキサンを加え，リン酸水素二カリウム溶液に抽出する．塩酸酸性にしてふたたび酢酸エチルに転溶したのち，酸性アルミナカラムクロマトグラフィー，ジビニルベンゼン-N-ビニルピロリドン共重合体カラムクロマトグラフィーで精製後，液体クロマトグラフ質量分析計（LC/MS）で測定する方法である．

4.3 同時分析法

```
┌─────────────┐
│  試料採取   │
└─────────────┘
      │  穀類,豆類,種実類:試料 10.0 g に水 20 mL を加え,2 h 放置.
      │  野菜,果実およびハーブ:試料 20.0 g.
┌─────────────┐
│   抽  出    │
└─────────────┘
      │  アセトン 100 mL + 50 mL を加え振とう.
      │  吸引沪過,30 mL に濃縮.
┌─────────────┐
│   転  溶    │
└─────────────┘
      │  10% 塩化ナトリウム溶液 100 mL,1 mol L$^{-1}$ 塩酸 10 mL.
      │  酢酸エチル 50 mL + 50 mL を加え,5 min 振とう.
      │  酢酸エチル層を合わせる.
┌─────────────┐
│   転  溶    │
└─────────────┘
      │  酢酸エチル層.
      │  ヘキサン 100 mL.
      │  2% リン酸水素二カリウム溶液 50 mL + 50 mL を加え振とう.
      │  水層を合わせる.
┌─────────────┐
│   転  溶    │
└─────────────┘
      │  水  層
      │  塩化ナトリウム 10 g,6 mol L$^{-1}$ 塩酸 3 mL.
      │  酢酸エチル 50 mL + 50 mL を加え,5 min 振とう.
      │  酢酸エチル層脱水,濃縮,乾固.
      │  アセトン 10 mL に溶解(野菜,果実,ハーブ:20 mL).
┌───────────────────┐
│  酸性アルミナカラム  │
└───────────────────┘
      │  酸性アルミナミニカラム(1710 mg).
      │  アセトニトリル 10 mL,アセトン 10 mL で洗浄.
      │  抽出液 2 mL 負荷.
      │  アセトン 8 mL,アセトニトリル 20 mL で洗浄.
      │  アセトニトリル・水(9:1)10 mL で溶出.
      │  溶出液濃縮,乾固.
      │  残留物に水 10 mL を加え,溶解.
┌──────────────────────────────────────┐
│ ジビニルベンゼン-N-ビニルピロリドン共重合体カラム │
└──────────────────────────────────────┘
      │  ジビニルベンゼン-N-ビニルピロリドン共重合体ミニカラム
      │  (500 mg).
      │  メタノール 10 mL,水 10 mL で洗浄.
      │  抽出液負荷.
      │  水・メタノール(4:1)10 mL 洗浄.
      │  メタノール 15 mL で溶出.
      │  溶出液濃縮,乾固.
┌─────────────┐
│   定  容    │
└─────────────┘
      │  アセトニトリル・水(1:1)に溶解し,1 mL に定容.
┌─────────────┐
│   LC/MS     │
└─────────────┘
```

スルホニル尿素系農薬同時分析法フローチャート

a. 器　具

振とう機，減圧濃縮器，LC/MS．

b. 試　薬

アセトン，n-ヘキサン，酢酸エチル，アセトニトリルおよび無水硫酸ナトリウム（残留農薬試験用），塩化ナトリウム，塩酸，リン酸水素二カリウム，ギ酸（特級）．

c. 試験溶液の調製

① 穀類，豆類，種実類の場合，摩砕均質化した試料10.0 gに水20 mLを加え，2 h放置する．野菜，果実およびハーブの場合は摩砕均質化した試料20.0 gを量りとる．

② 採取した試料にアセトン100 mLを加え，60 min（野菜，果実およびハーブの場合は30 min）振とう後，ケイソウ土を1 cmの厚さに敷いた沪紙を用いて吸引沪過する．

③ 沪紙上の残留物にアセトン50 mLを加え，洗い込み，上記と同様に吸引沪過する．

④ 得られた沪液を合わせ，40℃以下で約30 mLまで減圧濃縮する．

⑤ 抽出液に10％塩化ナトリウム溶液100 mLおよび1 mol L^{-1}塩酸10 mLを加え，酢酸エチル50 mLで2回振とう抽出する．

⑥ 抽出液を合わせ，n-ヘキサン100 mLを加え，2％リン酸水素二カリウム溶液50 mLずつで2回振とう抽出する[*54]．この抽出液に塩化ナトリウム10 gおよび6 mol L^{-1}塩酸3 mLを加え，酢酸エチル50 mLずつで2回振とう抽出する．抽出液を合わせ，適量の無水硫酸ナトリウムを加え，ときどきふりまぜながら15 min放置する．抽出液を沪過し，40℃以下で酢酸エチルを除去する．この残留物にアセトンを加えて溶かし正確に10 mL（野菜，果実およびハーブの場合は20 mL）とする．

⑦ 酸性アルミナミニカラム（1710 mg）[*55]にアセトニトリル10 mLおよびアセトン10 mLを順次注入し，各流出液は捨てる．このカラムに⑥項で得られた溶液の2 mLを注入したのち，流出液は捨てる．さらにアセトン8 mLおよびアセトニトリル20 mLを順次注入し，各流出液は捨てる．ついで，アセトニトリル・水（9 : 1）混液10 mLを注入する．溶出液を40℃以下で溶媒を除去する．この残留物に水10

[*54] プリミスルフロンメチルはリン酸水素二カリウム溶液の抽出率がやや低い．回収率が低い場合は追加の振とう抽出を行う．

[*55] 酸性アルミナは吸湿により活性が落ちるので封を切ったらただちに使用する．Waters社製Sep-Pak Plus Alumina Aなどが使用できる．

mL を加えて溶かす．

⑧ ジビニルベンゼン-*N*-ビニルピロリドン共重合体ミニカラム（500 mg）にメタノール 10 mL および水 10 mL を順次注入し，各流出液は捨てる．このカラムに⑦項で得られた溶液を注入したのち，流出液は捨てる．さらに水・メタノール（4：1）混液 10 mL を注入し，流出液は捨てる．ついでメタノール 15 mL を注入し，溶出液を 40℃ 以下で減圧濃縮し，溶媒を除去する．この残留物をアセトニトリル・水（1：1）混液に溶解し，正確に 1 mL としたものを試験溶液とする．

d. 検量線

各農薬標準品について，適切な濃度範囲のアセトニトリル・水（1：1）混液を調製する．それぞれ 4 μL を LC/MS に注入し，ピーク高法またはピーク面積法で検量線を作成する．

e. 定量

試験溶液を LC/MS に注入し，検量線より各農薬等の含量を求める．

イオドスルフロンメチルは係数 0.96 を乗じてナトリウム塩からイオドスルフロンメチルへの換算を行う．

f. 測定条件

（i） エタメツルフロンメチル，エトキシスルフロン，シノスルフロン，スルホスルフロン，トリアスルフロン，ニコスルフロン，ピラゾスルフロンエチル，プリミスルフロンメチルおよびリムスルフロンの場合

  カラム：オクタデシルシリル化シリカゲル（2〜3 mm i.d.×150 mm，粒径 5 μm）

  カラム温度：40℃．

  移動相：1％ ギ酸からアセトニトリル・1％ ギ酸（19：1）混液までの濃度勾配を 20 min で行う．

  イオン化モード：ESI（＋）

  おもなイオン（*m/z*）：エタメツルフロンメチルおよびニコスルフロン 411；エトキシスルフロン 399；シノスルフロン 414；スルホスルフロン 471；トリアスルフロン 402；ピラゾスルフロンエチル 415；プリミスルフロンメチル 469；リムスルフロン 432．

（ii） イオドスルフロンメチルおよびプロスルフロンの場合

  カラム：オクタデシルシリル化シリカゲル（2〜3 mm i.d.×150 mm，粒径 5 μm）

  カラム温度：40℃．

  移動相：1％ ギ酸からアセトニトリル・1％ ギ酸（19：1）混液までの濃度勾配を 20 min で行う．

イオン化モード：ESI（−）．

おもなイオン（m/z）：イオドスルフロンメチル 506；プロスルフロン 418．

g. 定量限界

0.01 mg kg^{-1}．

4.3.11 フェノキシ酸系農薬

2,4-D，2,4-DB およびクロプロップ試験法として通知されている．これら農薬の分析対象化合物を表 4.8 に示す．それらの農薬はフェノキシ基をもつ有機酸あるいはその塩，エステル体である．分子内に塩素を有し，電子捕獲型検出器（ECD）に感度がある農薬である．農薬等を試料から塩酸酸性下アセトンで抽出し，酢酸エチルに転溶したのち，果実，野菜等についてはそのまま，穀類，豆類および種実類については n-ヘキサン/アセトニトリル分配で脂質を除去する．加水分解後，ブチルエステル化を行い，合成ケイ酸マグネシウムカラムクロマトグラフィーで精製後，GC-ECD または GC/MS で測定する方法である[56],[57]．

a. 器　具

ホモジナイザー，振とう機，減圧濃縮器，ガスクロマトグラフ（GC-ECD），ガス

表 4.8　2,4-D, 2,4-DB, クロプロップの分析対象化合物

農薬等の成分である物質	分析対象化合物
2,4-D	2,4-D，2,4-D ナトリウム塩，2,4-D ジメチルアミン塩，2,4-D エチル，2,4-D イソプロピル，2,4-D ブトキシエチル，2,4-D アルカノールアミン塩
2,4-DB	2,4-DB，2,4-DB ナトリウム塩，2,4-DB ブチル，2,4-DB ジメチルアンモニウム塩，2,4-DB イソオクチル
クロプロップ	クロプロップ

---

[56] 検体の種類によっては夾雑物質の影響を受ける場合があるが，ほかのフェノキシ酸系農薬（2,4,5-T，MCPA など）も基本的には本試験法で分析可能である．

[57] 塩素の数が少ないクロプロップ等は GC-ECD の感度はよくない．GC/MS を用いて測定を行う．

4.3 同時分析法

```
┌──────────┐
│ 試料採取 │
└────┬─────┘
     │   穀類,豆類,種実類:試料 10.0 g に水 20 mL を加え,2 h 放置.
     │   ホップ:試料 5.00 g に水 20 mL を加え,2 h 放置.
     │   野菜,果実およびハーブ:試料 20.0 g.
┌────┴─────┐
│  抽  出  │
└────┬─────┘
     │   アセトン 100 mL および 4 mol L⁻¹ 塩酸 5 mL + アセトン 50 mL を加え,
     │   ホモジナイズ.
     │   吸引沪過,30 mL に濃縮.
┌────┴─────┐
│  転  溶  │
└────┬─────┘
     │   10% 塩化ナトリウム溶液 100 mL.
     │   酢酸エチル 100 mL + 50 mL を加え,5 min 振とう.
     │   酢酸エチル層脱水,濃縮・乾固.
┌────┴──────────────────┐
│ ヘキサン/アセトニトリル分配 │ (穀類,豆類,種実類のみ)
└────┬──────────────────┘
     │   ヘキサン 30 mL に溶解.
     │   ヘキサン飽和アセトニトリル 30 mL × 3 回.
     │   振とう 5 min.
     │   アセトニトリル層を濃縮・乾固.
┌────┴─────┐
│ 加水分解 │
└────┬─────┘
     │   メタノール 20 mL + 1.5 mol L⁻¹ 水酸化ナトリウム 10 mL.
     │   80℃,30 min 加熱.
     │   10% 塩化ナトリウム溶液 100 mL を加え,エーテル 50 mL で洗浄.
     │   4 mol L⁻¹ 塩酸を加え pH 1.0 以下に調整,酢酸エチル 50 mL × 2 回振
     │   とう抽出.
     │   酢酸エチル層脱水,濃縮・乾固.
┌────┴──────────┐
│ ブチルエステル化 │
└────┬──────────┘
     │   ブチルエステル化剤 1 mL.
     │   90℃,30 min 加熱.
     │   10% 塩化ナトリウム溶液 50 mL.
     │   ヘキサン 50 mL × 2 回振とう抽出.
     │   ヘキサン層脱水,濃縮.
┌────┴─────────────────────┐
│ 合成ケイ酸マグネシウムカラム │
└────┬─────────────────────┘
     │   フロリジル 5 g をヘキサンで充塡.
     │   抽出液 2 mL を負荷.
     │   エーテル・ヘキサン (3:17) 150 mL で溶出.
     │   溶出液を濃縮・乾固.
┌────┴─────┐
│  定  容  │
└────┬─────┘
     │   ヘキサンに溶解し,2 mL に定容.
┌────┴──────────────┐
│ GC-ECD, GC/MS    │
└───────────────────┘
```

フェノキシ酸系同時分析法フローチャート

クロマトグラフ質量分析計（GC/MS）．

b. 試 薬

アセトン，n-ヘキサン，酢酸エチル，ジエチルエーテル（エーテル），メタノール，アセトニトリルおよび無水硫酸ナトリウム（以上，残留農薬試験用），塩酸，塩化ナトリウム，水酸化ナトリウム（以上，特級），ブチルエステル化剤（三フッ化ホウ素エーテル錯体 10 g を n-ブタノール 25 mL に溶かす）．

c. 試験溶液の調製

① 穀類，豆類，種実類の場合，摩砕均質化した試料 10.0 g に水 20 mL を加え，2 h 放置する．抹茶，ホップの場合は摩砕均質化した試料 5.00 g に水 20 mL を加え，2 h 放置する．野菜，果実およびハーブの場合は摩砕均質化した試料 20.0 g を量りとる．

② 採取した試料にアセトン 100 mL および 4 mol L^{-1} 塩酸 5 mL を加え，ホモジナイズしたのち，ケイソウ土を 1 cm の厚さに敷いた沪紙を用いて吸引沪過する．

③ 沪紙上の残留物をとり，アセトン 50 mL を加え，ホモジナイズしたのち，上記と同様に吸引沪過する．

④ 得られた沪液を合わせ，40℃ 以下で約 30 mL まで減圧濃縮する．

⑤ 抽出液をあらかじめ 10% 塩化ナトリウム溶液 100 mL を入れた 300 mL の分液漏斗に酢酸エチル 100 mL で洗い込みながら移す．振とう機を用いて 5 min 激しくふりまぜ，静置後，酢酸エチル層を分取する．水層に酢酸エチル 50 mL を加え，振とう，分取を繰り返す．

⑥ 酢酸エチル層を 300 mL の三角フラスコに合わせ，適量の無水硫酸ナトリウムを加え，ときどきふりまぜながら 15 min 放置する．抽出液を沪過し，酢酸エチル 20 mL を用いて容器および沪紙上の残留物を洗う操作を 2 回繰り返す．両洗液を抽出液に合わせ，40℃ 以下で約 1 mL に濃縮し，さらに室温で窒素気流下で乾固する．

⑦ 穀類，豆類，種実類の場合，⑥ 項の残留物に n-ヘキサン 30 mL を加え，100 mL の分液漏斗に移す．これに n-ヘキサン飽和アセトニトリル 30 mL を加え，振とう機を用いて 5 min 激しくふりまぜ，静置後，アセトニトリル層を分取する．n-ヘキサン層に n-ヘキサン飽和アセトニトリル 30 mL を加え，振とう，分取を 2 回繰り返す．アセトニトリル層を合わせ，これにアセトニトリル飽和 n-ヘキサン 50 mL を加え，軽くふりまぜたのち，静置する．アセトニトリル層を 40℃ 以下で約 1 mL に濃縮し，さらに室温で窒素気流下で乾固する．

⑧ ⑥ 項および ⑦ 項で得られた残留物にメタノール 20 mL を加えて溶かし，100

mL のナス形フラスコに移し，1.5 mol L^{-1} 水酸化ナトリウム溶液 10 mL を加える．これに還流冷却器を取りつけて 80℃ の水浴中で 30 min 加熱したのち，放冷する．これを 40℃ 以下で大部分のメタノールを除去する．この残留物をガラス沪過器（細孔記号 G 3）を用いて吸引沪過し，沪液を 300 mL の分液漏斗に移す．ガラス沪過器上の残留物を少量のアセトンおよび水を用いて洗い，洗液を上記の分液漏斗に合わせる．これにエーテル 50 mL および 10% 塩化ナトリウム溶液 100 mL を加え，振とう器を用いて 5 min 激しくふりまぜたのち，静置し，水層を別の 300 mL の分液漏斗に移す．これに 4 mol L^{-1} 塩酸を加えて pH 1 以下に調整し，酢酸エチル 50 mL を加え，振とう機を用いて 5 min 激しくふりまぜたのち，静置し，酢酸エチル層を上記の三角フラスコに合わせる．これに適量の無水硫酸ナトリウムを加え，ときどきふりまぜながら 15 min 放置後，すり合わせ減圧濃縮器中に沪過する．ついで酢酸エチル 20 mL を用いて三角フラスコを洗い，その洗液で沪紙上の残留物を洗う．洗液をその減圧濃縮器に合わせ，40℃ 以下で約 1 mL に濃縮する．

⑨ ⑧項で得られた溶液を 20 mL のナス形フラスコに移し，さらに室温で窒素気流下で乾固したのち，ブチルエステル化剤 1 mL を加える*^{58}．上記のナス形フラスコに還流冷却器をつけて，90℃ の水浴中で 30 min 加熱したのち，放冷する．これをあらかじめ 10% 塩化ナトリウム溶液 50 mL および n-ヘキサン 50 mL を入れた 200 mL の分液漏斗に移し，振とう機を用いて 5 min 激しくふりまぜたのち，静置し，n-ヘキサン層を 200 mL の三角フラスコに移す．水層に n-ヘキサン 50 mL を加え，上記と同様に操作して，n-ヘキサン層を上記の三角フラスコに合わせる．これに適量の無水硫酸ナトリムを加え，ときどきふりまぜながら 15 min 放置後，すり合わせ減圧濃縮器中に沪過する．ついで n-ヘキサン 10 mL を用いて三角フラスコを洗い，その洗液で沪紙上の残留物を洗う．洗液をその減圧濃縮器に合わせ，40℃ 以下で約 2 mL に濃縮する．

⑩ 内径 15 mm，長さ 300 mm のクロマト管に活性化した合成ケイ酸マグネシウム*^{59} 5 g を n-ヘキサンで充塡し，無水硫酸ナトリウム 5 g を積層する．このカラムに ⑨項で得られた抽出液を注入後，エーテル・n-ヘキサン（3：17）混液 150 mL を

---

*58 ブチルエステル化は水が残っていると反応しない．完全に水を除去しておく．
*59 合成ケイ酸マグネシウム（フロリジル）は吸湿により活性が落ちるので使用前に活性化を行う．130℃ で一晩加熱し，デシケーター中で放冷して使用する[6]．残留農薬試験用のフロリジルが市販されており，夾雑物質の影響が少ない．ロットごとに標準品を用いて溶出位置を確認したのち，使用する．

注入し，溶出する．

⑪ 溶出液を40℃以下で約1 mLまで減圧濃縮し，さらに窒素気流下で乾固する．この残留物を n-ヘキサンに溶かして，正確に2 mLとしたものを試験溶液とする．

d. 検量線

各農薬標準品を⑨項のブチルエステル化と同様に操作して得られたものについてそれぞれの n-ヘキサン溶液を調製し，それらを混合後，適切な濃度範囲の各農薬等を含む n-ヘキサン溶液を数点調製する．それぞれ GC-ECD または GC/MS に注入し，ピーク高法またはピーク面積法で検量線を作成する．

e. 定 量

試験溶液を GC-ECD または GC/MS に注入し，検量線より各農薬等の含量を求める．

f. 測定条件

カラム：5％フェニル-メチルシリコン（0.25 mm i.d.×30 m, 膜厚 0.25 μm）．

カラム温度：50℃（1 min）−25℃ min^{-1}−125℃（0 min）−10℃ min^{-1}−300℃（5 min）

注入口温度：260℃．

検出器温度：300℃．

キャリヤーガス：ヘリウム．

g. 定量限界

（i） 2,4-D　　0.005 mg kg^{-1}（穀類にあっては 0.01 mg kg^{-1}）．

（ii） 2,4-DB, クロプロップ　　0.01 mg kg^{-1}（GC/MS 使用時）．

4.4 個別分析法

4.4.1 はじめに

ほかの農薬等と同時分析できないものは個別分析法を用いることになる．検出してはならないとされる告示試験法，誘導化が必要な農薬の分析，分解しやすい，あるいは揮発しやすいなどの性質をもっている農薬の分析は個別試験法となる．個別試験法では目的物質に合わせた精製方法，測定方法を採用することができるのでマトリックスの影響を極力排除した分析が可能である．

本節では告示試験法のアミトロール試験法，カプタホール試験法，アゾシクロチンおよびシヘキサチン試験法ならびにダミノジッド試験法について，また，誘導化が必

要なグリホサート試験法について紹介する.

4.4.2 アミトロール

アミトロール試験法として告示されている.アミトロールを試料からエタノールで抽出し,過酸化水素水を加えて加熱還流を行ったのち,強酸性陽イオン交換樹脂カラムクロマトグラフィーおよび弱酸性陽イオン交換樹脂カラムクロマトグラフィーで精製後,フルオレスカミンで蛍光誘導化し[*60],HPLC 装置(蛍光検出器)で測定する方法である.

a. 器具

ホモジナイザー,加熱還流装置,減圧濃縮器,蛍光検出器つき HPLC 装置.

b. 試薬

(1) エタノール,アセトン(残留農薬試験用),アセトニトリル(液体クロマトグラフ用),アンモニア水,過酸化水素水,1-プロパノール(特級),ホウ酸ナトリウム,フルオレスカミン.

(2) 酢酸緩衝液: $0.05\ mol\ L^{-1}$ 酢酸 800 mL に $0.05\ mol\ L^{-1}$ 酢酸ナトリウム溶液を加えて 1000 mL とする.

(3) リン酸緩衝液: $0.05\ mol\ L^{-1}$ リン酸一ナトリウム溶液に 10% リン酸を加えて pH 3.0 に調整する.

(4) 弱酸性陽イオン交換樹脂: カラムクロマトグラフィー用に製造した弱酸性陽イオン交換樹脂を $1\ mol\ L^{-1}$ 塩酸を用いて洗い,ついで 2.8% アンモニア水を用いて洗う.さらに $1\ mol\ L^{-1}$ 塩酸を用いて洗い,ついで水を用いて洗液が中性になるまで洗う.

c. 試験溶液の調製

① 摩砕均質化した試料 30.0 g にエタノール 80 mL を加え,3 min ホモジナイズ

[*60] 蛍光誘導化反応は下記のとおり.

アミトロール　フルオレスカミン

蛍光誘導化の至適 pH は 4.1〜4.4 である.

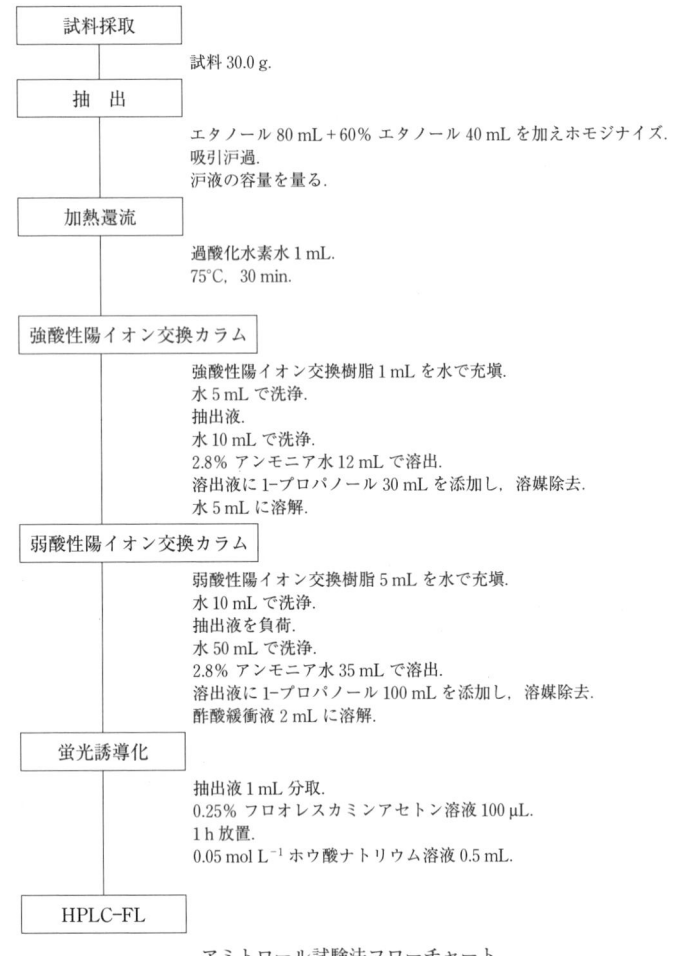

```
┌──────────┐
│  試料採取  │
└────┬─────┘
     │     試料 30.0 g.
┌────┴─────┐
│   抽 出   │
└────┬─────┘
     │     エタノール 80 mL＋60％ エタノール 40 mL を加えホモジナイズ．
     │     吸引沪過．
     │     沪液の容量を量る．
┌────┴─────┐
│  加熱還流  │
└────┬─────┘
     │     過酸化水素水 1 mL．
     │     75℃，30 min．
┌────┴──────────────┐
│ 強酸性陽イオン交換カラム │
└────┬──────────────┘
     │     強酸性陽イオン交換樹脂 1 mL を水で充塡．
     │     水 5 mL で洗浄．
     │     抽出液．
     │     水 10 mL で洗浄．
     │     2.8％ アンモニア水 12 mL で溶出．
     │     溶出液に 1-プロパノール 30 mL を添加し，溶媒除去．
     │     水 5 mL に溶解．
┌────┴──────────────┐
│ 弱酸性陽イオン交換カラム │
└────┬──────────────┘
     │     弱酸性陽イオン交換樹脂 5 mL を水で充塡．
     │     水 10 mL で洗浄．
     │     抽出液を負荷．
     │     水 50 mL で洗浄．
     │     2.8％ アンモニア水 35 mL で溶出．
     │     溶出液に 1-プロパノール 100 mL を添加し，溶媒除去．
     │     酢酸緩衝液 2 mL に溶解．
┌────┴─────┐
│  蛍光誘導化 │
└────┬─────┘
     │     抽出液 1 mL 分取．
     │     0.25％ フロオレスカミンアセトン溶液 100 μL．
     │     1 h 放置．
     │     0.05 mol L$^{-1}$ ホウ酸ナトリウム溶液 0.5 mL．
┌────┴─────┐
│  HPLC-FL  │
└──────────┘
```

アミトロール試験法フローチャート

したのち，吸引沪過し，沪液を 200 mL メスシリンダーに移す．

② 沪紙上の残留物をとり，60％ エタノール 40 mL を加え，3 min ホモジナイズしたのち，上記と同様に操作して沪液をメスシリンダーに合わせ，沪液の量を量る．

③ 上記の沪液 10 mL を 200 mL の丸底フラスコに移し，過酸化水素水 1 mL を加える[*61]．これに還流冷却器を取りつけて 75℃ の水浴中で 30 min 加熱したのち，放

[*61] 過酸化水素水を加え，加熱還流を行い抱合体を分解する．

冷する.

④ 内径10 mm, 長さ300 mm のクロマト管に, 強酸性陽イオン交換樹脂[*62]（粒径0.063～0.156 μm）1 mL を水に懸濁したものを入れ, カラムの上端に少量の水が残る程度まで水を流出させる. このカラムに水5 mL を注入し, 流出液は捨てる. ついで③項で得られた溶液を注入したのち, 水10 mL で上記の丸底フラスコを洗い, 洗液をカラムに注入し, 流出液は捨てる. 続いて2.8% アンモニウム水12 mL を注入し, 溶出液をとり, 1-プロパノール30 mL を加え, 45℃ 以下で水および1-プロパノールを除去する. この残留物に水5 mL を加えて溶かす.

⑤ 内径10 mm, 長さ300 mm のクロマト管に, 弱酸性陽イオン交換樹脂[*63]（粒径0.33～0.50 μm）5 mL を水に懸濁したものを入れ, カラムの上端に少量の水が残る程度まで水を流出させる. このカラムに水10 mL を注入し, 流出液は捨てる. ついで④項で得られた溶液を注入し, 流出液は捨てる. 続いて水50 mL を注入し, 流出液は捨てる. さらに2.8% アンモニウム水35 mL を注入し, 溶出液をとり, 1-プロパノール100 mL を加え, 45℃ 以下で水および1-プロパノールを除去する.

⑥ この残留物に酢酸緩衝液2 mL を加えて溶かす. この溶液1 mL に 0.25% フルオレスカミンアセトン溶液100 μL を加え, よくふりまぜたのち, 1 h 放置する. これに 0.05 mol L^{-1} ホウ酸ナトリウム溶液0.5 mL を加え, これを試験溶液[*64] とする.

d. 検量線

アミトロール標準品100 mg を量りとり, 酢酸緩衝液100 mL を加え溶解し, 標準原液を調製する. 標準原液を酢酸緩衝液で希釈し, 0.02～2 μg mL^{-1} の標準液を調製する. 標準液1 mL を試験管にとり, 0.25% フルオレスカミンアセトン溶液100 μL を加え, よくふりまぜたのち, 1 h 放置する. この溶液に 0.05 mol L^{-1} ホウ酸ナトリウム溶液0.5 mL を加え, これを検量線用標準液とする.

それぞれ10 μL を HPLC 装置に注入し, ピーク高法またはピーク面積法で検量線を作成する.

[*62] 強酸性陽イオン交換樹脂は AG 50 W-X 8 （0.063～0.156 μm, Bio-Rad 社製）などの市販品に相当する.

[*63] 弱酸性陽イオン交換樹脂は Amberlite IRC-50 （粒径0.33～0.50 μm, Dow Chemical 社製）などの市販品に相当する.

[*64] 試験溶液は徐々に分解するため, すみやかに測定する. オートインジェクターで注入する場合は, 冷却機能がついているものを用いる.

e. 定量

試験溶液10 μLをHPLC装置に注入し，検量線よりアミトロールの含量を求める．

f. 測定条件

カラム：オクタデシルシリル化シリカゲル（4.6 mm i.d.×150 mm，粒径5 μm）．

カラム温度：40℃．

検出器：蛍光検出器（励起波長380 nm，蛍光波長484 nm）．

移動相；アセトニトリル・リン酸緩衝液（3：7）混液．

アミトロールが約15 minで流出する流速に調整する．

g. 検出限界

0.025 mg kg^{-1}．

4.4.3 カプタホール

カプタホール試験法として告示されている．カプタホールを試料からアセトンで抽出し，n-ヘキサンに転溶する．果実，野菜等についてはそのまま，穀類，豆類および種実類についてはn-ヘキサン/アセトニトリル分配で脂質を除去する．合成ケイ酸マグネシウムカラムクロマトグラフィーで精製後，GC-ECDで測定する方法である．

a. 器具

ホモジナイザー，振とう機，減圧濃縮器，GC装置（ECD）．

b. 試薬

（1）アセトニトリル，アセトン，酢酸エチル，n-ヘキサン，無水硫酸ナトリウム（残留農薬試験用）．

（2）塩化ナトリウム，リン酸（特級）．

（3）フロリジルPR．

c. 試験溶液の調製[*65]

① 穀類，豆類，種実類の場合，摩砕均質化した試料10.0 gに3% リン酸20 mLを加え，2 h放置する．抹茶，ホップの場合は摩砕均質化した試料5.00 gに3% リン酸20 mLを加え[*66]，2 h放置する．野菜，果実の場合は検体約1 kgを精密に量り，

[*65] 抹茶以外の茶の試験では浸出液を調製し分析する．ただし，茶葉当たりの濃度に換算する．
浸出液の調製：茶葉9.00 gを100℃の水540 mLに浸し，室温で5 min放置したのち，沪過し，冷後沪液360 mLを採取する．

[*66] カプタホールは植物成分により分解するため，試料の摩砕均質化時にリン酸を添加し，分解を防止する[7]．

4.4 個別分析法

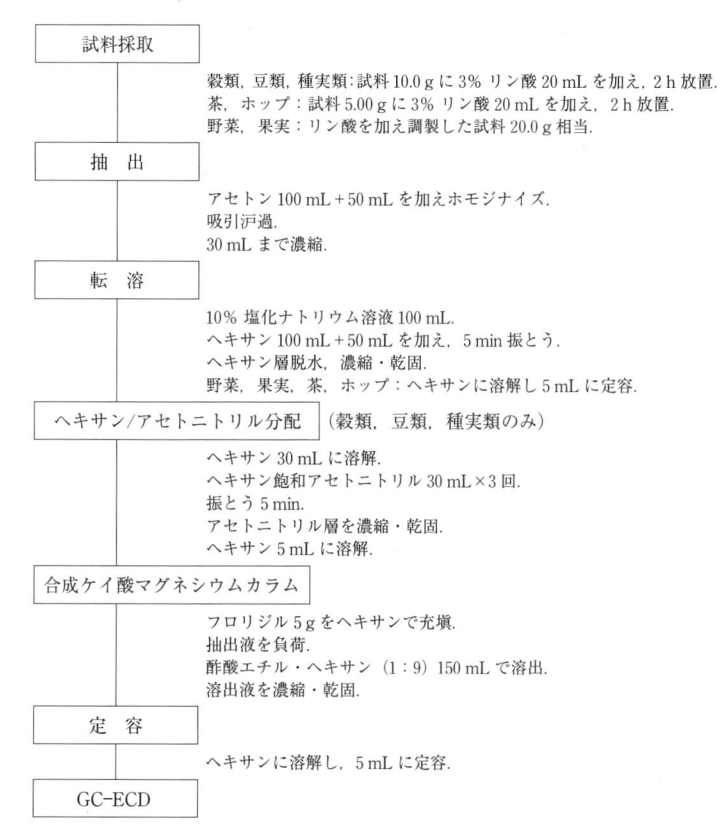

```
┌─────────────┐
│  試料採取   │  穀類,豆類,種実類:試料10.0 g に 3% リン酸 20 mL を加え,2 h 放置.
└─────────────┘  茶,ホップ:試料 5.00 g に 3% リン酸 20 mL を加え,2 h 放置.
                 野菜,果実:リン酸を加え調製した試料 20.0 g 相当.
┌─────────────┐
│  抽  出     │  アセトン 100 mL + 50 mL を加えホモジナイズ.
└─────────────┘  吸引沪過.
                 30 mL まで濃縮.
┌─────────────┐
│  転  溶     │  10% 塩化ナトリウム溶液 100 mL.
└─────────────┘  ヘキサン 100 mL + 50 mL を加え,5 min 振とう.
                 ヘキサン層脱水,濃縮・乾固.
                 野菜,果実,茶,ホップ:ヘキサンに溶解し 5 mL に定容.
┌─────────────────────────────┐
│ ヘキサン/アセトニトリル分配 │ (穀類,豆類,種実類のみ)
└─────────────────────────────┘
                 ヘキサン 30 mL に溶解.
                 ヘキサン飽和アセトニトリル 30 mL × 3 回.
                 振とう 5 min.
                 アセトニトリル層を濃縮・乾固.
                 ヘキサン 5 mL に溶解.
┌─────────────────────────────┐
│ 合成ケイ酸マグネシウムカラム │
└─────────────────────────────┘
                 フロリジル 5 g をヘキサンで充填.
                 抽出液を負荷.
                 酢酸エチル・ヘキサン (1:9) 150 mL で溶出.
                 溶出液を濃縮・乾固.
┌─────────────┐
│  定  容     │  ヘキサンに溶解し,5 mL に定容.
└─────────────┘
┌─────────────┐
│  GC-ECD     │
└─────────────┘
```

カプタホール試験法フローチャート

10% リン酸 500 mL を加え,摩砕均質化したのち,検体 20.0 g に相当する量を量りとる.

② 採取した試料にアセトン 100 mL を加え,3 min ホモジナイズしたのち,ケイソウ土を 1 cm の厚さに敷いた沪紙を用いて吸引沪過する.

③ 沪紙上の残留物をとり,アセトン 50 mL を加え,3 min ホモジナイズしたのち,上記と同様に吸引沪過する.

④ 得られた沪液を合わせ,40°C 以下で約 30 mL まで減圧濃縮する.

⑤ 抽出液をあらかじめ 10% 塩化ナトリウム溶液 100 mL を入れた 300 mL の分液漏斗に n-ヘキサン 100 mL で洗い込みながら移す.振とう機を用いて 5 min 激しくふりまぜ,静置後,n-ヘキサン層を分取する.水層に n-ヘキサン 50 mL を加え,振とう,分取を繰り返す.

⑥ n-ヘキサン層を 300 mL の三角フラスコに合わせ,適量の無水硫酸ナトリウムを加え,ときどきふりまぜながら 15 min 放置する. 抽出液を沪過し,n-ヘキサン 20 mL を用いて容器および沪紙上の残留物を洗う操作を 2 回繰り返す. 両洗液を抽出液に合わせ,40°C 以下で n-ヘキサンを除去する.

⑦ 穀類,豆類,種実類の場合,この残留物に n-ヘキサン 30 mL を加え,100 mL の分液漏斗に移す. これに n-ヘキサン飽和アセトニトリル 30 mL を加え,振とう機を用いて 5 min 激しくふりまぜ,静置後,アセトニトリル層を分取する. n-ヘキサン層に n-ヘキサン飽和アセトニトリル 30 mL を加え,振とう,分取を 2 回繰り返す. アセトニトリル層を合わせ,40°C 以下でアセトニトリルを除去する. この残留物に n-ヘキサンを加えて溶かし,正確に 5 mL とする.

⑧ 野菜,果実,ハーブ,抹茶およびホップの場合,上記⑥項の残留物に n-ヘキサンを加えて溶かし,正確に 5 mL とする.

⑨ 内径 15 mm,長さ 300 mm のクロマト管に活性化した合成ケイ酸マグネシウム[*67] 5 g を n-ヘキサンで充填し,無水硫酸ナトリウム 5 g を積層する. このカラムに⑦項および⑧項で得られた抽出液を注入したのち,酢酸エチル・n-ヘキサン (1:9) 混液 150 mL で溶出する.

⑩ 溶出液を 40°C 以下で減圧濃縮し,酢酸エチルおよび n-ヘキサンを除去する. 残留物を n-ヘキサンに溶かして,正確に 5 mL としたものを試験溶液とする.

d. 検量線

カプタホールの n-ヘキサン溶液を調製し,適切な濃度範囲の n-ヘキサン溶液を数点調製する. それぞれ 1~2 μL を GC-ECD に注入し,ピーク高法またはピーク面積法で検量線を作成する.

e. 定量

試験溶液 1~2 μL を GC-ECD に注入し,検量線よりカプタホールの含量を求める.

f. 測定条件

(i) 条件 1

カラム:メチルシリコン (0.25 mm i.d.×10~30 m,膜厚 0.25 μm).

カラム温度:50°C (1 min) -25°C min^{-1} -175°C (0 min) -10°C min^{-1} -300°C (5

[*67] 合成ケイ酸マグネシウム(フロリジル)は吸湿により活性が落ちるので使用前に活性化を行う. 130°C で一晩加熱し,デシケーター中で放冷して使用する[6]. 残留農薬試験用のフロリジルが市販されており,夾雑物質の影響が少ない.

min)

注入口温度：230℃．

検出器温度：300℃．

キャリヤーガス：ヘリウム．

(ⅱ) 条件2

カラム：5％ フェニル-メチルシリコン（0.25 mm i.d.×10〜30 m，膜厚 0.25 μm）．

カラム温度：50℃（1 min）−25℃ min^{-1}−125℃（0 min）−10℃ min^{-1}−300℃（5 min）．

注入口温度：230℃．

検出器温度：300℃．

キャリヤーガス：ヘリウム．

g. 検出限界

0.01 mg kg^{-1}．

4.4.4 アゾシクロチンおよびシヘキサチン

アゾシクロチンおよびシヘキサチン試験法として告示されている．

アゾシクロチンおよびシヘキサチンを試料からアセトンおよび酢酸の混液で抽出し，n-ヘキサンに転溶する．穀類，果実，野菜等についてはそのまま，豆類および種実類については n-ヘキサン/アセトニトリル分配で脂質を除去する．臭化エチルマグネシウムでエチル化し，エチル化物を n-ヘキサンに転溶する．合成ケイ酸マグネシウムカラムクロマトグラフィーで精製後，GC-FPD で測定する方法である．

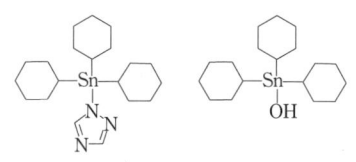

アゾシクロチン　　シヘキサチン

a. 器　具

ホモジナイザー，振とう機，減圧濃縮器，GC 装置（FPD，スズ用干渉フィルターつき）．

b. 試　薬

（1） アセトニトリル，アセトン，エチルエーテル（エーテル），n-ヘキサン，無水硫酸ナトリウム（残留農薬試験用）．

```
┌─────────────┐
│  試料採取    │
└─────────────┘
       穀類, 豆類, 種実類：試料 10.0 g に水 20 mL を加え, 2 h 放置.
       茶, ホップ：試料 5.00 g に水 20 mL を加え, 2 h 放置.
       野菜, 果実：試料 20.0 g.
┌─────────────┐
│  抽　出     │
└─────────────┘
       アセトン・酢酸 (99 : 1) 100 mL + 50 mL を加えホモジナイズ.
       吸引沪過.
       30 mL まで濃縮.
┌─────────────┐
│  転　溶     │
└─────────────┘
       10% 塩化ナトリウム溶液 200 mL.
       ヘキサン 100 mL + 50 mL を加え, 5 min 振とう.
       ヘキサン層脱水, 濃縮・乾固.
       穀類, 野菜, 果実, 茶, ホップ：ヘキサンに溶解し 10 mL に定容.
┌──────────────────────┐
│ ヘキサン/アセトニトリル分配 │  (豆類, 種実類のみ)
└──────────────────────┘
       ヘキサン 20 mL に溶解.
       ヘキサン飽和アセトニトリル 40 mL×3 回.
       振とう 5 min.
       アセトニトリル層を濃縮・乾固.
       ヘキサン 5 mL に溶解.
┌─────────────┐
│  エチル化    │
└─────────────┘
       抽出液 1 mL (穀類, 茶およびホップは 2 mL).
       3 mol L$^{-1}$ 臭化エチルマグネシウム・エーテル溶液 1 mL
       (穀類, 茶およびホップは 2 mL).
       0.5 mol L$^{-1}$ 硫酸 10 mL で反応停止.
       ヘキサン 10 mL + 5 mL を加え, 1 min 振とう.
       ヘキサン層を 2 mL まで濃縮.
┌──────────────────┐
│ 合成ケイ酸マグネシウム │
└──────────────────┘
       フロリジル 5 g をヘキサンで充填.
       抽出液を負荷.
       酢酸エチル・ヘキサン (1 : 99) 50 mL で溶出.
       溶出液を濃縮・乾固.
┌─────────────┐
│  定　容     │
└─────────────┘
       ヘキサンに溶解し, 2 mL に定容.
┌─────────────┐
│  GC-FPD    │
└─────────────┘
```

アゾシクロチンおよびシヘキサチン試験法フローチャート

(2) 塩化ナトリウム (特級).

(3) 3 mol L^{-1} 臭化エチルマグネシウム, フロリジル PR.

C. 試験溶液の調製[*68]

① 穀類, 豆類, 種実類の場合, 摩砕均質化した試料 10.0 g に水 20 mL を加え,

[*68] 抹茶以外の茶の試験では浸出液を調製し分析する. ただし, 茶葉当たりの濃度に換算する.

(つづく)

2h 放置する．抹茶，ホップの場合は摩砕均質化した試料 5.00 g に水 20 mL を加え，2h 放置する．野菜，果実の場合は摩砕均質化した試料 20.0 g を量りとる．

② 採取した試料にアセトン・酢酸（99：1）混液 100 mL を加え，3 min ホモジナイズしたのち，ケイソウ土を 1 cm の厚さに敷いた沪紙を用いて吸引沪過する．

③ 沪紙上の残留物をとり，アセトン・酢酸（99：1）混液 50 mL を加え，3 min ホモジナイズしたのち，上記と同様に吸引沪過する．

④ 得られた沪液を合わせ，40°C 以下で約 30 mL まで減圧濃縮する．

⑤ 抽出液をあらかじめ 10% 塩化ナトリウム溶液 200 mL を入れた 500 mL の分液漏斗に n-ヘキサン 100 mL で洗い込みながら移す．振とう機を用いて 5 min 激しくふりまぜ，静置後，n-ヘキサン層を分取する．水層に n-ヘキサン 50 mL を加え，振とう，分取を繰り返す．

⑥ n-ヘキサン層を 300 mL の三角フラスコに合わせ，適量の無水硫酸ナトリウムを加え，ときどきふりまぜながら 15 min 放置する．抽出液を沪過し，n-ヘキサン 20 mL を用いて容器および沪紙上の残留物を洗う操作を 2 回繰り返す．両洗液を抽出液に合わせ，40°C 以下で n-ヘキサンを除去する．

⑦ 豆類，種実類の場合，この残留物に n-ヘキサン 20 mL を加え，100 mL の分液漏斗に移す．これに n-ヘキサン飽和アセトニトリル 40 mL を加え，振とう機を用いて 5 min 激しくふりまぜ，静置後，アセトニトリル層を分取する[69]．n-ヘキサン層に n-ヘキサン飽和アセトニトリル 40 mL を加え，振とう，分取を 2 回繰り返す．アセトニトリル層を合わせ，40°C 以下でアセトニトリルを除去する．この残留物に n-ヘキサンを加えて溶かし，正確に 5 mL とする．

⑧ 穀類，野菜，果実，ハーブ，抹茶およびホップの場合，上記⑥項の残留物に n-ヘキサンを加えて溶かし，正確に 10 mL とする．

⑨ ⑦項および⑧項で得られた溶液 1 mL（穀類，茶およびホップの場合は 2 mL）を 50 mL の共栓つき試験管にとり，3 mol L^{-1} 臭化エチルマグネシウム・エーテル溶液 1 mL（穀類，茶およびホップの場合は 2 mL）を加え[70]，室温で 20

（前ページよりつづき）
　　浸出液の調製：茶葉 9.00 g を 100°C の水 540 mL に浸し，室温で 5 min 放置したのち，沪過し，冷後沪液 360 mL を採取する．
*69　n-ヘキサン/アセトニトリル分配での回収率はよくない（約 60%）．
*70　グリニャール試薬の臭化エチルマグネシウムでエチル化を行う．空気中の水分で劣化し，反応力が低下してしまうので保管に留意する．硫酸で反応を停止するさいは激しく発泡するので 1 滴ずつ慎重に加える．

min 放置する．これに 0.5 mol L^{-1} 硫酸 10 mL を徐々に加え，ついで水 10 mL を加えて混和する．これに n-ヘキサン 10 mL を加え，1 min 激しく振とうする．静置後，n-ヘキサン層を 50 mL の三角フラスコに移す．水層に n-ヘキサン 5 mL を加え，上記と同様の操作を 2 回繰り返し，n-ヘキサン層を上記の三角フラスコに合わせる．これに適量の無水硫酸ナトリウムをときどきふりまぜながら 15 min 放置する．抽出液を沪過し，n-ヘキサン 5 mL を用いて三角フラスコを洗い，その洗液で沪紙上の残留物を洗う操作を 2 回繰り返す．両洗液を抽出液に合わせ，40℃ 以下で 2 mL に濃縮する．

⑩ 内径 15 mm，長さ 300 mm のクロマト管に活性化した合成ケイ酸マグネシウム*71 5 g を n-ヘキサンで充塡し，無水硫酸ナトリウム約 5 g を積層する．このカラムに⑨項で得られた抽出液を注入したのち，n-ヘキサン 15 mL で容器を洗い，洗液をカラムに注入し，溶出液を減圧濃縮器にとる．エーテル・n-ヘキサン（1：99）混液 50 mL で溶出し，上記の減圧濃縮器にとる．

⑪ 溶出液を 40℃ 以下で減圧濃縮し，エーテルおよび n-ヘキサンを除去する．残留物を n-ヘキサンに溶かして，正確に 2 mL としたものを試験溶液とする．

d. 検量線

シヘキサチン標準液について⑨項のエチル化と同様に操作し，適切な濃度範囲の n-ヘキサン溶液を数点調製する．それぞれ 1～2 μL を GC-FPD に注入し，ピーク高法またはピーク面積法で検量線を作成する．なお，アゾシクロチンはエチル化により，シヘキサンチンと同一物質になる．

e. 定 量

試験溶液 1～2 μL を GC-FPD に注入し，検量線よりシヘキサチンの含量を求める．

f. 測定条件

カラム：5％ フェニル-メチルシリコン（0.32～0.53 mm i.d.×30 m，膜厚 1.5 μm）．
カラム温度：120℃（2 min）−10℃ min^{-1}−200℃（0 min）−20℃ min^{-1}−300℃（5 min）．
注入口温度：280℃．

---

*71 合成ケイ酸マグネシウム（フロリジル）は吸湿により活性が落ちるので使用前に活性化を行う．130℃ で一晩加熱し，デシケーター中で放冷して使用する[6]．残留農薬試験用のフロリジルが市販されており，夾雑物質の影響が少ない．

検出器温度：300℃.

ガス流量：キャリヤーガスとしてヘリウムを用いる．シヘキサチンは 13～15 min に流出する流速に調整する．空気および水素の流量を至適条件に調整する．

g. 検出限界

0.02 mg kg^{-1}.

4.4.5 ダミノジッド

ダミノジッド試験法として告示されている．ダミノジッド[*72] を試料から水で抽出し，水酸化ナトリウムで加水分解を行う．生成した 1,1-ジメチルヒドラジンを水蒸気蒸留したのち，o-ニトロベンズアルデヒドで誘導化[*73] し，ヘキサン転溶を行う．塩基性アルミナミニカラムで精製後，GC-FTD（または GC-NPD）で測定する方法である．

a. 器具

振とう器，水蒸気蒸留装置（図 4.5），減圧濃縮器，GC 装置（FTD または NPD）．

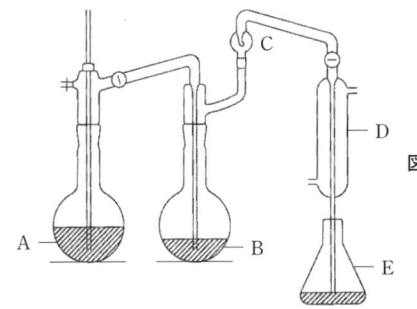

図 4.5 水蒸気蒸留装置
A：1000 mL の丸底フラスコ（水蒸気発生用）
B：1000 mL の丸底フラスコ（蒸留用）
C：蒸留トラップ
D：冷却管
E：100 mL の三角フラスコ

b. 試薬

（1） n-ヘキサン，アセトン，メタノール（残留農薬試験用），水酸化ナトリウム，

[*72] 分析対象成分はダミノジッド本体および 1,1-ジメチルヒドラジンであり，測定値はその合量である．

[*73] 誘導化反応は下記のとおり．

$$(CH_3)_2N-NHCO(CH_2)_2COOH \xrightarrow[\text{加水分解}]{\text{NaOH}} (CH_3)_2N-NH_2 + HOCO(CH_2)_2COOH$$
ダミノジッド　　　　　　　　　　　　　1,1-ジメチルヒドラジン

$$(CH_3)_2N-NH_2 + OHC(C_6H_5)NO_2 \longrightarrow (CH_3)N-N=CH(C_6H_5)NO_2$$
1,1-ジメチルヒドラジン　　o-ニトロベンズアルデヒド

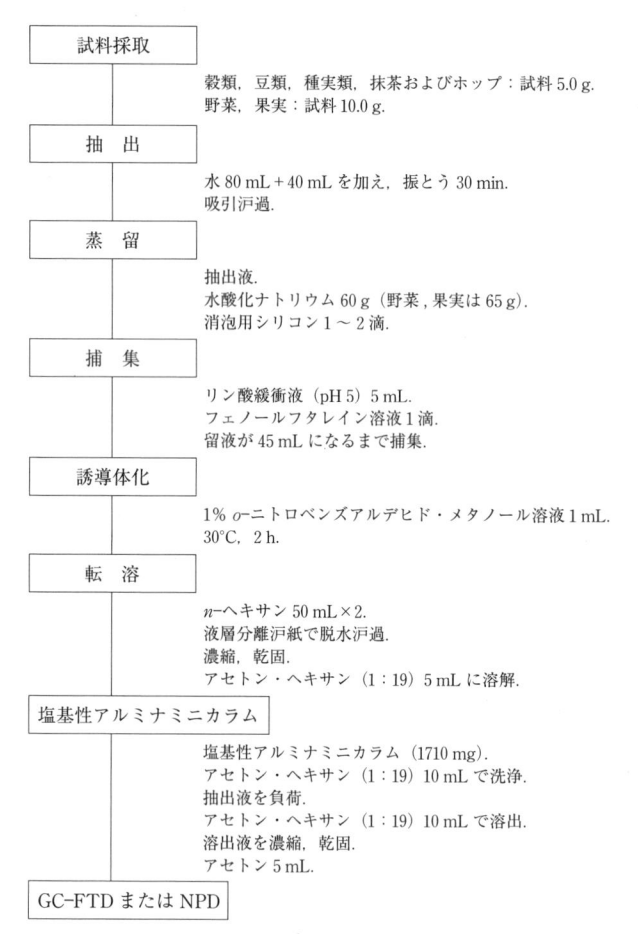

```
┌─────────────┐
│  試料採取   │
└──────┬──────┘
       │  穀類,豆類,種実類,抹茶およびホップ:試料 5.0 g.
       │  野菜,果実:試料 10.0 g.
┌──────┴──────┐
│   抽  出    │
└──────┬──────┘
       │  水 80 mL + 40 mL を加え,振とう 30 min.
       │  吸引濾過.
┌──────┴──────┐
│   蒸  留    │
└──────┬──────┘
       │  抽出液.
       │  水酸化ナトリウム 60 g(野菜,果実は 65 g).
       │  消泡用シリコン 1 ～ 2 滴.
┌──────┴──────┐
│   捕  集    │
└──────┬──────┘
       │  リン酸緩衝液(pH 5) 5 mL.
       │  フェノールフタレイン溶液 1 滴.
       │  留液が 45 mL になるまで捕集.
┌──────┴──────┐
│  誘導体化   │
└──────┬──────┘
       │  1% o-ニトロベンズアルデヒド・メタノール溶液 1 mL.
       │  30℃,2 h.
┌──────┴──────┐
│   転  溶    │
└──────┬──────┘
       │  n-ヘキサン 50 mL×2.
       │  液層分離濾紙で脱水濾過.
       │  濃縮,乾固.
       │  アセトン・ヘキサン(1:19) 5 mL に溶解.
┌──────┴──────────┐
│ 塩基性アルミナミニカラム │
└──────┬──────────┘
       │  塩基性アルミナミニカラム(1710 mg).
       │  アセトン・ヘキサン(1:19) 10 mL で洗浄.
       │  抽出液を負荷.
       │  アセトン・ヘキサン(1:19) 10 mL で溶出.
       │  溶出液を濃縮,乾固.
       │  アセトン 5 mL.
┌──────┴──────────┐
│ GC-FTD または NPD │
└─────────────────┘
```

ダミノジッド試験法フローチャート

o-ニトロベンズアルデヒド(特級),消泡シリコン.

(2) 1% o-ニトロベンズアルデヒド・メタノール溶液: o-ニトロベンズアルデヒド 100 mg にメタノール 10 mL を加え,溶かす.用時調製.

(3) フェノールフタレイン溶液: フェノールフタレイン 1 g をエタノール 100 mL に溶かす.

(4) リン酸緩衝液(pH 5): リン酸二水素カリウム 13.15 g にリン酸一水素カリウム 0.59 g を加えて溶かし,100 mL にする.

C. 試験溶液の調製

① 穀類，豆類，種実類の場合，摩砕均質化した試料 5.0 g を量りとる．抹茶，ホップの場合は摩砕均質化した試料 5.00 g を量りとる．野菜，果実の場合は摩砕均質化した試料 10.0 g を量りとる．

② 採取した試料に水 80 mL を加え，振とう機を用いて 30 min 激しくふりまぜたのち，ガラス繊維沪紙を用いて吸引沪過する．

③ 沪紙上の残留物をとり，水 40 mL を加え，5 min 振とうしたのち，上記と同様に吸引沪過し，1000 mL の丸底フラスコ（蒸留用）に合わせる．

④ 上記の丸底フラスコに水酸化ナトリウム 60 g（野菜および果実の場合は，65 g）を水冷しながら少量ずつ加えて溶かす．これに消泡用シリコン 1～2 滴加えたのち，ただちに蒸留装置を取りつける[*74]．別に，リン酸緩衝液（pH 5）5 mL およびフェノールフタレイン溶液を入れた 100 mL の三角フラスコを蒸留装置に取りつけ[*75]，1000 mL の丸底フラスコ（水蒸気発生用）を加熱しておく．留液が 45 mL になるまで水蒸気蒸留し，留液が着色していないことを確認する[*76]．蒸留が約 15 min で終了するように加熱強度を調節する．

⑤ 上記の留液に 1% o-ニトロベンズアルデヒド・メタノール溶液 1 mL を加えてふりまぜたのち，30℃ で 2 h 放置する[*77]．これに n-ヘキサン 50 mL を加えて 5 min 振とう後，静置し，n-ヘキサン層をとり，液層分離沪紙を用いて 200 mL のナス形フラスコ中に沪過する．水層に n-ヘキサン 50 mL を加え，上記と同様に操作して n-ヘキサン層をナス形フラスコ中に合わせる．n-ヘキサン 10 mL を用いて沪紙上の残留物を洗い，洗液をナス形フラスコ中に合わせ，40℃ 以下で n-ヘキサンを除去する．この残留物にアセトン・n-ヘキサン（1：19）5 mL 加えて溶かす．

⑥ 塩基性アルミナミニカラム（1710 mg）にアセトン・n-ヘキサン（1：19）10 mL を注入し，流出液は捨てる．このカラムに ⑤ 項で得られた溶液を注入したのち，アセトン・n-ヘキサン（1：19）10 mL を注入し，溶出液をすり合わせ減圧濃縮器中にとり，40℃ 以下でアセトンおよび n-ヘキサンを除去する．この残留物にアセトン

[*74] 水酸化ナトリウムを完全に溶解する必要はない．加水分解し発生した 1,1-ジメチルヒドラジンが揮発して損失しないように手早く行う．
[*75] 冷却管の下端は水面より下にする．
[*76] 留液が紫色に着色している場合は水酸化ナトリウム溶液の一部が混入したと考えられ，十分に捕集されていない可能性がある．
[*77] 誘導化反応の至適 pH は 5 である．

を加えて溶かし，正確に 5 mL とし，これを試験溶液とする．

d. 検量線

1,1-ジメチルヒドラジン標準液[*78] について ⑤ 項の誘導化と同様に操作し，適切な濃度範囲のアセトン溶液を数点調製する．それぞれ 1～2 μL を GC-FPD に注入し，ピーク高法またはピーク面積法で検量線を作成する．

e. 定 量

試験溶液 1～2 μL を GC-FTD（または NPD）に注入し，検量線より 1,1-ジメチルヒドラジンの含量を求める．さらに次式によりダミノジッド含量を求める．

ダミノジッドの含量(ppm)＝2.67[*79]×1,1-ジメチルヒドラジンの含量(ppm)

f. 測定条件

カラム：5%フェニル-メチルシリコン（0.25 mm i.d.×10～30 m，膜厚 0.25 μm）．

カラム温度：60℃（2 min）－10℃ min^{-1}－280℃（5 min）．

注入口温度：280℃．

検出器温度：280℃．

ガス流量：キャリヤーガスとしてヘリウムを用いる．1,1-ジメチルヒドラジンの誘導体が約 13 min で流出する流速に調整する．空気および水素の流量を至適条件に調整する．

g. 検出限界

0.1 mg kg^{-1}．

4.4.6 グリホサート

グリホサート試験法として通知されている．グリホサート[*80]を試料から水で抽出し，強酸性陽イオン交換カラムクロマトグラフィーで精製後，9-フルオレニルメチルクロロホルマートで蛍光誘導化[*81]し，HPLC 装置（蛍光検出器）で測定する方法である．

[*78] 1,1-ジメチルヒドラジンは非常に揮発しやすいので標準液を作成するときはあらかじめ水を入れたメスフラスコ中にマイクロシリンジで加えて溶解する．

[*79] 換算係数 2.67 は次式により算出される．

$$\frac{ダミノジッド}{1,1\text{-ジメチルヒドラジン}} = \frac{160.2}{60.1} = 2.67$$

[*80] グリホサートの分析値にはグリホサート，グリホサートアンモニウム塩，グリホサートイソプロピルアミン塩，グリホサートトリメシウム塩およびグリホサートナトリウム塩が含まれる．

4.4 個別分析法　　225

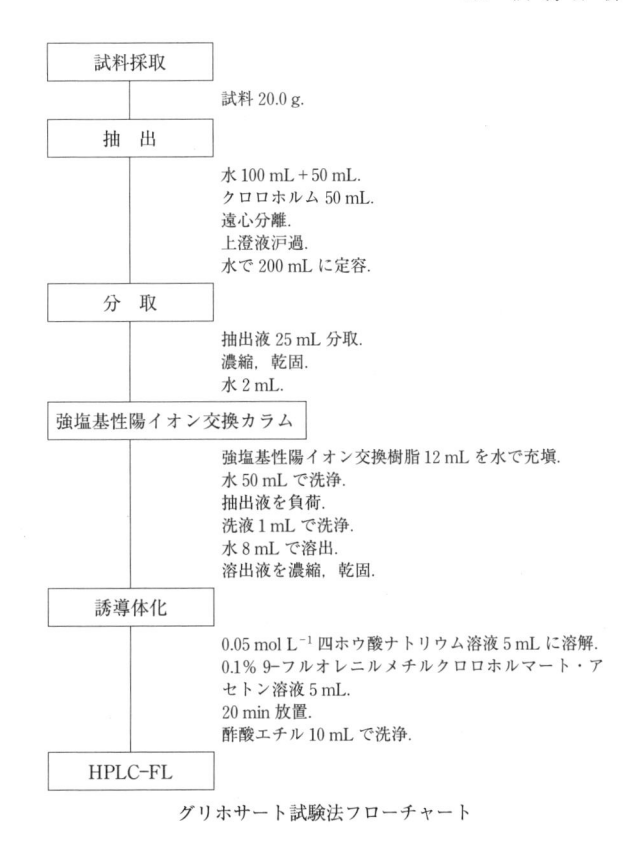

```
┌──────────┐
│ 試料採取 │
└────┬─────┘
     │  試料 20.0 g.
┌────┴─────┐
│  抽  出  │
└────┬─────┘
     │  水 100 mL ＋ 50 mL.
     │  クロロホルム 50 mL.
     │  遠心分離.
     │  上澄液沪過.
     │  水で 200 mL に定容.
┌────┴─────┐
│  分  取  │
└────┬─────┘
     │  抽出液 25 mL 分取.
     │  濃縮, 乾固.
     │  水 2 mL.
┌────┴──────────────┐
│ 強塩基性陽イオン交換カラム │
└────┬──────────────┘
     │  強塩基性陽イオン交換樹脂 12 mL を水で充塡.
     │  水 50 mL で洗浄.
     │  抽出液を負荷.
     │  洗液 1 mL で洗浄.
     │  水 8 mL で溶出.
     │  溶出液を濃縮, 乾固.
┌────┴─────┐
│  誘導体化 │
└────┬─────┘
     │  0.05 mol L$^{-1}$ 四ホウ酸ナトリウム溶液 5 mL に溶解.
     │  0.1% 9-フルオレニルメチルクロロホルマート・ア
     │  セトン溶液 5 mL.
     │  20 min 放置.
     │  酢酸エチル 10 mL で洗浄.
┌────┴─────┐
│ HPLC-FL  │
└──────────┘
```

グリホサート試験法フローチャート

a. 器　具

振とう器, 遠心分離機, 減圧濃縮器, 蛍光検出器つき HPLC 装置.

---

*81　誘導化反応は下記のとおり.

$$\text{HO-C(=O)-CH}_2\text{NHCH}_2\text{P(=O)(OH)}_2 + \text{9-フルオレニルメチルクロロホルマート} \longrightarrow \text{HO-C(=O)-CH}_2\text{N(CH}_2\text{P(=O)(OH)}_2\text{)(C(=O)-O-CH}_2\text{-Fl)} + \text{HCl}$$

グリホサート　　9-フルオレニルメチル
　　　　　　　　クロロホルマート

b. 試薬

(1) アセトン，酢酸エチル（残留農薬試験用）．
(2) アセトニトリル（LC用）．
(3) クロロホルム，リン酸一カリウム，四ホウ酸ナトリウム（特級）．
(4) 9-フルオレニルメチルクロロホルマート．

c. 試験溶液の調製

① 摩砕均質化した試料 20.0 g を量りとる．

② 採取した試料に水 100 mL およびクロロホルム 50 mL を加え，振とう機を用いて 30 min 激しくふりまぜたのち，3000 rpm で遠心分離し，水層を分取する．沈殿に 50 mL の水を加え，よくふりまぜたのち，上記と同様の条件で遠心分離を行い，水層を合わせる．これを沪過したのち，水を加えて正確に 200 mL とし，その 25 mL をすり合わせ減圧濃縮器中に移し，50℃以下で水を除去する．この残留物に水 2 mL を加えて溶かす．

③ 内径 15 mm，長さ 300 mm のクロマト管に強酸性陽イオン交換樹脂[*82]（粒径 37～74 μm）12 mL を水で充填する．このカラムに水 50 mL を注入し，流出液は捨てる．このカラムに②項で得られた溶液を注入したのち，水 1 mL で上記減圧濃縮器のナス形フラスコを洗い，洗液をカラムに注入し，流出液は捨てる．このカラムに水 8 mL を注入し，流出液をすり合わせ減圧濃縮器中にとり，50℃以下で水を除去する．

④ この残留物に 0.05 mol L^{-1} 四ホウ酸ナトリウム溶液 5 mL を加えて溶かす．これに 0.1% 9-フルオレニルメチルクロロホルマート・アセトン溶液 5 mL を加え，密栓し，よくふりまぜたのち，20 min 放置する．この溶液に酢酸エチル 10 mL を加え，1 min ふりまぜたのち，静置し，水層をとり，これを試験溶液とする．

d. 検量線

グリホサート標準液について c.④項の誘導化と同様に操作し，水層の一部を分取する．この溶液を 0.05 mol L^{-1} 四ホウ酸ナトリウム溶液で希釈し，適切な濃度範囲の溶液を数点調製する．それぞれ 5～20 μL を HPLC 装置に注入し，ピーク高法また

[*82] 強酸性陽イオン交換樹脂は Bio-Red 社製 AG 50 W-X8，Dow Chemical 社製 Amberlite IR-120B，Dow Chemical 社製 Dowex 50 W X8 などの市販品が使用できる．なお，アルカリおよび酸でよく洗浄したのち，水洗し，水素型にしたものを用いる．また，あらかじめ標準液を用いて溶出位置を確認しておく．

はピーク面積法で検量線を作成する．

e. 定量

試験溶液 5～20 μL を HPLC 装置に注入し，検量線よりグリホサートの含量を求める．

f. 測定条件

   カラム：強塩基性陰イオン交換樹脂[*83]（4.6 mm i. d.×250 mm，粒径 10 μm）．
   カラム温度：40℃．
   検出器：蛍光検出器（励起波長 254 nm，蛍光波長 315 nm）．
   移動相 アセトニトリル・0.1 mol L^{-1} リン酸一カリウム溶液（1：3）．
      グリホサートが 11～15 min で流出する流速に調整する．

g. 定量限界

0.01 mg kg^{-1}．

参 考 文 献

1) 厚生労働省医薬食品局食品安全部；"食品に残留する農薬，飼料添加物又は動物用医薬品の成分である物質の試験法"，食安発第 0124001 号，平成 17 年 1 月 24 日．
2) 食品添加物等の規格基準（昭和 34 年厚生省告示第 370 号）第 1 食品，A 食品一般の成分規格，5（2）検体．
3) 厚生労働省医薬食品局食品安全部；"食品に残留する農薬，飼料添加物又は動物用医薬品の成分である物質の試験法について（一部改正）"，食安発第 1129002 号，平成 17 年 11 月 29 日．
4) 厚生労働省医薬食品局食品安全部；"食品に残留する農薬，飼料添加物又は動物用医薬品の成分である物質の試験法について（一部改正）"，食安発第 1003001 号，平成 18 年 10 月 3 日．
5) 厚生労働省医薬食品局食品安全部；食品衛生法等の一部を改正する法律による改正後の食品衛生法第 11 条第 3 項の施行に伴う関係法令の整備について"．食安発第 1129001 号，平成 17 年 11 月 29 日．
6) 厚生労働省医薬食品局食品安全部基準審査課；"食品に残留する農薬，飼料添加物又は動物用医薬品の成分である物質の試験法に係る分析上の留意事項について"，事務連絡，平成 17 年 1 月 24 日．
7) 奴田原誠克，山本公昭；農薬誌，**3**，101（1978）．

[*83] HPLC 用強塩基性陰イオン交換樹脂カラムは GE Partisil-10 SAX などが使用できる．

第5章

機能性評価法

5.1 抗酸化能

5.1.1 概要

　好気性生物のエネルギーはおもに酸化的リン酸化に依存しており，その生命の維持には莫大な酸素を必要とする．ちなみに，ヒト成人では日常生活の維持に1日約500Lの酸素を消費している．酸素消費量は臓器，細胞および個体の状態により著しく異なる．たとえば，脳は体重の2%にも満たない臓器であるが，その酸素要求量は全身の20%にも達する．生体内に取り込まれた酸素の数%は，つねに種々の酵素代謝系により，スーパーオキシドアニオン（O_2^-），過酸化水素（H_2O_2），ヒドロキシルラジカル（$OH\cdot$），次亜塩素酸（ClO^-），あるいは一重項酸素（$^1O_2$）などの活性酸素に変化している．これらの活性酸素種は，好中球による細菌やウイルスの排除といった生体防御に積極的に活用されている．一方で，活性酸素種の多くは反応性が高く，生体内で脂質，タンパク質，核酸，糖質などを攻撃して機能を低下させる．この反応が過度に進行すれば，各種疾病の発症や老化の促進がみられるようになる．また，一重項酸素が不飽和脂肪酸に付加すると，ヒドロペルオキシドが生成する．これが引き金となりラジカル反応が進行して，さまざまな過酸化脂質ラジカルが生成する．高脂肪食が発がんのリスクファクターである理由は，この過酸化脂質ラジカルが原因であると考えられる[1,2]．

　このような酸化ストレスに対して，生物は優れた防御システムによって自らを守っている．それらの役割を担うものを総称して抗酸化物質（antioxidant）といい，その活性を抗酸化能とよんでいる．われわれは多種多様な抗酸化物質を体内で産生したり，食物から取り入れたりしている．これらを機能の面から次のように分類すること

ができる[3]．
① 活性酸素種，フリーラジカルの発生を未然に防ぐ抗酸化物質（スーパーオキシドジシスムターゼ，カタラーゼ，ペルオキシダーゼなど）
② フリーラジカルを捕捉，安定化する抗酸化物質（アスコルビン酸，トコフェロール，カロテノイドなど）
③ 傷害を引き起こす酸化物の無毒化，排除，損傷の修復，損失の再生を行う抗酸化物質（ホスホリパーゼ，プロテアーゼ，DNA修復酵素など）

　これらの酸化防御システムでも処理しきれないほどに活性酸素種が増加すると，細胞が酸化ストレスとして認識し，結果として，重篤な病態を誘起し得る．したがって，生体の有する抗酸化能を評価することは，臨床学的には個人の酸化ストレスに対する抵抗性を把握するうえで重要な指針となる．また，日常の食生活において摂取される食品の抗酸化能の計測は，各食品の有する健康の維持・増進作用（生体調節機能）を評価するうえでも重要である．

　一方，食品において酸化は，色味の悪化，脂質過酸化物の生成によるオフフレーバーの発生など品質劣化の原因になる．これを防止するために，実際の食品には抗酸化物質が酸化防止剤として利用されている．現在，日本国内で使用されている酸化防止剤は，合成添加物と既存添加物に大別される．既存添加物とは，平成7年の食品衛生法の改正にともない従来から使用されていた天然添加物に対する経過措置として使用が認められているものである．合成添加物では，成分含量または組成に基づく規格基準が設定されている．その一方で，既存添加物は，天然由来の複雑な混合物である品目も多く，有効成分および成分組成の特定が困難であるため，有効成分含量あるいは成分組成を指標とした規格基準の設定が遅れている．現在，網羅的な成分組成の確認，有効成分の特定および定量法の開発が行われているが，現状の機器分析では不可能である場合も多い．したがって，成分組成に基づいた規格が設定できない既存添加物に対しては，一定の品質を確保するために，新たな評価法を規格標準法として適用する必要があると考えられる．酸化防止剤の場合は，その有効性，すなわち抗酸化能に基づく新たな品質評価法の策定，ならびに公定分析法への適用が検討事項となっている．

　このように，食品の機能性評価，酸化防止剤の品質評価，さらには生体の抗酸化能測定など抗酸化能の計測はさまざまな分野で重要性を増している．これまでに，多種多様な抗酸化能測定法が開発され，実際にさまざまな試料に適用されてきた長い歴史が存在する．そのうちのいくつかの方法については，公定法をめざした統一・標準化

した評価基準設定の動きもあるものの，現在のところ，理想的な評価法として利用できる万能な方法はなく，どの方法も一長一短であることから，測定者側が各方法の特徴を理解したうえで活用する姿勢が求められている．

抗酸化能評価法の分類としては，反応溶液中で発生させた活性酸素やフリーラジカルを直接分光学的にモニターする直接法と，それらと反応し得る各種プローブを試料と競合させる競合法があげられる．また，それらは HAT (hydrogen atom transfer) 機構と，SET (single electron transfer) 機構にも大別される．抗酸化物質がラジカルに水素原子を供与することで基質の酸化を抑制する原理を利用する HAT 機構の代表的な方法は ORAC 法 (oxygen radical absorption capacity) や LDL (low density lipoprotein) 酸化法である．一方，SET 機構では，抗酸化物質がラジカルや酸化物などに一電子を供与することで基質を還元する．ラジカル発生剤と検出プローブの組合せは種々存在するが，代表的な方法としては，FRAP (ferric ion reducing antioxidant power) 法，DPPH (1,1-diphenyl-2-picrylhydrazyl) 法，ABTS (2,2-azinobis(3-ethylbenzothiazoline-6-sulfonic acid)) 法などがあげられる．以上に加えて，活性酸素種（ROS）の消去能を評価する方法も存在する．本項ではさまざまな抗酸化能評価法のうち，比較的広く利用されている方法である ORAC 法，DPPH 法，ABTS 法，SOSA (superoxide anion scavenging activity) 法，ESR (electron spin resonance) 法について，その測定手順，特徴，留意すべき点を整理して解説する．

5.1.2 ORAC 法

ORAC 法は 1993 年に米国老化研究所の Cao ら[4]によって報告された比較的新しい測定法である．米国農務省が本法を果実・野菜などの抗酸化能測定に採用していることでも知られている．ORAC 法では，アゾ化合物である AAPH (2,2′-azobis(2-amidinopropane)dihydrochloride) から誘導されるペルオキシラジカルにより蛍光プローブが分解され，その蛍光強度が減弱する過程を経時的に測定する．ORAC 法の測定原理を図 5.1 に示した．この反応系に抗酸化物質が存在すると，蛍光プローブの蛍光強度の減弱が遅延されるため，この遅延効果を抗酸化能として評価する．具体的には，抗酸化物質添加時の蛍光減衰曲線の曲線下面積（AUC: area under the curve）と試料非存在下（ブランク）での AUC との差（net AUC）を指標として抗酸化能を算出する（図 5.2）．試料の抗酸化能が高いほど，遅延効果は大きくなり net AUC は大きい値を示す．現在，蛍光プローブとしては，再現性が高く安価なフルオ

図 5.1 ORAC 法の測定原理

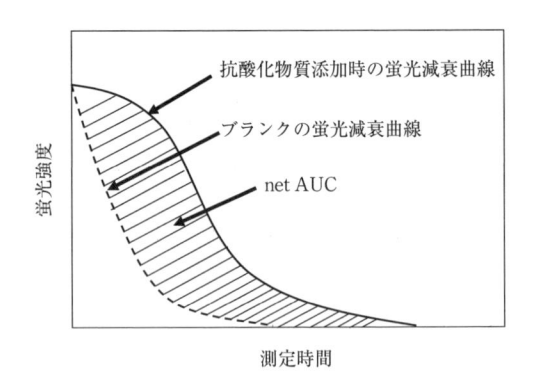

図 5.2 ORAC 法における net AUC の概念

レセインが一般的に用いられている．

　食品試料由来の水溶性抗酸化物質に対する ORAC 法の具体的な測定プロトコルの一例[5]は下記のとおりである．96 穴マイクロプレートのウェルに食品試料から調製した抽出液などの試料溶液およびフルオレセイン溶液を加えて 37℃ に加温したのち，AAPH 溶液の添加により反応を開始させ，蛍光強度（励起波長 485 nm 付近，蛍光検出波長 535 nm 付近）の経時的変化を 37℃ に庫内の温度を設定したマイクロプレートリーダーで 2 min 間隔で 90 min 測定する．AAPH 添加前の蛍光強度に対する各時間での蛍光強度の相対値をプロットし，AUC を計算する．試料存在下の AUC から非存在下の AUC を差し引いた net AUC は，上記で説明したとおり抗酸化物質

の濃度に依存して増大する．標準物質として，6-ヒドロキシ-2,5,7,8-テトラメチルクロマン-2-カルボン酸（Trolox：6-hydroxy-2,5,7,8-tetramethylchroman-2-carboxylic acid）を用い，net AUC の検量線を作成し，試料の net AUC を Trolox の検量線に代入することにより試料の抗酸化能（この場合は ORAC 値とよばれる）が Trolox 等量で求められる．ORAC 法は水系での測定であるため，脂溶性成分の場合，ランダムメチル化 β-シクロデキストリンや2-ヒドロキシルプロピル-β-シクロデキストリンなどのシクロデキストリン系化合物を用い，溶解性を高めたのちに測定する必要がある[6]．

本法は生体内の脂質過酸化で発生する脂質ペルオキシラジカルを想定してペルオキシラジカルを使用すること，さらに水素原子が移行する反応（HAT 機構）はラジカル連鎖反応のモデルであり，SET 機構の評価方法に比べて，より生体関連性が高いと考えられている．このことから，生体内での抗酸化能を in vitro 試験系で簡便に評価する方法として注目されている．その一方で，AAPH からのラジカル発生が熱依存性であり反応温度の影響を強く受けること，多検体の分析には蛍光検出が可能なマイクロプレートリーダーが必要であること，分析に比較的長時間を要すること，さらには β-カロテンや不飽和脂肪酸など，反応の機序が異なる抗酸化物質は測定できないことなどの問題点があることを理解しておく必要がある．

5.1.3 ABTS 法

ABTS 法は別名 TEAC（Trolox-equivalent antioxidant capacity）法ともよばれる．測定はまず，ABTS をペルオキシ二硫酸カリウムにてそのラジカルカチオンに酸化したのち，試料と混合する．ABTS の酸化反応は過酸化水素とペルオキシダーゼの組合せでも可能である．ラジカルカチオンは，414, 645, 734, 815 nm に極大吸収を有しており，鮮やかな緑を呈するが，試料にこのラジカルカチオンを還元する活性が認められれば無色となる．ラジカルカチオンとの反応速度は，抗酸化物質の性質によって大きな差が認められる．したがって，測定条件としては，1～30 min までさまざまな反応時間が用いられている．この測定原理を図 5.3 に示した．著者らが酸化防止剤の抗酸化能評価に用いた測定条件[7]を測定プロトコルの一例として以下に記す：7 mmol L^{-1} ABTS 溶液 5 mL に 140 mmol L^{-1} ペルオキソ二硫酸カリウム 88 μL を加えたのち，室温暗所で 12～16 h 反応させる．

その後，734 nm における吸光度が 0.7±0.02 になるように 99.5% エタノールで希釈し，これを ABTS$^{・+}$ 希釈標準液（working solution）とする．この ABTS$^{・+}$ 希釈

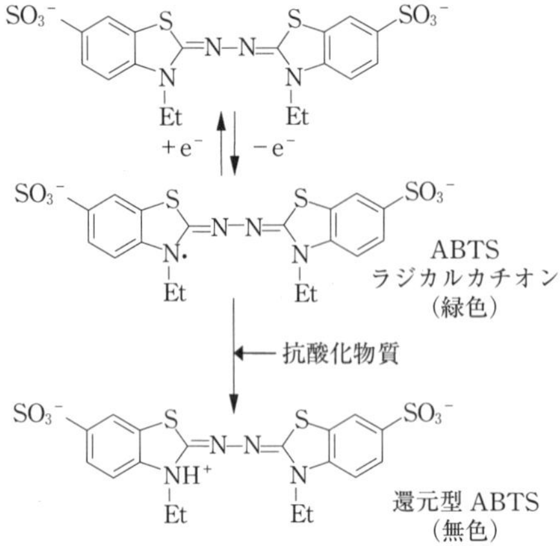

図 5.3 ABTS 法の測定原理

標準液 1 mL に対して，試料溶液 10 μL を添加して 10 s かくはんする．その後，30°C でインキュベーションを行い，試料溶液の添加から正確に 4 min 後に 734 nm における吸光度 (A_s) を測定する．試料溶液の代わりに，99.5% エタノール，あるいは水を添加したさいの吸光度をコントロール (A_c) として，試料の阻害率 (%) を以下の式(5.1)で求める．また同時に，50% 阻害を与える試料溶液の濃度 (IC_{50}) も求める．標準物質には Trolox を使用し，同様の方法で IC_{50} を求める．

$$阻害率(\%) = \frac{A_c - A_s}{A_c} \times 100 \qquad (5.1)$$

Trolox の IC_{50} と試料の IC_{50} が等価であるとみなして，各測定試料の ABTS ラジカル消去活性，すなわち抗酸化能を Trolox 等価活性として評価する．

この ABTS 法はきわめて簡便であり，抗酸化能の迅速なスクリーニングに大変適している．また，ABTS ラジカルカチオンは水にも有機溶媒にも可溶であるので，水溶性，脂溶性どちらの試料にも適用が可能である．一方，本測定は SET 機構に基づく原理であり，さらに生体に存在しない安定なラジカルを用いていることから，生体系の情報をどの程度反映しているのかという問題が指摘されている．また，特異性に関しては，ABTS ラジカルカチオンの酸化還元電位は 0.68 V 程度であることから，これよりも低い酸化還元電位を有する物質にはすべてラジカルの還元が認められることになる．

5.1.4 DPPH法

　DPPHもABTSラジカルカチオン同様,安定なラジカルである.とくに,DPPHはラジカルの状態で市販されており,何ら反応前に特別な処理を必要としない.この物質はエタノールと水の混合溶液(50%以上のエタノール環境)で濃い紫色を呈する.抗酸化物質と共存させるとSET機構でラジカルの還元が起こり,紫色が消えて黄色になる.この変化を分光光度計にて517 nmでモニターする.DPPH法の測定原理を図5.4に示した.著者らが酸化防止剤の抗酸化能評価に用いた測定条件[7]を測定プロトコルの一例として以下に記す.試料溶液200 μLに0.1 mol L^{-1} トリス・HCl緩衝液(pH 7.4) 800 μL,99.5%エタノールで調製した0.2 mmol L^{-1} DPPH溶液1 mLを順次添加し,室温で暗所にて正確に30 min反応させる.その後,517 nmの吸光度(A_s)を測定する.試料溶液の代わりに99.5%エタノール,あるいは水を添加したさいの吸光度をコントロール(A_c)として,試料の阻害率(%)を先の式(5.1)で求める.また同時に,50%阻害を与える試料溶液の濃度(IC_{50})も求める.標準物質にはTroloxを使用し,同様の方法でIC_{50}を求める.

　TroloxのIC_{50}と試料のIC_{50}が等価であるとみなして,各測定試料のDPPHラジカル消去活性,すなわち抗酸化能をTrolox等価活性として評価する.

　DPPH法もきわめて簡易で,簡便な方法であることから,抗酸化物質のスクリーニングをはじめ,多くの試料の評価に適した方法であり,実際に利用されている例も

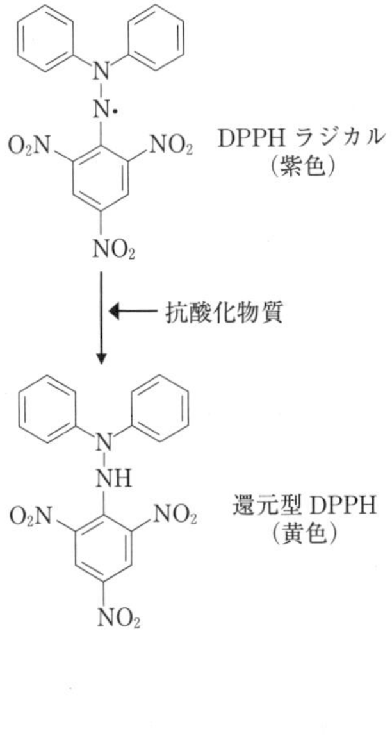

図 5.4 DPPH法の測定原理

もっとも多い．しかしながら，いくつかの問題点についても理解しておく必要がある．まず，50％以下のエタノール環境ではラジカル構造に変化が生じる．したがって，極性が高い環境でなければ安定に存在できない試料については適用できない．低分子のラジカルを測定に活用する方法と比べて，試料のDPPHラジカルへの接近が，高分子化合物では立体的に困難な場合が認められる．その場合は見掛け上活性が低く評価されることがある．このことが原因となり，DPPH法では低分子物質のほうが高い活性を示すことが多い．技術的には，517 nmの検出波長がカロテンなどの食品成分の吸収と重なることも欠点としてあげられる．また，ABTS法でも述べたように，本法はSET機構であり，生体内に存在しないモデルラジカルであることから，生体関連性がどの程度あるのかが不明である．

5.1.5 SOSA法

酸素呼吸に必須の三重項酸素が一電子還元を受けるとO_2^-に変わる．このO_2^-はキサンチン酸化酵素（XOD）などの酵素反応や還元性物質の自動酸化により生成する．生体はO_2^-の無毒化機構としてスーパーオキシドジスムターゼ（SOD）を備えている．この酵素は2分子のO_2^-を不均化して酸素と過酸化水素に変換する反応を触媒し，O_2^-の反応性を低下させる．SODは酸素呼吸をする生物の寿命を決定する因子の一つであることや[8]，SODの翻訳後修飾反応が糖尿病の合併症に深く関与していることが示唆されている[9]．そこで，生合成されるSODに加えて，SODと同様にO_2^-を不均化したり，あるいは消去し得る成分を食品から積極的に取り入れ，老化や生活習慣病を抑えようとする考えが高まりをみせている．これにともない，SOD活性，ならびにO_2^-消去活性（SOSA：superoxide anion scavenging activity）を有する成分の簡便なスクリーニング法に対するニーズも高まっている．

SOD活性，ならびにSOSAの測定原理は基本的に同じであり，酵素反応で発生させたO_2^-の捕捉能力を発色プローブと試料との間で競合させる間接法が一般的に利用されている．代表的な発色プローブの一つが高水溶性テトラゾリウム塩WST-1である．WST-1法の測定原理を図5.5に示した．XODの反応で生成したO_2^-は無色のWST-1を還元し，黄色のWST-1ホルマザン（λ_{max} 438 nm）を生成する．試料を添加しない条件で得られる450 nmの吸光度をコントロールとして，試料を添加したさいに認められる吸光度の減少率を阻害率（％）として活性を評価する．WST-1の溶解性は数十 mmol L^{-1} オーダーと高いため，ホルマザンの溶解操作を行う必要がない．またWST-1はXODと直接反応しないため，100％のSOD阻害が得られる

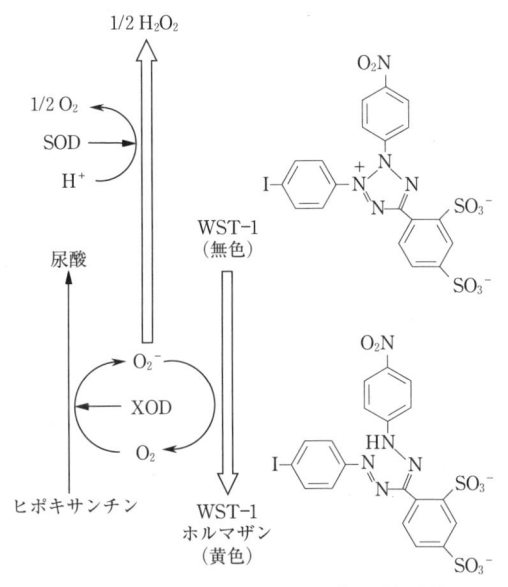

図 5.5 WST-1 を用いた SOSA 法の測定原理

という特徴を有する．

　本測定の原理に基づいて，マイクロプレートでの多検体測定を可能とした SOD Assay Kit-WST（同仁化学研究所社製）がすでに市販されるに至っている．本キットではすべての試薬があらかじめ調製されており，キット添付のマニュアルに記載された手順にしたがうことで，初心者でも SOD 活性，ならびに SOSA を測定することが可能である．実際の測定手順は，マイクロプレートのウェルに試料 20 μL を加え，そこに WST 希釈標準液 200 μL と酵素希釈標準液 20 μL を順次添加し，37℃ で 20 min インキュベートを行ったのち，マイクロプレートリーダーで 450 nm の吸光度（A_s）を測定するというシンプルなものである．なお，著者らが本法を酸化防止剤の抗酸化能評価に用いたさいは，反応条件をマイクロプレートシェーカーでかくはんしながら室温で 10 min に改変して測定を行った[7]．試料溶液の代わりに水を添加したさいの吸光度をコントロール（A_c）として，試料の阻害率（％）も先の式(5.1) で求める．また同時に，50％ 阻害を与える試料溶液の濃度（IC_{50}）も求める．

　現在，SOD Assay Kit-WST のマニュアルには，WST 法のユニット定義として，『WST 還元の 50％ 阻害を示す試料溶液 20 μL に含まれる SOD 量が 1 単位（U）である』と記載されている．したがって，食品などの試料の 50％ 阻害を求めることが

できれば，その試料量がSOD1単位に相当するとみなすことができる．ただし，本定義は，従来，一般的に用いられてきたシトクロムc法の定義とは異なるため注意が必要である．

　食品試料の場合，試料成分による直接的なWST-1の還元がどの程度生じているかをつねに確認する必要がある．その評価は，XOD（キットの場合，酵素希釈標準液）の代わりに緩衝液（キットの場合，希釈用緩衝液）を添加した系の吸光度変化を測定し，A_cと比較することで可能である．その他，WST-1法を利用して食品のSOSAを評価するさいに注意すべき点を以下にあげる．まず，O_2^-の発生系であるXODに作用してO_2^-の発生を阻害する物質も，SOSAを有する物質として評価されてしまう．この発生系の阻害は，たとえば，反応終了後の尿酸値をHPLCで測定することで確認できる．また，発色プローブの濃度を変化させてIC_{50}値が変化するかどうかでも推定可能である．XODに対する阻害であれば，発色プローブの濃度を下げてもIC_{50}値に変化はみられない．さらに，試料を抽出するさいに用いる溶媒の影響についても注意を払う必要がある．たとえば，水に対する溶解性の低い成分については，アセトニトリルやエタノールを試料溶媒として用いる場合がある．これらの溶媒はXODの活性に影響を及ぼし，コントロールのO_2^-発生量を有意に低下させる．この場合は，試料溶媒を用いてコントロールを測定する必要がある．

5.1.6　ＥＳＲ法

　ESRは電子スピン共鳴（electron spin resonance）の略称で，不対電子を有する原子，分子であるフリーラジカルを直接的に検出可能な唯一の方法である．このESR法には直接と間接の2種類の計測方法がある．直接法には溶液中のフリーラジカルを瞬間的に低温にし，ラジカル反応を停止させて測定する方法がある．そのため，ESRスペクトルが観測されるとフリーラジカルの直接的証明になる．しかし，この手法は溶液が低温になるまでに短寿命のフリーラジカルが消滅する可能性があり，定量性には疑問が残る．そこで，この欠点を補う目的で開発されたのが，フリーラジカルを間接的に計測するスピントラップ法である．スピントラップ法とは，反応系にラジカルを捕えることができる物質（スピントラップ剤）を共存させておき，短寿命の不安定なラジカルを安定なラジカル付加物に変え，そのESRスペクトルを測定する方法である．試料の抗酸化能測定を目的に行われるESR法の場合，おもにスピントラップ法による測定が用いられている．スピントラップ剤としては，ニトロン化合物やニトロソ化合物が存在し，その中でもとくに，5,5-ジメチル-1-ピロリン

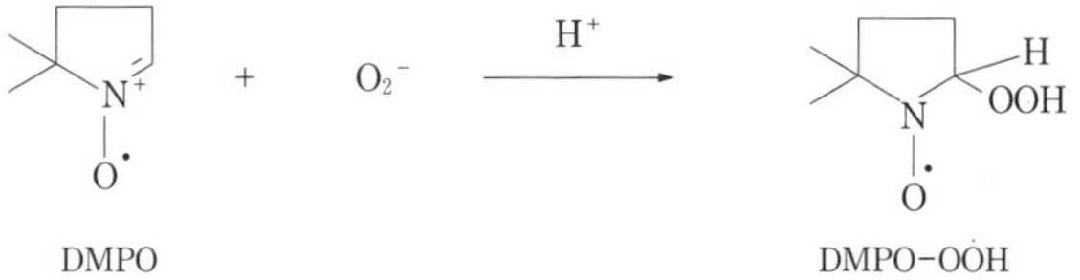

5.1 抗酸化能

図 5.6 スピントラップ剤 DMPO と O_2^- の反応

N-オキシド（DMPO：5,5-dimethyl-1-pyrroline N-oxide，図5.6）が抗酸化能測定において頻繁に用いられている．DMPO が多用されている理由としては，そのスピンアダクト（ラジカル付加物）の ESR スペクトルの解析が容易であることがあげられる．また，早くから高純度の試薬が安定的に供給されていたことも多用された一因である．DMPO 以降にもさまざまなスピントラップ剤が開発されて抗酸化能測定に適用されているが，現在でも DMPO が主流であることに変わりはない．

一般的に，ESR 法による抗酸化能測定は，フリーラジカルに対するスピントラップ剤と抗酸化物質の競争反応を利用して測定される．具体的には，O_2^- に対する抗酸化能測定の場合は生成系に XOD-キサンチン，OH・の場合は生成系にフェントン反応を用い，これらの反応系に試料を添加し，生成した DMPO-スピンアダクト（O_2^- の場合は DMPO-OOH，OH・の場合は DMPO-OH）のシグナル強度の変化から，試料の消去能（抗酸化能）を評価する．このさい，添加した物質の抗酸化能が高いほど，DMPO-スピンアダクトのシグナル強度はコントロール（試料の代わりに溶媒のみを添加した系）と比較して小さくなる．この手法は再現性が高いことから，食品，薬学，臨床など幅広い分野で用いられている．

実際の測定で用いられる試薬の種類，濃度，スピントラップ剤の種類などの組合せは種々存在するが，ここでは，著者らが実際に食品試料であるローゼル抽出液（おもにハイビスカスティーとして飲用される）の抗酸化能を ESR 法で測定したさいのプロトコル[10]を例として示す：96 穴マイクロプレートに 4 mmol L^{-1} ヒポキサンチン溶液 50 μL，DMSO 30 μL，試料溶液 50 μL，4.5 mol L^{-1} DMPO 溶液 20 μL を順次添加して混合後，0.1 U mL^{-1} XOD 溶液 50 μL を加えて反応を開始する．反応溶液をESR 用扁平セルに移し，XOD 添加後から正確に 1 min 後に掃引を開始する．このさいに認められた DMPO-OOH スピンアダクトの ESR スペクトルを図 5.7 に示した．上段(a)がコントロールの ESR スペクトル，下段(b)が抗酸化物質（この場合は，ローゼル抽出液）添加時の ESR スペクトルである．コントロールの DMPO-OOH シグナル/Mn^{2+} シグナルを I_0，抗酸化物質添加時に認められるそのシグナル比を I_n

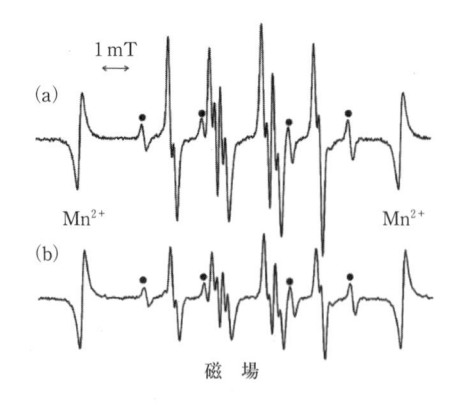

図 5.7 ローゼル抽出液の ESR 法による抗酸化能測定
(a) コントロール
(b) ローゼル抽出液を添加
● DMPO－CH$_3$ 由来のシグナル
[B.C. Hsieh, *et al.*, *Food Scl. Technol. Res.*, **14**(4), 383 (2008)]

として, 阻害率 (%) を次式で求める.

$$阻害率(\%) = \frac{I_n - I_0}{I_0} \times 100$$

阻害率 50% を与える濃度を IC$_{50}$ とする. 同様の方法にて SOD の IC$_{50}$ を求め, その IC$_{50}$ を与える SOD と試料の抗酸化能が等価であると考え, 試料の抗酸化能を SOD 等価活性に換算して示す.

抗酸化能測定に ESR 法を利用する場合, その測定対象は O$_2^-$ や OH・の活性酸素種が大部分を占めるが, DPPH ラジカルや ABTS ラジカルの消去活性を ESR 法で評価した例も存在する.

5.2 アンジオテンシン I 変換酵素阻害

5.2.1 分 光 分 析 法

a. はじめに

食品成分の生体調節機能評価に関してもっともよく研究されている分野の一つが抗高血圧予防作用である. 社会的背景としては高血圧患者数の増大にともなう医療代替食品の重要性が認知されてきたことにあるが, 抗高血圧作用についての分析化学的評価が比較的容易なこともその要因である. 一般に, 血圧上昇は "レニン-アンジオテンシン-アルドステロン系" (図 5.8) の亢進によって引き起こされるとされ, 本系の遮断薬としては, ① レニン活性を阻害し, アンジオテンシン I の産生を抑制するもの, ② アンジオテンシン I 変換酵素 (angiotensin I-converting enzyme の頭文字から ACE と略される) 活性を阻害し, アンジオテンシン II の産生を抑制するもの, ③

5.2 アンジオテンシンI変換酵素阻害　241

```
                                    ACE
                              ┌─────────────────┐
                              │ S1    S'1   S'2 │
          アンジオテンシノーゲン  │   Zn²⁺         │
     レニン ↓                   └─────────────────┘
         アンジオテンシンI (Asp-Arg-Val-Tyr-Ile-His-Pro-Phe-His-Leu)
   Na⁺     │                                      ↑
           ├── ACE
           ↓
         アンジオテンシンII (Asp-Arg-Val-Tyr-Ile-His-Pro-Phe)
           │
   アルドステロン  AT1-R
           │
          収縮
```

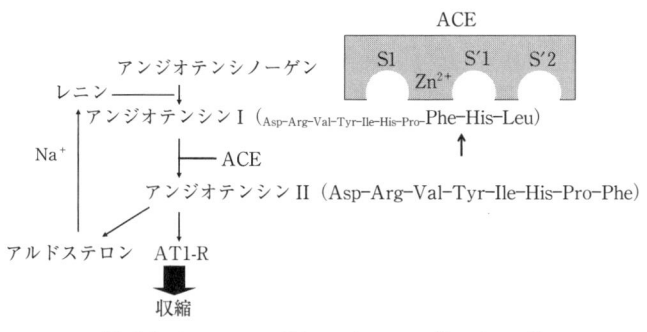

図 5.8 レニン-アンジオテンシン-アルドステロン系

アンジオテンシンIIを認識する血管壁レセプターに対する遮断薬がある[11]．高血圧予防作用を示す食品成分の多くはACE阻害に基づくとされている．図5.8に示したように，ACEは金属ジカルボキシペプチダーゼであり，S1，S'1，S'2の各サブサイトによってペプチド配列（アンジオテンシンI）が認識されるため，各種の天然タンパク質由来ペプチドによっても同様にACE活性部位への結合（阻害）が期待できる．

b．ACE阻害活性測定法の原理

ACE活性測定法は，本来の基質であるアンジオテンシンIあるいは擬似基質の使用に大別される．アンジオテンシンIを用いた場合は生体環境下（pH 7.4）での阻害挙動が予測できるが，カテプシンD，Gやトニン，キマーゼといったほかのアンジオテンシンII産生系酵素の関与[11]を阻害性評価にさいして考慮する必要がある．一方，擬似基質を用いる系では，これらの産生系酵素の影響は排除されるものの，擬似基質の分解に最適なアッセイ条件下（たとえばpH 8.3）で行うため，生体レベルでの阻害評価とは一致しないことが想定される．ACEによる加水分解はアンジオテンシンI配列（Asp-Arg-Val-Tyr-Ile-His-Pro-Phe-His-Leu）の8位と9位の間で起こることから（図5.8），ACEの基質認識性に見合う種々の擬似基質が利用できる．これまでにもっともよく用いられている擬似基質はHis-LeuのN末端側に馬尿酸（Hip）を配したHip-His-Leu[12]である．その他，Phe-His-Leu[13]，Hip-Gly-Gly[14]，Hip-Phe-Arg[12]，Hip-Ala-Pro[12]，Z-Phe-His-Leu[15]，pHydroxy-Hip-His-Leu[16]，furanacroloyl-Phe-Glu-Glu[17]がACEの擬似基質として有効である．いずれもACEのジカルボキシペプチダーゼ作用により生じるジペプチド以外の生成物を分析することが基本であるが，生成物の一つであるジペプチド（His-Leu）をTNBS（2,4,6-trinitrobenzenesulfonic acid）などにより誘導体化し，分光学的に分

析する方法[18]もある.

c. Hip-His-Leu を用いた ACE 阻害活性測定（分光分析法）

簡便法として，Hip-His-Leu を基質とする ACE 阻害活性測定のための分光分析法を述べる．ACE 阻害物質として，カプトプリルおよび血管弛緩作用を有する His-Arg-Trp[19] を用いた場合の実例をあげる．図 5.9 に示したように，測定は ① ACE と基質および試料との反応過程，② 反応生成物の抽出過程，③ 検出過程の 3 段階からなる．まず，ACE との反応過程において，使用する緩衝液はホウ酸緩衝液（pH 8.3；0.2 mol L^{-1} ホウ酸溶液と 0.05 mol L^{-1} 四ホウ酸ナトリウム溶液で調製）が推奨される．リン酸緩衝液を用いた研究例が散見されるが，至適 pH がホウ酸緩衝液と比べて狭いこと，さらには ACE 活性が低く見積もられることから[20] ACE 活性測定としては適していない．ACE は種間での相同性が 87% と高く，活性部位構造が同じであること[11]から，肺由来でかつ比活性がもっとも高い（60〜90 units mg^{-1}）ウサギ由来 ACE の使用が主流である．ACE 溶液は 2 U のウサギ肺由来の ACE をホウ酸緩衝液で 20 倍希釈したものを用いる．ACE 標品は熱感受性が高く，急激な熱変化によって容易に失活するため，十分に室温に戻したのちに使用する．なお，アセトン粉末品を用いた場合，夾雑するカルボキシペプチダーゼによって非特異的な基質分解が起こる可能性があるため，その使用には注意が必要である．擬似基質溶液（Hip-His-Leu）は溶解液として 1 mol L^{-1} NaCl を含むホウ酸緩衝液をあらかじめ調製し，12.5 mmol L^{-1} となるように擬似基質を溶解する．ここで，ACE は Cl$^-$ イ

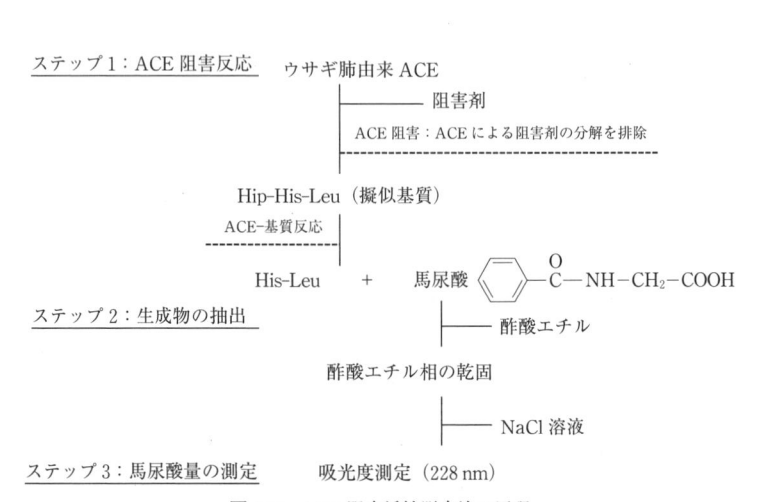

図 5.9 ACE 阻害活性測定法の原理

オン濃度依存的に活性増大し，200〜500 mmol L^{-1} の濃度でほぼ最大の活性を示す[20]ことから，擬似基質溶液に加えた 1 mol L^{-1} NaCl が終濃度としてこの要件を満たすことになる．また，第1段階の反応過程での予備インキュベーション（37℃，5 min）は，ACE の基質として作用する見掛けの ACE 阻害性物質を排除するために必要となる．本条件での ACE の触媒反応は 60 min までは一次反応として進行する．0.5 mol L^{-1} HCl で ACE を失活・終了させたのち，酢酸エチルで馬尿酸の抽出を行う．反応停止液に対して3倍容の酢酸エチルを添加し，15〜30 s のかくはんによって馬尿酸を酢酸エチル相へ移行・溶解させる．ここで，馬尿酸の酢酸エチル相への溶解は完全でないことから（補正係数：0.91[21]），かくはんの時間設定はすべて同一にする．遠心分離後，上部の酢酸エチル相から酢酸エチル 500 µL を分取し，乾固用試験管に移したのち，乾固させる．このさい，減圧遠心乾固装置の使用が便利であり，15 min 程度で乾固が完了する．1 mol L^{-1} NaCl 溶液を添加することにより酢酸エチル相へ移行した馬尿酸を再溶解させ，その最大吸収波長（228 nm）で吸光度分析する．

ACE 阻害活性の評価は，得られた吸光度を式(5.2)に代入し，各被検試料の ACE 阻害率を算出する：

$$\text{ACE 阻害率}(\%) = \frac{\{(A_c - A_{cB}) - (A_s - A_{sB})\}}{A_c - A_{cB}} \times 100 \quad (5.2)$$

ここで，A_c はコントロールの吸光度，A_{cB} はコントロールブランクの吸光度，A_s は被検試料の吸光度，A_{sB} は被検試料ブランクの吸光度を示す．

図 5.10 にカプトプリルおよびトリペプチドである His-Arg-Trp を被検試料として用いた場合の典型的な阻害曲線を示す．被検試料の ACE 阻害性に関する基本情報がない場合，まず 2〜3 オーダースケールの希釈幅の被検試料を調製し，大まかな阻害プロファイルを把握したのち最適希釈系列（ACE 阻害率として 50％ を内挿できる濃度域）にて再度測定を行う．図 5.10 に示したように，ACE 阻害率として 50％ を

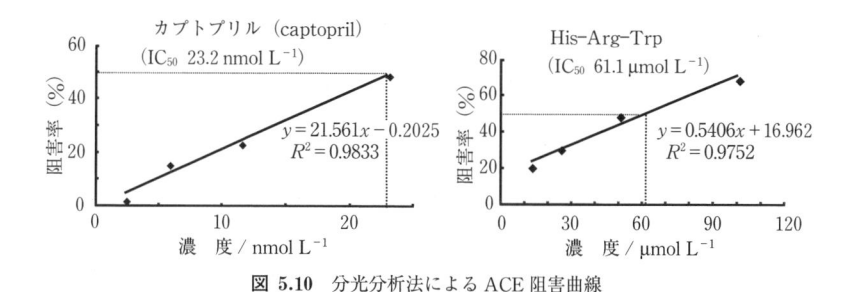

図 5.10 分光分析法による ACE 阻害曲線

示す試料の濃度を阻害曲線より求め，これを IC_{50} 値とする（最近では，Prism 5 などの近似曲線および IC_{50} 値を自動計算可能な解析ソフトが提供されており，その使用は便利である）．なお，IC_{50} 値（ACE 活性を 50% 阻害するのに必要な試料の濃度：ACE 阻害活性）が 500 μmol L^{-1} 以上を示す試料については，阻害性はないと判断してもよい．本法によってこれまで 400 種類以上のペプチドの ACE 阻害作用が報告されている[22]が，図 5.10 で示したように，総じてその活性は薬剤の 1/100～1/1000 以下である．分光分析法は簡便であるが，酢酸エチル相への馬尿酸の移行に関して再現性に劣ること，粗試料（あるいはポリフェノール系化合物を含む試料）では夾雑成分やポリフェノール自体の酢酸エチル相への移行による吸光度の増加が起こり，真の阻害性を把握することが困難となる．そこで，生成した馬尿酸を直接高速液体クロマトグラフィーで直接分離・定量する場合がある（次項参照）．

5.2.2 高速液体クロマトグラフィー

分光分析法の欠点（測定試料による再現性や見掛けの阻害率の低下）を克服し，生成した馬尿酸を直接定量できる高速液体クロマトグラフィー（HPLC）は ACE 阻害性評価に有効なアッセイ法の一つである．図 5.9 に示した ACE との反応，ならびに 0.5 mol L^{-1} HCl 添加による反応停止過程まではまったく同様である．反応停止後，本法ではその溶液を直接逆相 HPLC に供する．馬尿酸の最大吸収波長である 228 nm で紫外検出することにより，図 5.11 のような典型的な HPLC によるクロマトグラムを得ることができる．HPLC 条件は以下のとおりであり，イソクラティック溶出を基本とすることから，連続した試料インジェクションが可能である．カラム：Cosmosil 5C$_{18}$-AR-II（4.6 mm i.d.×250 mm；逆相系カラムであればいずれも適用可），溶離液：15% アセトニトリル・0.1% トリフルオロ酢酸，流速：0.8 mL min^{-1}，カラム温度：35℃（カラム温度は室温でも可）．図 5.11 に示したように，本溶出条件において馬尿酸はほかの溶出ピーク（基質である Hip-His-Leu や生成物である His-Leu）とは完全に独立したピークとして 11 min 前後に現れる．ただし，試料中に含まれる成分によっては馬尿酸の溶出ピークに影響を及ぼすことが考えられるため，試料ごとに最適な HPLC 分離条件（主としてアセトニトリル濃度の変更）を設定する必要がある．したがって，HPLC による ACE 阻害性評価法について，公定分析法的な分離条件は存在しない（図 5.11 はコントロールとしての典型例）．また，擬似基質である Hip-His-Leu は HCl による酸化分解を受けやすいことから，ACE 失活後の HPLC までは極力短時間で行う必要がある．オートインジェクターによる連続分析

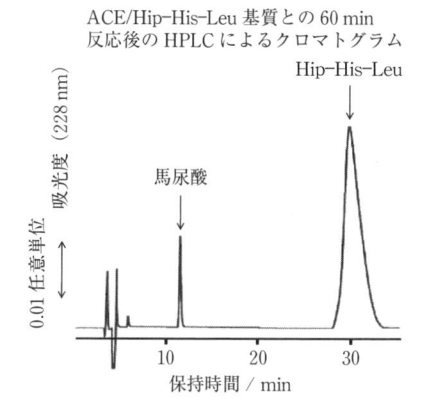

図 5.11 HPLC による ACE 阻害曲線

は極力避けたほうがよい．HCl による加水分解が認められない Hip-Gly-Gly[23] を HPLC の擬似基質として使用することも一計である．

5.3 糖吸収阻害

5.3.1 遊離アッセイ系

a. はじめに

糖尿病発症のほとんどはインスリン非依存型（NIDDM）とされ，発症要因が特定できていない．さらに，糖尿病は高血糖状態の持続によって，治療困難な合併症（網膜症，腎症，神経障害）を引き起こすため，いかに高血糖状態を改善するかが重要な鍵となる．糖尿病を予防・改善する方策の一つとして，食後の過度の血糖値上昇（グルコースレベル）を遅延・阻害することが重要とされる．これにより，ひいてはインスリン抵抗性を改善し，インスリンの過剰分泌・過負荷を是正することが可能となる[24]．この概念に準じた糖質分解阻害系を図 5.12 に示す．炭水化物は α-アミラーゼの作用によってマルトース単位まで消化されたのち（スクロースの場合はそのままの状態で）小腸上皮に到達する．その後，上皮膜細胞に存在する二糖類分解酵素（α-グルコシダーゼ）の作用によってグルコース単位まで分解され，門脈を介して肝臓に蓄積・血中放出される．したがって，図 5.12 で示した血糖値適正化のための各糖質阻害ポイントの中でも α-グルコシダーゼを阻害することが直接的にグルコース生成・吸収を抑制できることから最良と考えられ[25]，アカルボースやボグリボースなどの α-グルコシダーゼ阻害薬が実際に食後の過血糖を改善する治療薬として臨床適用

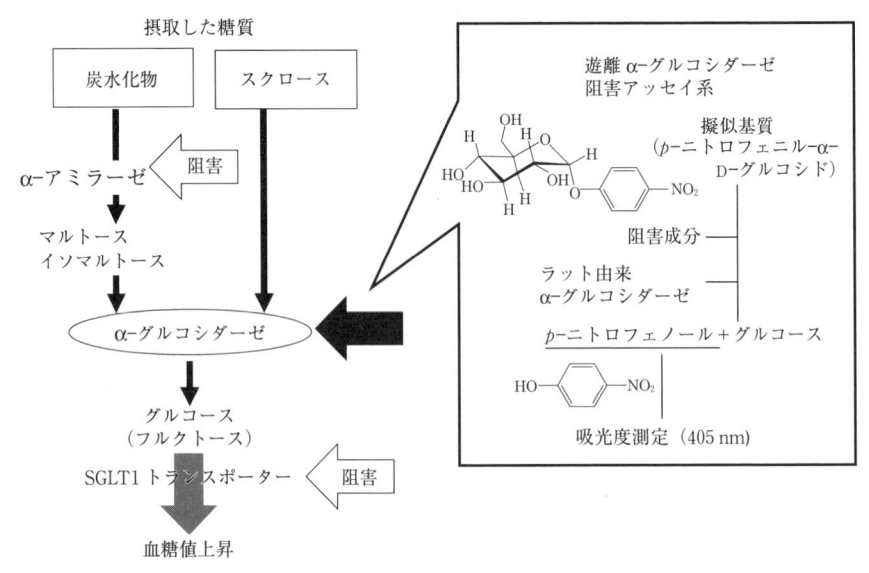

図 5.12 糖質分解過程と血糖値上昇抑制

されている．

b. 遊離アッセイ系による α-グルコシダーゼ阻害性評価

　遊離アッセイ系による α-グルコシダーゼ阻害活性の簡便評価法は，合成基質として p-ニトロフェニル-α-D-グルコシド（pNPG）を用いた方法である．図 5.12 で示したように，本基質は α-グルコシダーゼの作用によってグルコシド結合部位が特異的に加水分解され，p-ニトロフェノールを生成する．α-グルコシダーゼ活性は，生じた p-ニトロフェノールの最大吸収波長（λ_{max} 405 nm）での吸光度の増大により評価される．なお，p-ニトロフェノールはアルカリ域（pH＞9.0）において長波長側シフトし，特徴的な吸収波長（400～405 nm）を示すことから，反応停止後の反応液のpH には配慮が必要となる．

　本法は，種々の抽出法で調製した試料を対象とすることができる．水への溶解性が低い試料に関しては，10% DMSO（methyl sulphoxide）に溶解して使用する．しかしながら，DMSO が α-グルコシダーゼ活性の低下を引き起こすことから，コントロールおよびブランクの測定においても水の代わりに 10% DMSO を用いて反応を行う．測定に際して，まず基質である pNPG を 100 mmol L^{-1} NaCl を含む 50 mmol L^{-1} リン酸塩緩衝液（pH 7.0）に溶解する（濃度は 0.7 mmol L^{-1}）．α-グルコシダー

ゼ溶液は市販の α-グルコシダーゼ（9 U mg^{-1}，ラット小腸由来）を 0.1 mg mL^{-1} の濃度となるようにリン酸塩緩衝液に溶解させる．遊離アッセイ系での測定は，まず試料溶液 10 μL に対して α-グルコシダーゼ溶液を 40 μL 添加し，37℃ で 5 min プレインキュベートする．次に，0.7 mmol L^{-1} pNPG 溶液を 950 μL 加えることによって反応を開始させ，37℃ で 15 min インキュベートする．インキュベート後，0.5 mol L^{-1} トリス溶液を 1 mL 添加することによって反応を停止させ，その後ただちに 405 nm での吸光度を測定する．

α-グルコシダーゼ阻害活性の評価は，得られた吸光度を式(5.3) に代入し，各被検試料の α-グルコシダーゼ阻害率を算出する：

$$\alpha\text{-グルコシダーゼ阻害率}(\%) = \frac{(A_\mathrm{S} - A_\mathrm{B})}{(A_\mathrm{C} - A_\mathrm{B})} \times 100 \quad (5.3)$$

ここで，A_C はコントロールの吸光度，A_B はブランクの吸光度，A_S は被検試料の吸光度を示す．

なお，阻害率が 50% を示したときの酵素反応時における検体終濃度を IC$_{50}$ 値と定義し，これを α-グルコシダーゼ阻害活性の尺度とする．

図 5.13 に臨床薬であるアカルボースの α-グルコシダーゼ阻害挙動を評価した結果を示す．ACE 阻害活性測定と同様，得られる阻害曲線より IC$_{50}$ 値を求め，阻害活性の指標とする．α-グルコシダーゼ阻害を示すと判断される食品成分の IC$_{50}$ 値は 1 mmol L^{-1} 以下である．これまで，多くの α-グルコシダーゼ阻害作用に関する報告が

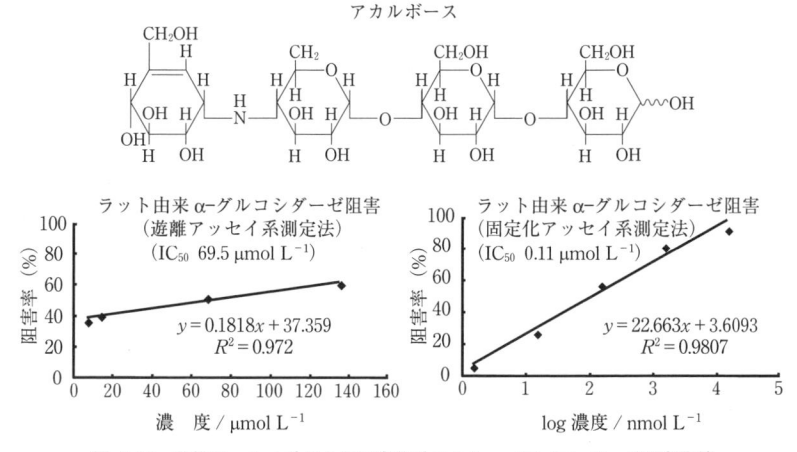

図 5.13 遊離アッセイ系および固定化系による α-グルコシダーゼ阻害曲線

なされているが，本アッセイ系においてもっとも重要となるのが，α-グルコシダーゼ酵素の由来である．パン酵母由来の α-グルコシダーゼは，動物小腸粘膜由来の α-グルコシダーゼとは大きく相同性・触媒特性が異なり，阻害活性の評価に大きな矛盾を与えるので使用してはならない[26]．また，α-グルコシダーゼは小腸上皮微絨毛膜上のイソマルターゼ-スクラーゼ複合体およびマルターゼ-グルコアミラーゼ複合体からなる複合糖質分解酵素である[27]．したがって，その阻害性評価は両者の基質となるpNPGを用いるよりも各酵素に対応する基質（スクロースやマルトース）を用いるほうが現実的である．二糖類を基質とする場合の α-グルコシダーゼ阻害性は，生成するグルコースを市販のグルコース測定キットで容易に求めることができるが，糖質を多く含む試料に対しては注意が必要である．

5.3.2 固定化アッセイ系

a. はじめに

α-グルコシダーゼは膜結合型複合糖質分解酵素であることから，その触媒特性は膜から切り出された遊離状態の α-グルコシダーゼと比較して大きく異なる．したがって，より生体に近い（腸管環境を反映した）環境において阻害性を評価するアッ

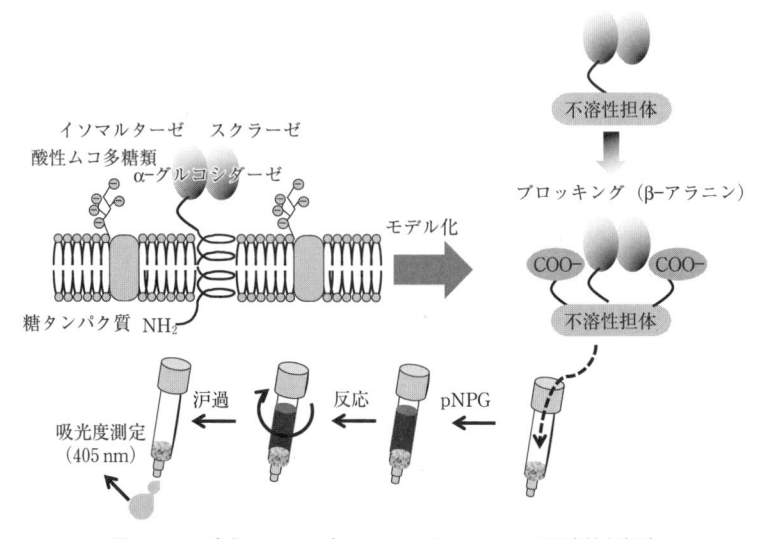

図 5.14 固定化アッセイ系による α-グルコシダーゼ阻害性評価法

セイ系を構築することが重要となる（図 5.14）．以下，小腸膜結合状態を反映した固定化 α-グルコシダーゼを用いた阻害性評価法[28,29]について述べる．

b. 固定化担体の作製

臭化シアン活性化セファロース 4B を固定化用担体として，ラット由来 α-グルコシダーゼの固定化を行う．まず，担体（臭化シアン活性化セファロース 4 B）50 mg を 1 mmol L^{-1} HCl 溶液 2 mL で 15 min 振とうする．ついで，0.5 mol L^{-1} NaCl を含む 0.1 mol L^{-1} ホウ酸緩衝液（pH 7.5）2 mL で洗浄し，担体を平衡化する．次に，2 mg mL^{-1} α-グルコシダーゼ溶液 1 mL を加え，20℃で 2 h インキュベートすることによって α-グルコシダーゼを担体に共有固定化する．反応終了後，担体を 0.1 mol L^{-1} ホウ酸緩衝液 2 mL で洗浄し，0.2 mol L^{-1} β-アラニンを含む 0.1 mol L^{-1} ホウ酸緩衝液 1 mL により未反応の活性基をブロックする（20℃，2 h）．なお，調製品はホウ酸緩衝液中 4℃で保存する（1 ヵ月間は使用可能である）．

c. 固定化アッセイ系による α-グルコシダーゼ阻害性評価

固定化 α-グルコシダーゼ担体（10 mg）をポリプロピレン製の多孔性フィルターの装備されたミニカラム（～12 mL 容量）に入れ，さらに被検溶液を 100 μL 加える．次に，0.7 mmol L^{-1} pNPG 溶液を 900 μL 反応容器に加えることにより反応を開始する（37℃，30 min）．なお，反応中は回転式インキュベーターを用いて，5 rpm の回転速度で担体と基質との均一かくはんを行う．反応終了後，ただちに反応容器内で反応溶液を沪過し，得られた沪液の吸光度（405 nm）を測定する．反応停止はこの沪過操作のみで終了となる．α-グルコシダーゼ阻害率（%）の算出は遊離アッセイ系と同様である．

図 5.13 にアカルボースを用いた場合の阻害曲線を示している．遊離アッセイ系と比較して，同じ阻害剤であっても α-グルコシダーゼの測定環境（遊離，固定化）によって阻害活性が大いに異なることが理解できる．ラット単回糖質負荷試験によると，固定化評価系で得られた α-グルコシダーゼ阻害性が in vivo での血糖値上昇抑制の程度を良好に反映する[29]．

5.4 ポリフェノール

ポリフェノールはベンゼン環に複数のヒドロキシル基（OH 基）を有する物質の総称である．野菜，果実，穀物などの植物中に膨大な種類のポリフェノールが存在しており，その植物の色，渋味，苦味などに影響を与えている．代表的な植物ポリフェ

ノールとしては，ブドウに含まれるアントシアニン，茶に含まれるカテキンなどがあげられる．各種ポリフェノールの機能性に関する研究はここ数十年の間に盛んに行われており，その抗酸化能，抗炎症作用などがつぎつぎと明らかになっている．それにともない，心疾患，がん，アレルギーなど各種疾病に対する抑制作用，あるいは予防作用といった有効性が期待されるようになってきた[30]．したがって，ポリフェノール類の検出は各種食品の機能性を把握するうえで重要な意味をもつようになってきた．また，摂取されたポリフェノールの吸収や体内動態を知るうえでも，ポリフェノール分析法は重要な役割を果たす．本項では，ポリフェノール総量の分光学的分析法，ならびに，代表的なポリフェノール類の高速液体クロマトグラフィー（HPLC）による分析方法について解説する．

5.4.1 分光分析法

ポリフェノール総量の測定には，フォーリン・チオカルト（Folin-Ciocalteu）法，フォーリン・デニス（Folin-Denis）法，酒石酸鉄吸光光度法が広く利用されている．いずれも，分光学的分析法である．フォーリン・チオカルト法は広範囲の食品に適用可能な方法であり，研究分野においても利用頻度が高い．また，茶葉，茶飲料のポリフェノール総量の分析法としてISO（International Organization for Standardization）の公定分析法（ISO 14502-1：2005）に採用されている．フォーリン・デニス法はワインや蒸留酒のタンニンの分析法としてAOACI（AOAC〈Association of Official Analytical Chemists〉International）の公定分析法に採用されている．また，酒石酸鉄吸光光度法は，日本国内において緑茶タンニン定量の公定分析法として扱われている．本書では，利用頻度の高いフォーリン・チオカルト法と酒石酸鉄吸光光度法について紹介する．

a. フォーリン・チオカルト法

フォーリン・チオカルト法は，1900年代前半にタンパク質定量法として提案された測定法であるが，その後，食品中のポリフェノールの定量法として適用可能であることが報告された[31]．また近年では，ポリフェノール定量法としての用途だけではなく，抗酸化能指標としても利用されている[32]．さまざまな変法が存在するが，基本的な測定手順は，測定試料にフォーリン・チオカルト試薬（あるいは，フェノール試薬とよばれる；調製済のものが市販されている），炭酸ナトリウム溶液を加え，アルカリ条件下で一定時間反応させた後に725 nm付近，あるいは760 nm付近の吸光度を測定するというものである．標準物質には没食子酸が使用されることが多く，試料と

同様の方法で検量線を作成し，そこに試料の吸光度を代入して，没食子酸等量で試料に含まれる総ポリフェノール量を算出する．

具体的な手順例1[33]　　試料 0.5 mL を試験管に採取し，フォーリン・チオカルト試薬 0.2 mL を加え，さらに飽和炭酸ナトリウム溶液 0.5 mL を素早く加えてよく混合する．このさい，フォーリン・チオカルト試薬と飽和炭酸ナトリウム溶液の注加は 15 s 以内に終える必要がある．また，試薬を添加する順番は厳守しなければならない．続いて，水 4.3 mL を加えてよく混合し，室温で 1 h 以上（ただし，3 h 以内）放置して発色させたのち，725 nm，または 765 nm の吸光度を測定する．同様に，没食子酸標準液を用いて検量線を作成する．試料ブランクが必要な場合は，フォーリン・チオカルト試薬の代わりに水 0.2 mL を加えた系を用意する．

なお，本法は，ビタミン C をはじめとする還元物質が多量に含まれると影響を受けるため，注意が必要である．また，野菜や果実など水分量が多く，かつポリフェノールオキシダーゼを含む可能性がある試料については，前処理段階でポリフェノール類が酵素の働きにより酸化されてしまうおそれがあるため，事前に試料を凍結乾燥するなどの工夫が必要である．

b. 酒石酸鉄吸光光度法

酒石酸鉄吸光光度法は原則として緑茶のタンニン定量に適用される分析法である．その測定原理は，タンニンと酒石酸鉄を反応させて生じた濃紺色の鉄錯体の吸光度を測定し，没食子酸エチルに換算し，これを 1.5 倍して緑茶タンニンの近似値を求めるものである．酒石酸鉄と反応するものには，カテキンのほかに没食子酸やテオガリンなどがあるが，緑茶中でのそれらの含量はわずかであることから，その影響は無視し得る[34]．

ここでは，日本食品標準成分表における緑茶中のタンニンの定量分析に採用された測定方法[35]を記す．緑茶試料 0.1 g を三角フラスコにひょう取し，熱水 50～60 mL を加え，80℃ 以上の湯浴中で 30 min 加熱する．冷却後，全量をメスフラスコに移して 100 mL に定容する．沪紙を用いて沪過し，最初の沪液約 20 mL を捨て，以後の沪液を試験溶液とする．試験溶液 5 mL を 25 mL 容のメスフラスコに採取し，酒石酸鉄試薬（硫酸鉄(II) 100 mg と酒石酸カリウムナトリウム 500 mg を水に溶かして 100 mL としたもの）5 mL を加え，$1/15\ \text{mol L}^{-1}$ リン酸緩衝液（pH 7.5）で定容してよく混合する．この反応の呈色はただちに完了するので，40 min 以内に 540 nm の吸光度を測定し，検量線から没食子酸エチル量を求め，その値を 1.5 倍してタンニン量とする．これは，没食子酸エチル 1 mg の吸光度が緑茶タンニン 1.5 mg に相当す

ることに起因している．なお，測定試料が茶浸出液である場合は，5～10 mL を 100 mL 容のメスフラスコに採取し，水を加えて定容後，上記と同様の手順で測定を行う．

5.4.2 高速液体クロマトグラフィー

　野菜，果実，穀物などの植物中に存在するポリフェノールの種類は膨大な数にのぼる．そのポリフェノールを個別に定量，あるいは同定したいとのニーズが生じた場合，食品個々，または目的とするポリフェノールの種類に応じて，抽出方法や分析条件が異なる．したがって，その分析法も膨大な数が存在することになる．しかし，一般的に植物試料中のポリフェノールを個別定量する場合には，HPLC がファーストチョイスとして用いられる．さまざまな食品由来ポリフェノールの HPLC についてまとめた総説も発表されているので，そちらも参照されたい[36～39]．

　一般的にポリフェノール類の分析には逆相系カラムが使用され，低濃度の酢酸，ギ酸，リン酸，過塩素酸などの水溶液とメタノール，アセトニトリルといった極性の低い有機溶媒の二つの溶離液を組み合わせたグラジエント溶出で行われることが多い．また，検出には UV-VIS の PDA（photodiode array）検出器が汎用されている．検出波長は測定対象物質により異なるが，アントシアニン類の場合は 502～530 nm，カテキン類の場合は 210～280 nm の範囲の波長が用いられることが多い．また，測定対象とするポリフェノール類の構造的特徴から個別同定をしたい場合は LC/MS（HPLC/MS）分析が有効な手段になり得る．以下に，実際のアントシアニン類とカテキン類の HPLC による分析の一例を紹介する．

a. アントシアニン類[40,41]

　ブルーベリー（野生種）のアントシアニン類を分析したさいのクロマトグラムを図 5.15 に示す．試料の前処理，ならびに分析条件は下記のとおりである．

　（ⅰ）**前処理法**　凍結させたブルーベリー 50 g をフードブレンダーで均質化し，そのホモジネートの 10 g にアセトニトリル・酢酸溶液（96：4，v v^{-1}）15 mL を加え，1 h 暗所で放置する．その後，11 200 g で 10 min，15℃ の条件下で遠心分離する．さらに 2 回抽出操作を繰り返す．2 回目以降の抽出溶媒量はそれぞれ 15，10 mL とし，15 min 暗所でかくはんしながら抽出を行ったのち，上記の条件で遠心分離をする．最後に全抽出液を合一し，抽出溶媒で 50 mL に定容する．この抽出液を 25 mmol L^{-1} KCl 緩衝液（pH 1.0）で希釈して，孔径 0.45 μm のフィルターで沪過したものを分析試料とする．

　（ⅱ）**HPLC カラム**　Spherisorb ODS-2（4.6 mm i.d. ×250 mm，Waters 社

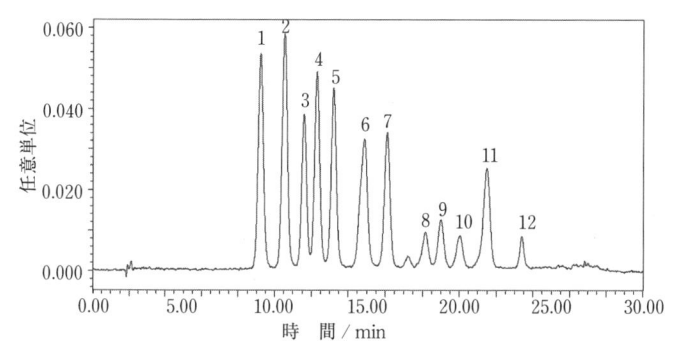

図 5.15 ブルーベリー（野生種）に含まれるアントシアニン類の HPLC クロマトグラム
1：del-3-gal，2：del-3-gul，3：cya-3-gal，4：del-3-ara，5：cya-3-glu，6：pet-3-gal＋cya-3-ara＋pet-3-glu，7：peo-3-gal，8：pet-3-ara，9：peo-3-glu，10：mal-3-glu，11：mal-3-glu，12：mal-3-ara

[G. Giovanelli, S. Buratti；*Food Chem.*, **112** (4), 903 (2009)]

製）．

（iii） 検出波長　530 nm．

（iv） 溶離液　[A液] アセトニトリル．[B液] 10％ギ酸水溶液．

（v） グラジエントプログラム　0 min，7％ [A液]；17 min，15％ [A液]；22 min，30％ [A液]；24 min，100％ [A液]；27 min，100％ [A液]；32 min，7％ [A液]；42 min，7％ [A液]．

（vi） 流速　1.2 mL min^{-1}．

b. カテキン類[42]

エピガロカテキン-3-O-(3-O-メチル)ガレートを含み抗アレルギー作用を有することが知られている茶"べにふうき"品種のカテキン類分析例を示す．図 5.16 にその HPLC によるクロマトグラムを示した．

（i） 前処理法　茶粉末 250 mg を 25 mL 容のメスフラスコにひょう量し，蒸留水，または 2％リン酸水溶液 10 mL を加えてよく分散させたのち，アセトニトリル，またはエタノール 10 mL を加え，30℃で 40 min ゆっくり振とうする．その後，水で定容し，よくかくはんする．メスフラスコから一部採取し，水で 10 倍希釈したものを親水性 PTFE メンブランフィルターに通して分析試料とする．

（ii） HPLCカラム　Mightysil RP-18 GP（4.6 mm i.d. ×150 mm，粒径 5 μm，関東化学社製）．

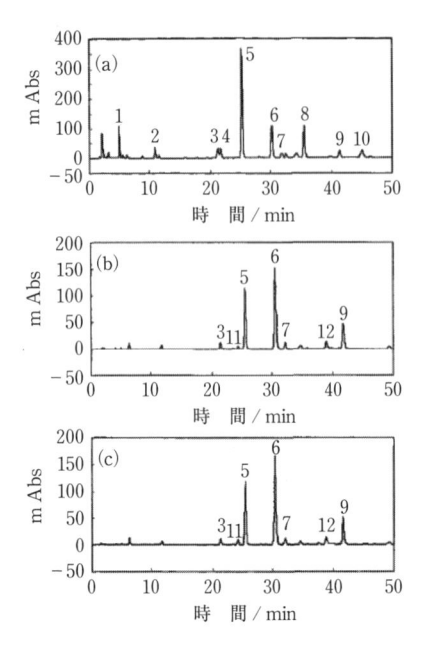

図 5.16 茶中に含まれるカテキン類の HPLC クロマトグラム
(a) 缶ドリンク (b) "べにふうき" 茶粉末を 50% アセトニトリルで抽出したもの (c) "べにふうき" 茶粉末を 2% リン酸：エタノール等量混合溶液で抽出したもの
1：没食子酸, 2：ガロカテキン, 3：エピガロカテキン, 4：カテキン, 5：カフェイン, 6：エピガロカテキンガレート, 7：エピカテキン, 8：ガロカテキンガレート, 9：エピカテキンガレート, 10：カテキンガレート, 11：ストリクチニン, 12：エピガロカテキン-3-O-(3-O-メチル)ガレート

[堀江秀樹ら；茶研報, (94), 60 (2002)]

(iii) カラム温度　40℃.
(iv) 検出波長　280 nm.
(v) 溶離液　[A液] アセトニトリル・水・リン酸 (10：40：1). [B液] 移動相 A 1000 mL に対してメタノール 500 mL を混合したもの.
(vi) グラジエントプログラム　0 min, 100% [A液]；2 min, 100% [A液]；45 min, 20% [A液]；50 min, 20% [A液]；50.1 min, 100% [A液]；60 min, 100% [A液].
(vii) 流速　1 mL min^{-1}.

本研究例において, 緑茶のカテキン類をはじめ, ストリクチニン, カフェインを分析するための抽出法については, 2% リン酸水溶液で茶粉末を分散後, エタノールを等量添加するほうが, 50% アセトニトリルよりも高い抽出率が得られるとの報告がなされている.

参考文献

1) 今田伊助, 佐藤栄介, 井上正康；化学と生物, **37**(6), 411 (1999).
2) 澤　智裕, 赤池孝章, 前田　浩；化学と生物, **40**(1), 15 (2002).

参 考 文 献

3) 二木鋭雄；化学と生物, **37**(8), 554 (1999).
4) G. Cao, H.M. Alessio, R.G. Cutler ; *Free Radic. Biol. Med*., **14**(3), 303 (1993).
5) 渡辺 純, 沖 智之, 竹林 純, 山崎光司 著, 山本重夫 監修；"農産物・食品検査法の新展開", シーエムシー出版 (2010), p. 194.
6) D. Huang, B. Ou, M. Hampsch-Woodill, J.A. Flanagan, E.K. Deemer ; *J. Agric. Food Chem*., **50**(7), 1815 (2002).
7) 島村智子, 松浦理太郎, 徳田貴志, 杉本直樹, 山崎 壮, 松藤 寛, 松井利郎, 松本 清, 受田浩之；食科工, **51**(11), 482 (2007).
8) 井上正康 編著；"活性酸素と医食同源", 共立出版 (1996), p. 11.
9) H. Ukeda, Y. Hasegawa, T. Ishii, M. Sawamura ; *Biosci. Biotech. Biochem*., **61**(12), 2039 (1997).
10) B.-C. Hsieh, R. Matsuura, H. Moriyama, R.L.C. Chen, T. Shimamura, H. Ukeda ; *Food Sci. Technol. Res*., **14**(4), 383 (2008).
11) 日和田邦男, 荻原俊男, 猿田享男 編；"レニンアンジオテンシン系と高血圧", 先端医学社 (1998).
12) H.-S. Cheung, F.-L. Wang, A.A. Ondetti, E.F. Sabo, D.W. Cushman ; *J. Biol. Chem*., **255**, 401 (1980).
13) T.H. Unger, B. Schull, W. Rascher ; *Biochem. Phramacol*., **31**, 3063 (1982).
14) H.M. Neels, M.E. van Sande, S.L. Scharpe ; *Clin. Chem*., **29**, 1399 (1983).
15) D. Depierre, J.P. Bargetzi, M. Roth ; *Biochim. Biophys. Acta*, **523**, 469 (1978).
16) Y. Kasahara, Y. Ashihara ; *Clin. Chem*., **27**, 1922 (1981).
17) S.M.Shalaby, M. Zakora, J. Otte ; *J. Dairy Res*., **73**, 178 (2006).
18) T. Matsui, H. Matsufuji, Y. Osajima ; *Biosci. Biotechnol. Biochem*., **56**, 517 (1992).
19) M. Tanaka, S. Watanabe, Z. Wang, K. Matsumoto, T. Matsui ; *Peptides*, **30**, 1502 (2009).
20) D.W. Cushman, H.S. Cheung ; *Biochem. Pharmacol*., **20**, 1637 (1971).
21) 後藤光弘, 水野兼志, 松井遵一郎, 福地総逸；日腎誌, **25**, 121 (1983).
22) T. Matsui, K. Matsumoto ; "Lead Molecules from Natural Products : Discovery and Trends", Elsevier B. V. (2006), p. 259.
23) H.M. Neels, S.L. Scharpe, M.E. van Sande, R.W. Verkerk, K.J. van Acker ; *Clin. Chem*., **28**, 1352 (1982).
24) 岩本安彦；ホルモンと臨床, **47**, 95 (1999).
25) 豊田隆謙；ホルモンと臨床, **43**, 175 (1995).
26) T. Matsui, M. Kobayashi, S. Hayashida, K. Matsumoto ; *Biosci. Biotechnol. Biochem*., **66**, 689 (2002).
27) H.P. Hauri, H. Wacker, E.E. Rickli, B.B. Meier, A. Quaroni, G. Semenza ; *J. Biol. Chem*., **257**, 4522 (1982).
28) T. Oki, T. Matsui, K. Matsumoto ; *Biol. Pharm. Bull*., **23**, 1084 (2000).
29) T. Matsui, M. Shimada, N. Saitoh, K. Matsumoto ; *Anal. Sci*., **25**, 559 (2009).
30) 西川研次郎 監修；"食品機能性の科学", 産業技術サービスセンター (2008), p. 299.
31) V.L. Singleton, R. Orthofer, R.M. Lamuela-Raventós ; *Methods Enzymol*., **299**, 152 (1999).
32) D. Huang, B. Ou, R.L. Prior ; *J. Agric. Food Chem*., **53**(6), 1841 (2005).
33) 日本食品科学工学会, 食品分析研究会 共同編纂；"新・食品分析法〔II〕", 光琳 (2006), p. 68.
34) 池ヶ谷賢次郎, 高柳博次, 阿南豊正；茶研報, (71), 43 (1990).
35) 安本教傳, 竹内昌昭, 安井明美, 渡邊智子 編；"五訂増補 日本食品標準成分表分析マニュアル", 建帛社 (2006), p. 172.
36) H.M. Merken, G.R. Beecher ; *J. Agric. Food Chem*., **48**(3), 577 (2000).
37) M. Naczk, F. Shahidi ; *J. Pharm. Biomed. Anal*., **41**(5), 1523 (2006).
38) J.J. Dalluge, B.C. Nelson ; *J. Chromatogr. A*, **881**(1-2), 411 (2000).

39) H. Horie, K. Kohata ; *J. Chromatogr. A*, **881**(1-2), 425 (2000).
40) G. Giovanelli, S. Buratti ; *Food Chem.*, **112**(4), 903 (2009).
41) M. Rossi, E. Giussani, R. Morelli, R.L. Scalzo, R.C. Nani, D. Torreggiani ; *Food Res. Int.*, **36**(9-10), 999 (2003).
42) 堀江秀樹,山本(前田)万里,氏原ともみ,木幡勝則;茶研報,(94), 60 (2002).

索引

あ

アカルボース	247
アクリナトリン	185
亜硝酸	120
――の呈色機構	122
アスコルビン酸	104, 108
――のクロマトグラム	111
アスパルテーム	80, 81, 86
――のクロマトグラム	88
アセスルファムカリウム	80, 81
――のクロマトグラム	85
アセフェート	182
アゾ色素	122
アゾシクロチン	217
アゾシクロチン試験法	218
アニロホス	180
アミトロール	211
アミトロール試験法	212
6-アミノキノリル-N-ヒドロキシスクシンミジルカルバメート ⇒ AQC	
アミノピリジン誘導体のキャピラリー電気泳動	9
アラクロール	185, 189
アラクロール同時分析法	186
亜硫酸	116
アルジカルブ	192
アルドリン	176
aroma extract dilution analysis ⇒ 匂い抽出物希釈法	
アンジオテンシンⅠ変換酵素阻害	240
――活性測定法	241
安息香酸	67, 68
――のクロマトグラム	71
安息香酸ナトリウム	67
antioxidant ⇒ 抗酸化物質	

アントシアニン	252

い

EI 法 ⇒ 電子イオン化法	
ESI 法 ⇒ エレクトロンスプレーイオン化法	
ESR（法）	238
ローゼル抽出液の――による抗酸化能測定	240
ECD ⇒ 電子捕獲型検出器	
EDTA ⇒ エチレンジアミン四酢酸	
EPN	180
イオドスルフロンメチル	205
イオンクロマトグラフィー	14
――による標準有機酸のクロマトグラム	15
イオン交換樹脂カラム（試料前処理用）	10
イオン対逆相クロマトグラフィー	20
イオンペア試薬	145
いき値	30
イソクラティック	145
イソプロカルブ	189
一斉試験法（農産物）	159
一斉分析法	147
イマザリル	125, 129
――のクロマトグラム	130
陰イオン交換	3-5

う

うま味成分	16

え

AEDA ⇒ 匂い抽出物希釈法	
AAPH	231
AQC（法）	17

索引

AQC-アミノ酸のクロマトグラム　17
ACE ⇒アンジオテンシンⅠ変換酵素阻害
ACE 阻害曲線　245
ACE 阻害性評価　244
ACE 阻害率　243
HAR 機構　233
HAT　231
HPLC ⇒高速液体クロマトグラフィー
APCI 法⇒大気圧化学イオン化法
ABTS 法　233, 234
液体クロマトグラフ質量分析計　28, 146
　──一斉試験法Ⅰ対象農薬　162-166
　──一斉試験法Ⅱ対象農薬　169-171
　──一斉試験法フローチャート　159
　──による農薬等の一斉試験法（農産物）
　　　　　　　　　　　　　159, 161
液体クロマトグラフタンデム質量分析
　　　　　　　　　　　　　27, 146
SIM ⇒選択イオン検出
SIM ⇒選択イオンモニタリング
SET　231
SOSA 法　236, 237
SOD ⇒スーパーオキシドジスムターゼ
SCAN　144
SDE ⇒減圧連続蒸留抽出
SPME ⇒固相マイクロ抽出
エスプロカルブ　195
エスプロカルブ同時分析法　193
エタメツルフロンメチル　205
エチオフェンカルブ　192
エチレンジアミン四酢酸　112
　──のクロマトグラム　114
エディフェンホス　180
エトキシスルフロン　205
エトプロホス　180
NCI 法⇒負化学イオン化法
FID ⇒水素炎イオン化検出器
FTD ⇒熱イオン化検出器
FPD ⇒炎光光度検出器
MS ⇒質量分析計
エリソルビン酸　104, 108
　──のクロマトグラム　111
LC/MS ⇒液体クロマトグラフ質量分析計
LC/MS/MS ⇒液体クロマトグラフ
　　タンデム質量分析
エレクトロンスプレーイオン化法　146

塩基の分類　20
炎光光度検出器　143
塩析　34
エンドリン　176

お

ORAC 値　233
ORAC 法　231, 232
ODS　96
ODS 系　21, 26
オキサミル　192
オキシプリン類の分離　20
オクタデシルトリクロロシラン⇒ODS
オメトエート　182
オリゴ糖の加水分解　2
オルトフェニルフェノール　124, 125
　──のクロマトグラム　127

か

香りの鍵化合物　30
ガスクロマトグラフ　48, 142
ガスクロマトグラフィー　10
　香気成分の──　47
ガスクロマトグラフィー質量分析　60
ガスクロマトグラフ質量分析計
　（GC/MS）　144
　──一斉試験法対象農薬　151-158
　──一斉試験法フローチャート　148
　──による農薬等の一斉試験法（農産物）
　　　　　　　　　　　　　147
ガスクロマトグラム　142
活性酸素　229
カテキン類　22, 253
　──のクロマトグラム　254
　──の分離　23
カートリッジによる精製　83
カプタホール　214
カプタホール試験法　215
カリオフィレン　30
カルバメート系農薬　189, 192, 195
カルバリル　192
カルボスルファン　197, 198, 202
カルボフラン　197, 198, 202
カルボフラン同時分析法　196

索引　259

甘味成分　1
甘味料　80

き

機能性評価法　229
逆相APCI LC/MS法　27
逆相系高速液体クロマトグラフィー　25
逆相系疎水/イオンペア　13
キャピラリーカラム　48, 49
キャピラリーカラム液相　143
キャピラリーGC/MS分析　54
キャピラリーゾーン電気泳動法　6, 16
　——の分離メカニズム　7
キャピラリー電気泳動（法）　6, 15, 21, 22
　アミノピリジン誘導体の——　9
キャピラリー電気泳動装置の概略図　7
キャリヤーガス　48, 49
強塩基性陰イオン交換　73, 78

く

クッキングフレーバー　29
グラジエント　145
グリホサート　224
グリホサート試験法　225
α-グルコシダーゼ　245
　——阻害曲線　247
　——阻害性　246
　——阻害率　247
グルタミン酸　17
クレソキシムメチル　189
クロプロップ　206
クロルフェンビンホス　180
クロルプロファム　195

け

蛍光検出器　146
毛糸染色法　98
血糖値上昇抑制　246
減圧蒸留装置　37
減圧蒸留-抽出装置　38
減圧水蒸気蒸留（香気成分）　37
減圧連続蒸留抽出（香気成分）　38

こ

香気成分　29
　——の抽出溶媒　34
　加工食品中の——　32
　食品中の——　29
抗酸化能　229
抗酸化物質　229
高速液体クロマトグラフ　145
高速液体クロマトグラフィー
　　1, 12, 100, 244, 252
固相抽出（香気成分）　35
固相マイクロ抽出（香気成分）　41
固相マイクロ抽出相　42
固定化アッセイ系　248
Kovats　57
個別分析法（農薬）　210
コールドオンカラム試料導入　51

さ

サイクラミン酸　81, 92
　——のクロマトグラム　93
サイズ排除　3
サイフォン法　8
サッカリン　81
　——のクロマトグラム　85
サッカリンナトリウム　80, 81
酸化防止剤　103
　——のクロマトグラム　107
酸性タール色素　95
酸味成分　9

し

次亜硫酸　116
CE ⇒ キャピラリー電気泳動法
GC ⇒ ガスクロマトグラフ
GC ⇒ ガスクロマトグラフィー
GC/MS ⇒ ガスクロマトグラフ質量分析計
GC/MS分析 ⇒ ガスクロマトグラフィー
　　質量分析
GC-olfactometry（GC-O）　44, 62
CZE ⇒ キャピラリーゾーン電気泳動法
ジエトフェンカルブ　189

索引

N,N-ジクロロシクロヘキシルアミン	92
2,4-ジクロロフェノキシ酢酸	206
4-(2,4-ジクロロフェノキシ) 酪酸	206
ジコホール	175
質量分析計	52
シノスルフロン	205
シハロトリン	185
ジフェニル	124, 125
――のクロマトグラム	127
ジブチルヒドロキシトルエン	103-105
シフルトリン	185
シヘキサチン	217
シヘキサチン試験法	218
シペルメトリン	185
5,5-ジメチル-1-ピロリン N-オキシド⇒ DMPO	
ジメチルビンホス	180
ジメトエート	180
弱塩基性陰イオン交換	73
充填剤	141
酒石酸鉄吸光光度法	251
順相 APCI LC/MS	27
順相系高速液体クロマトグラフィー	26
食品衛生検査指針	66
食品添加物	65
除タンパク	2
――の手順	19
除タンパク剤	120, 122
シリカゲル薄層クロマトグラフィー	46
シリカゲルプレート	46
試料注入法	50
試料導入部 (スプリット式)	50
single electron transfer ⇒ SET	

す

水蒸気蒸留 (法)	69, 78
水蒸気蒸留装置	70
水素炎イオン化検出器	52
SCAN	144
スクラロース	81, 89
――のクロマトグラム	91
ストラバイト	105
スーパーオキシドジスムターゼ	236
スピントラップ剤	238, 239
スプリット試料導入	50

スプリット比	51
スプリットレス試料導入	51
スルホスルフロン	205
スルホニル尿素系農薬	202
スルホニル尿素系農薬同時分析法	203

せ

静的ヘッドスペースガス分析 (香気成分)	39
セスキテルペン	31
セプタムパージ	51
全イオンクロマトグラム	54, 144
全イオン検出	144
選択イオン検出	144
選択イオンモニタリング (法)	53, 56

そ

疎水モードによる標準有機酸混合溶液のクロマトグラム	14
ソルビン酸	67, 68
――のクロマトグラム	71
ソルビン酸カリウム	67
ソルビン酸カルシウム	67

た

大気圧イオン化法	146
大気圧化学イオン化法	146, 147
脱 脂	2
ダミノジット	221
ダミノジット試験法	222
タール色素	94
タンニンの定量分析	251

ち

チアベンダゾール	124, 125
――のクロマトグラム	127
チオベンカルブ	195
着色料	94
抽出 (農薬)	139
直鎖アルカンのガスクロマトグラム	57
直接カラム濃縮法	35

索 引

つ

通気蒸留-アルカリ滴定法	118
通気蒸留装置	119

て

2,4-D ⇒ 2,4-ジクロロフェノキシ酢酸	
TIM ⇒ 全イオン検出	
TIC ⇒ 全イオンクロマトグラム	
TEAC法 ⇒ ABTS法	
TNBS	241
TMS誘導体化	10
DMPO	238, 239
TLC法 ⇒ 薄層クロマトグラフィー	
2,4-DB ⇒ 4-(2,4-ジクロロフェノキシ)酪酸	
TBHQ ⇒ t-ブチルヒドロキノン	
DPPH法	235
呈味成分	1
ディルドリン	176
テトラブチルアンモニウム	21
テトラブチルアンモニウム塩	14
テニルクロール	189
デヒドロ酢酸	68
——のクロマトグラム	71
デヒドロ酢酸ナトリウム	68
テブフェンピラド	189
デルタメトリン	185
テルブホス	180
電気浸透流	6, 8
電気伝導度検出器	14
電子イオン化法	144
電子スピン共鳴 ⇒ ESR	
電子捕獲型検出器	143
転 溶	140

と

糖吸収阻害	245
糖質分解過程	246
同時分析法（農薬）	172
透 析	83
同族列フラグメントイオン	56
動的ヘッドスペースガス分析（香気成分）	40
トータルイオンクロマトグラム ⇒ 全イオンクロマトグラム	

トリアスルフロン	205
トリアゾホス	180
トリクロロ酢酸	2
トリフルオロ酢酸	2
トリフルラリン	176
トリメチルシリル誘導体化 ⇒ TMS誘導体化	
トルクロホスメチル	180
Trolox	233

な

内標準物質	35
内標準法	60
ナリンジン	24

に

匂い抽出物希釈法	62
匂い濃縮物の分画	45
苦味成分	16
ニコスルフロン	205
p-ニトロフェニル-α-D-グルコシド	246

ぬ

ヌクレオシド類の分離	20

ね

熱イオン化検出器	143

の

農 薬	137
農薬分析	137
ノートカトン	30

は

配位子交換	3
薄層クロマトグラフィー	46, 95, 100
パクロブトラゾール	189
パージ・トラップシステム	40
バックグラウンド処理	55
バックフラッシュ	41

索引

発色剤	120
パラオキシ安息香酸エステル類	68, 72
——のクロマトグラム	75
パラオキシ安息香酸メチル	72
パルス電気化学検出	5
ハルフェンプロックス	176

ひ

BHA ⇒ ブチルヒドロキシアニソール	
BHT ⇒ ジブチルヒドロキシトルエン	
pNPG ⇒ p-ニトロフェニル-α-D-グルコシド	
PG ⇒ 没食子酸プロピル	
PC 法 ⇒ ペーパークロマトグラフィー	
ビテルタノール	189
hydrogen atom transfer ⇒ HAT	
3-OH カルボフラン	200, 202
3-OH カルボフラン分析法	198
6-ヒドロキシ-2,5,7,8-テトラメチルクロマン-2-カルボン酸 ⇒ Trolox	
ビフェントリン	185
Hip-His-Leu	242
標準添加法	61
漂白剤	116
ピラクロホス	180
ピラゾスルフロンエチル	205
ピリダフェンチオン	180
ピリブチカルブ	195
ピリプロキシフェン	189
ピリミカーブ	192
ピリミノバックメチル	189
ピレスロイド系農薬	182
ピレスロイド系農薬同時分析法	183
ピレトリン	185
品質保持剤	131

ふ

フェナリモル	189
フェノキシ酸系農薬	206
フェノキシ酸系農薬同時分析法	207
フェノブカルブ	192
フェノール系酸化防止剤	103
フェノール試薬 ⇒ フォーリン・チオカルト試薬	
フェンスルホチオン	180
フェンバレレート	185
フォーリン・チオカルト（Folin-Ciocalteu）試薬	250
フォーリン・チオカルト法	250
負化学イオン化法	144
ブタクロール	189
ブチルエステル誘導体化	10
ブチルヒドロキシアニソール	103-105
t-ブチルヒドロキノン	103-105
フラチオカルブ	197, 198, 202
フラバノン配糖体	24
——の分離	25
プリミスルフロンメチル	205
フリーラジカル	230
フルシトリネート	185
フルトラニル	189
フルバリネート	185
プレチラクロール	189
フレーバー	30
プロスルフロン	205
プロピオン酸	68, 77
——のクロマトグラム	79
プロピオン酸カルシウム	68
プロピオン酸ナトリウム	68
プロピレングリコール	131
——のガスクロマトグラム	133
分析対象部位（食品）	138, 139
分配モード	3, 4
陰イオン交換	4, 5
サイズ排除	3
配位子交換	3
分配モード	3, 4
ホウ酸型陰イオン交換	3, 4
分離濃縮法（香気成分）	32

へ

ヘスペリジン	24
ヘッドスペースガス	39
ヘッドスペースガス分析（香気成分）	39, 40
ペーパークロマトグラフィー	95, 99
ペルメトリン	185
ベンスリド	180
ベンダイオカルブ	192
ペンディメタリン	195
ベンフラカルブ	197, 198, 202

索引

ほ

防かび剤	124
ホウ酸型陰イオン交換	3, 4
ホキシム	179, 180
ホサロン	180
保持時間	142
保持指標	57, 59
保持指標算出式	58
ホスチアゼート	180
ポストカラム蛍光誘導体化	4
保存料	67
没食子酸プロピル	103-105
ホトダイオードアレー検出器	85, 146
ポーラスポリマービーズ	35, 36
ポリアミド染色法	98
ポリエチレングリコール	49
ポリフェノール	249

ま行

マイクロ抽出ファイバー	43
マスクロマトグラム	56
ミニカラム	141
メタミドホス	182
N-メチルカルバメート系農薬同時分析法	190
メトラクロール	189
メフェナセット	189
メプロニル	189
没食子酸プロピル	103-105
モノテルペン	31
5'-モノヌクレオチド	19
——の分離	21

や行

有機塩素系農薬	173
有機塩素系農薬同時分析法	172
有機酸	
陽イオン交換イオン排除モードによる——分離	13
有機酸除去	2
有機酸のクロマトグラム	
イオンクロマトグラフィー	15
ガスクロマトグラフィー	11
疎水モード	14
有機リン系農薬	176, 180
有機リン系農薬同時分析法	177, 181
誘導体化	8, 17
UV検出器	145
遊離アッセイ系	245
陽イオン交換イオン排除	12
ヨウ素酸カリウム・デンプン試験紙	117
溶媒抽出（法）	73
香気成分の——	33
溶融シリカキャピラリー	8

ら行

ライブラリー検索	55
リテンションタイム⇒保持時間	
リナロオール	31
リムスルフロン	205
リモニン	25
リモノイド	25
リモノイド類の分離	26
レナシル	189
ローゼル抽出液	239
——のESR法による抗酸化能測定	240

| 試料分析講座 |
| 食　品　分　析 |

平成23年9月30日　発行

編　者　　社団法人　日本分析化学会

発行者　　吉　田　明　彦

発行所　　丸善出版株式会社
　　　　　〒101-0051　東京都千代田区神田神保町二丁目17番
　　　　　編集：電話(03)3512-3263／FAX(03)3512-3272
　　　　　営業：電話(03)3512-3256／FAX(03)3512-3270
　　　　　http://pub.maruzen.co.jp/

© 社団法人　日本分析化学会，2011

組版印刷・中央印刷株式会社／製本・株式会社 松岳社

ISBN 978-4-621-08422-9 C3343　　　Printed in Japan

本書の無断複写は著作権法上での例外を除き禁じられています．